PTOTST 標準理学療法学・作業療法学・言語聴覚障害学 別巻

がんの
リハビリテーション

編集　辻　哲也　慶應義塾大学医学部リハビリテーション医学教室・准教授
編集協力　高倉保幸　埼玉医科大学保健医療学部理学療法学科・教授
　　　　　髙島千敬　広島都市学園大学健康科学部リハビリテーション学科作業療法学専攻・講師
　　　　　安藤牧子　慶應義塾大学病院リハビリテーション部・言語聴覚士

医学書院

標準理学療法学・作業療法学・言語聴覚障害学　別巻		
がんのリハビリテーション		
発　　　行	2018年4月1日　第1版第1刷Ⓒ	
編　　集	辻　哲也	
編集協力	高倉保幸・髙島千敬・安藤牧子	
発 行 者	株式会社　医学書院	
	代表取締役　金原　俊	
	〒113-8719　東京都文京区本郷 1-28-23	
	電話　03-3817-5600（社内案内）	
印刷・製本	三報社印刷	

本書の複製権・翻訳権・上映権・譲渡権・貸与権・公衆送信権（送信可能化権を含む）は株式会社医学書院が保有します．

ISBN978-4-260-03440-1

本書を無断で複製する行為（複写，スキャン，デジタルデータ化など）は，「私的使用のための複製」など著作権法上の限られた例外を除き禁じられています．大学，病院，診療所，企業などにおいて，業務上使用する目的（診療，研究活動を含む）で上記の行為を行うことは，その使用範囲が内部的であっても，私的使用には該当せず，違法です．また私的使用に該当する場合であっても，代行業者等の第三者に依頼して上記の行為を行うことは違法となります．

JCOPY〈出版者著作権管理機構　委託出版物〉
本書の無断複製は著作権法上での例外を除き禁じられています．複製される場合は，そのつど事前に，出版者著作権管理機構（電話 03-3513-6969，FAX 03-3513-6979，info@jcopy.or.jp）の許諾を得てください．

執筆者一覧 (執筆順)

篠田裕介	東京大学医学部附属病院リハビリテーション科・講師
辻　哲也	慶應義塾大学医学部リハビリテーション医学教室・准教授
黒岩澄志	昭和大学藤が丘病院リハビリテーション室・理学療法士
大澤　彩	昭和大学保健医療学部作業療法学科・講師
髙島千敬	広島都市学園大学健康科学部リハビリテーション学科作業療法学専攻・講師
田尻寿子	静岡県立静岡がんセンターリハビリテーション科・作業療法士
井上順一朗	神戸大学医学部附属病院リハビリテーション部・理学療法士
大森まいこ	国立病院機構埼玉病院リハビリテーション科・医長
高倉保幸	埼玉医科大学保健医療学部理学療法学科・教授
國澤洋介	埼玉医科大学保健医療学部理学療法学科・准教授
宮越浩一	亀田総合病院リハビリテーション科・部長
佐藤恵子	国際医療福祉大学三田病院リハビリテーション室・言語聴覚士
飯野由恵	国立がん研究センター東病院骨軟部腫瘍・リハビリテーション科・言語聴覚士
安藤牧子	慶應義塾大学病院リハビリテーション科・言語聴覚士
小川佳宏	リムズ徳島クリニック・院長
島﨑寛将	大阪国際がんセンターリハビリテーション科・作業療法士
岡村　仁	広島大学大学院医歯薬保健学研究科精神機能制御科学・教授

序

　わが国では，国民の2人に1人が生涯のうちに悪性腫瘍(以下がん)に罹患し，3人に1人ががんで死亡します．人口の高齢化とともにがん罹患者数と死亡者数はさらに増加し，2030年前後にはがん多死社会が到来します．その一方で，早期発見や治療法の進歩により生存率や生存期間は向上しつつあり，がん経験者(サバイバー)は現在の約500万人から，今後，1年で60万人ずつ増えていくといわれており，がんが"不治の病"であった時代から，いわば"がんと共存"する時代になってきています．

　がん患者が，がんの経過に合わせた最善な治療やケアを受けるためには，さまざまな職種がチームを組み，"多職種チーム医療"を展開し，治癒を目指した治療からQOLを重視したケアまで切れ目のない支援体制を確立していく必要があります．がん患者にとっては，病としてのがんに対する不安は当然大きいですが，がんの直接的影響や手術・化学療法・放射線療法などによる「身体障害に対する不安」も同じように大きいものです．近年のめざましいがん医療の進歩とともに，障害の軽減，運動機能や生活機能の低下予防・改善，介護予防などを目的として，"がんのリハビリテーション"の必要性は今後さらに増していくと考えられます．

　2006年に制定された「がん対策基本法」では，基本的施策として「がん患者の療養生活の質の維持向上」があげられ，症状緩和や心理・身体面のケアから自宅療養や復職・復学支援などの社会的な側面までサポートし(＝サポーティブケア)，がん患者のQOLをサポートすることが国の方針となりました．さらには，2016年12月に成立したがん対策基本法改正法の第17条では「がん患者の療養生活の質の維持向上に関して，がん患者の状況に応じた良質なリハビリテーションの提供が確保されるようにすること」が新たに盛り込まれました．

　2017年度から始まった第3期がん対策基本計画においても，ライフステージやがんの特性を考慮した個別化医療の必要性が重点課題となるなかで，"がんのリハビリテーション"は重要な施策の1つと認識されるようになりました．そのようななか，2007年から厚生労働省委託(現在，後援)事業としてがんのリハビリテーション研修ワークショップ—CAREER研修(実施：財団法人ライフプランニングセンター)が実施されてきましたが，そこでは専門的な知識および技能を有する医師・医療従事者がいまだ十分に育成されていないことが指摘されています．リハビリテーション専門職(理学療法士，作業療法士，言語

聴覚士)の養成校の多くでも,"がんのリハビリテーション"に関する授業時間が確保されておらず,十分な卒前教育がなされているとは言いがたいのが現状です.

"がんのリハビリテーション"には,がん医療全般の知識が必要とされると同時に,周術期,化学療法・放射線療法中・後の対応,骨転移,摂食嚥下障害,コミュニケーション障害,リンパ浮腫,緩和ケア,心のケアなど高い専門性が要求されます.しかし,わが国においては,"がんのリハビリテーション"を学んでいくための実践的な入門書がほとんどありません.そこで本書を企画し,前述のCAREER研修の講師経験の豊富な先生がたを中心に,現在,第一線でがんのリハビリテーション診療に携わっている皆様に執筆をしていただきました.

本書はわが国で数少ない"がんのリハビリテーション"の入門書として,EBM(evidence-based medicine)に配慮しつつ,執筆者の豊富な臨床経験から培われた内容が満載されています.リハビリテーション専門職の養成校における標準テキストとしてはもとより,がん医療に携わる医師や看護師,理学療法士,作業療法士,言語聴覚士,管理栄養士,歯科衛生士,臨床心理士,医療ソーシャルワーカーなどの多職種チームの方々の日々の学習や診療に役立つものと自負しています.本書が,がん医療の質の向上に貢献し,がん患者のQOL向上の一助となることを期待しています.

2018年2月

辻　哲也

第1章　がんのリハビリテーション概論

1　がんの基礎知識　　篠田裕介　2
1. がん＝悪性腫瘍とは何か
2. がんの治療
3. がんの疫学

2　がんのリハビリテーションの基礎知識　　辻　哲也　19
1. がんと共存する時代へ
2. がんのリハビリテーションの目的と定義
3. わが国におけるがんのリハビリテーションの動向
4. 病期別分類
5. 対象となる障害
6. 評価
7. がんのリハビリテーション実施のポイント
8. がんのリハビリテーションの実際
9. リスク管理

第2章　周術期リハビリテーション

1　開胸開腹術　　黒岩澄志　36
1. 開胸開腹術の対象となる疾患・術式
2. リハビリテーションの目的
3. 周術期リハビリテーションの効果
4. 術後呼吸器合併症の定義，リスクを高める要因
5. 周術期リハビリテーションの実際

2　乳がん　　大澤　彩　53
1. 疫学
2. リハビリテーションの目的
3. 治療法
4. 術後に生じる問題
5. 術後のリハビリテーションの効果
6. 周術期リハビリテーションの実際

3 脳腫瘍 髙島千敬　69
- ❶ 脳腫瘍による神経脱落症状の発生頻度
- ❷ 生命予後
- ❸ 治療
- ❹ リハビリテーションの目的
- ❺ 周術期リハビリテーションの実際

4 頸部リンパ節郭清術（頭頸部がん） 田尻寿子　78
- ❶ 術式と対象となる疾患
- ❷ 術後の症状とリスク管理
- ❸ 副神経麻痺（僧帽筋麻痺）による肩の症状と機能予後
- ❹ 術後のリハビリテーションの目的
- ❺ リハビリテーションの効果
- ❻ リハビリテーションの実際

5 原発性骨軟部腫瘍・脊髄腫瘍 井上順一朗　91
- ❶ 疫学
- ❷ 基本的な治療体系
- ❸ リハビリテーションの目的
- ❹ 手術症例に対するリハビリテーションの実際
- ❺ リハビリテーションの効果・エビデンス

第3章　化学療法・放射線療法

1 化学療法・放射線療法中・後のリハビリテーション 大森まいこ　104
- ❶ リハビリテーションのポイント
- ❷ 化学療法・放射線療法に伴う患者の負担や障害
- ❸ リハビリテーションの効果
- ❹ 有害反応
- ❺ 血球減少とリスク，対応のポイント
- ❻ がん治療に伴い生じる心合併症とその対応
- ❼ 進行がん患者のリスク管理
- ❽ リハビリテーションの実際　　　　　　　　高倉保幸　116

2 造血幹細胞移植前後のリハビリテーション 國澤洋介　124
- ❶ 移植の対象となる疾患とその治療法
- ❷ 移植患者に対するリハビリテーションの目的

- ❸ 移植治療と生じうる機能障害（筋力，運動耐容能など廃用症候群）
- ❹ リハビリテーションの効果
- ❺ リハビリテーションプログラムの立案（リスク管理）
- ❻ リハビリテーションの実際

3 骨転移 ･･････ 宮越浩一　**135**
- ❶ 疫学
- ❷ 骨転移により生じる問題
- ❸ 画像評価
- ❹ 骨関連事象の予測方法
- ❺ 治療
- ❻ リハビリテーションの目的
- ❼ リハビリテーションの実際

第4章　摂食嚥下障害，コミュニケーション障害

1 頭頸部がんの病態と治療 ･･････ 佐藤恵子　**156**

2 摂食嚥下障害 ･･････ 飯野由恵　**158**
- ❶ 摂食嚥下に関与する構造・領域
- ❷ 周術期の対応（舌がん，食道がん，脳腫瘍）
- ❸ 頭頸部がんに対する放射線療法中・後の病態
- ❹ 緩和ケア主体の時期の病態
- ❺ 評価
- ❻ リハビリテーションの実際

3 頭頸部がん術後の発声障害と構音障害 ･･････ 佐藤恵子　**174**
- ❶ 発声と構音
- ❷ 喉頭・下咽頭がんの治療法
- ❸ リハビリテーションの目的
- ❹ 口腔咽頭がん術後の構音障害

4 高次脳機能障害 ･･････ 安藤牧子　**185**
- ❶ 高次脳機能障害を生じる疾患や治療
- ❷ リハビリテーションの実際
- ❸ 失語症の評価・介入

第5章　リンパ浮腫

1　リンパ浮腫へのアプローチ　　　小川佳宏　**192**
- ❶ リンパ浮腫とは？
- ❷ 疫学
- ❸ がん治療後の病態
- ❹ 診断
- ❺ 予防指導
- ❻ リンパ浮腫複合的治療
- ❼ まとめ

第6章　緩和ケアが主体となる時期

1　緩和ケアが主体となる時期のリハビリテーション　　　島﨑寛将　**214**
- ❶ 緩和ケアとは
- ❷ リハビリテーションのポイント
- ❸ 症状・病態に合わせたリハビリテーションアプローチ
- ❹ 在宅支援とリハビリテーション

第7章　心のケアとリハビリテーション

1　がん患者の精神的負担とコミュニケーションスキル　　　岡村　仁　**234**
- ❶ 留意すべき精神的負担（適応障害，うつ病，せん妄）
- ❷ がん医療におけるコミュニケーション

参考図書　　　**241**

Check Sheet　　　**243**

索引　　　**249**

Advanced Study
- ・人工物による乳房再建術　　　**66**
- ・柔軟なリハビリテーション計画の変更　　　**77**

- 「有害反応」と「副作用」 110
- 最大心拍数を予測するGellishの式 119
- 1日1万歩の根拠 120
- IPAQ日本版とPASE日本版 120
- 造血幹細胞移植における合併症 127
- 多職種チームによる介入 134
- 気管切開のチューブの種類 163
- 嚥下障害に対する手術 163
- 間歇的口腔食道経管栄養法 169
- 口渇について 172
- せん妄と認知症の違い 186
- リンパ浮腫の手術治療 212
- リハビリテーション前のレスキュー使用 218

Topics
- 個別化医療 12
- ICU-AW 42
- ICU-ASD 42
- 乳がん検診 67
- 介護保険の活用 77
- ERASプロトコル 102
- CRF（がん関連疲労） 109
- がん患者の就労状況 114
- FITT 118
- 造血幹細胞移植患者に対するリハビリテーションの介入効果 130
- 舌接触補助床（PAP） 165
- 胸部食道がん患者に対する頸部屈曲位嚥下の有効性 172
- 化学放射線療法中の嚥下リハビリテーション「Pharyngocise」 172
- 嗅覚リハビリテーション 177
- ケモブレイン 187
- リンパ浮腫複合的治療料 193
- むくみの原因 212

第1章

がんのリハビリテーション概論

1 がんの基礎知識

> **Essence**
> - がん＝悪性腫瘍は，遺伝子の異常によって生体内の制御に反して細胞が自律的に増殖し，局所で浸潤したり，主要臓器に転移したり，悪液質を引き起こしたりすることで，生命を奪う能力をもつ．
> - がんは，細胞の起源により，癌，肉腫，血液がんに大別される．がんの種類や，それぞれのがんの組織型によって治療方法や予後が大きく異なる．
> - がんに対しては，局所治療としての手術と放射線療法，全身治療としての化学療法と緩和治療を組み合わせた集学的治療が行われる．
> - 近年，分子標的薬や新しい免疫療法が開発され，化学療法による生命予後が改善している．
> - がんの罹患数は，高齢化が進むとともに増加し続けており，それに伴いがんによる死亡も増加し続けている．一方で，診断技術や治療の進歩により5年相対生存率は60％を超え，この10年で10％程度改善している．がんになっても生存している人の数が増加しており，がん患者の生活の質（QOL）の維持，向上がますます重要な課題になっている．

1 がん＝悪性腫瘍とは何か

1. がん＝悪性腫瘍（cancer）とは？

　正常な細胞は，細胞分裂や血管新生をおこすとき，周囲の組織の制御を受けており，分裂回数にも制限がある．これに対し，生体内の制御に反して自律的に増殖することができる細胞が腫瘍細胞である（表1）．

　腫瘍は大別すると，良性腫瘍と悪性腫瘍とに分けられる．良性腫瘍は増殖速度が遅く，浸潤・転移することはなく，生命を脅かすことはきわめて少ない．しかし，悪性腫瘍は浸潤・転移能が高く，過剰な血管新生能をもち，がんが発生した臓器や転移先の臓器ががんに侵されることで機能不全に陥り，多臓器不全や悪液質により身体の衰弱を引き起こすと死に至る．

2. がんの種類

　漢字の「癌」と平仮名の「がん」には意味の違いがある．「がん（cancer）」とは悪性腫瘍全体を指す言葉であり，「癌」は「がん」の分類の1つと考えるべきである．

> **悪性新生物**　"悪性新生物"とは，"がん"と同義語であり，"がん"＝"悪性腫瘍"＝"悪性新生物"である．

表1 がん＝悪性腫瘍とは

腫瘍(tumor, neoplasm)：生体内の制御に反して，自律的に増殖できる細胞集団			
良性腫瘍	浸潤能，転移能をもたず，生命に影響を与えない		
悪性腫瘍 ＝がん (cancer)	浸潤能，転移能をもち，生命を奪う能力をもつ		
	固形がん	癌	上皮細胞から発生 大腸がん，胃がん，肺がん，乳がん，皮膚がんなど
		肉腫	骨や軟部組織(脂肪・筋肉・神経)から発生 骨肉腫，軟骨肉腫，ユーイング肉腫，脂肪肉腫，未分化多形肉腫，平滑筋肉腫など
	血液がん (造血器腫瘍)	造血器から発生 白血病，悪性リンパ腫，多発性骨髄腫	

　悪性腫瘍は，細胞の起源によって主に3つに分けられる．「癌(carcinoma)」は上皮細胞から発生する悪性腫瘍で，発生した臓器ごとに分類されている．罹患数の多い順に，大腸がん，胃がん，肺がん，乳がん，前立腺がんなどがあり，悪性腫瘍の大部分を占める．「肉腫(sarcoma)」は全身の骨や軟部組織(脂肪・筋肉・神経)から発生する悪性腫瘍で，骨にできる代表的な肉腫として骨肉腫，軟骨肉腫，Ewing(ユーイング)肉腫，軟部にできる代表的な肉腫として脂肪肉腫，未分化多形肉腫，平滑筋肉腫があげられる．肉腫は全悪性腫瘍の1%程度にもかかわらず50種類以上に分類されるため，それぞれの組織型の患者数は非常に少ないことが特徴である．一般的には癌と肉腫はがん化した細胞塊をつくることから，固形がんと呼ばれる．

　「血液がん(造血器腫瘍)」は，造血器から発生する悪性腫瘍であり，骨髄で造血幹細胞が悪性化したものを白血病，形質細胞が悪性化したものを多発性骨髄腫，リンパ節やリンパ組織でリンパ球が悪性化したものを悪性リンパ腫という．造血器腫瘍は一部のものを除いて全身疾患としてとらえられ，化学療法を中心とした治療が行われる．

　これらの腫瘍はさらに細かい組織型に分類され，同じ臓器にできたがんであっても，組織型によって悪性度や予後，治療への反応などが異なる．治療方針も組織型に応じて決定されるため，治療開始前に生検により組織検査を行う必要がある．

3. 発がんの要因

　発がんの要因には内的要因と外的要因がある．内的要因としては遺伝子の個人差や異常がある．双生児のがん発症リスクを調査した研究によると，一卵性双生児では38%，二卵性双生児では26%で同じがんを発症したと報告されている[1]．また，がんの遺伝性は33%であったが，皮膚悪性黒色腫(58%)，前立腺がん(57%)，黒色腫以外の皮膚がん(43%)，卵巣がん(38%)，腎がん(38%)，乳がん(31%)，子宮体がん(27%)で有意な遺伝性がみられたと報告されている．

　外的要因としては化学的因子(発がん物質：タバコなど)，物理的因子(放射線・紫外線)，生物学的因子〔細菌・ウイルス(肝炎ウイルスなど)〕があげられる．がんの原因となる外的要因を表2，3[2,3)]にまとめた．

表2 米国人のがんの原因―確立したがんの要因のがん死亡への推定寄与割合(%)

要因	寄与割合
喫煙	30
成人期の食事・肥満	30
座業の生活様式	5
職業要因	5
がんの家族歴	5
ウイルス・他の生物因子	5
周産期要因・成長	5
生殖要因	3
飲酒	3
社会経済的状況	3
環境汚染	2
電離放射線・紫外線	2
医薬品・医療行為	1
塩蔵品・他の食品添加物・汚染物	1

(Harvard Center for Cancer Prevention：Harvard Report on Cancer Prevention, Volume 1：Causes of Human Cancer, S3-S59, Cancer Causes Control, 1996 より一部改変)

表3 日本人における発がんリスクの要因

要因	がんの種類
喫煙	肺がん, 喉頭がん, 口腔がん, 咽頭がん, 食道がん, 胃がん, 結腸・直腸がん, 肝がん, 膵がん, 腎がん, 子宮頸がん, 尿路上皮がん, 骨髄性白血病
受動喫煙	肺がん
飲酒	口腔がん, 咽頭がん, 食道がん, 肝がん, 結腸・直腸がん, 乳がん
肥満	結腸がん, 腎がん, 膵がん, 閉経後乳がん, 子宮体がん
運動不足	結腸がん, 乳がん, 子宮体がん
野菜不足	食道がん, 胃がん
果物不足	食道がん, 胃がん, 肺がん
塩分摂取	胃がん
ピロリ菌感染	胃がん, 胃 MALT リンパ腫
HCV・HBV 感染	肝がん
HPV 感染	口腔がん, 中咽頭がん, 肛門がん, 陰茎がん, 外陰部がん, 膣がん, 子宮頸がん
HTLV-1 感染	成人 T 細胞リンパ腫/白血病

(Inoue M, Sawada N, Matsuda T, et al：Attributable causes of cancer in Japan in 2005—systematic assessment to estimate current burden of cancer attributable to known preventable risk factors in Japan. Ann Oncol 23：1362-1369, 2012 より一部改変)

4. がん発生のメカニズム

これらの内的要因や外的要因により，まずは遺伝子の異常が生じることからがんの発生が始まる．通常は，遺伝子の異常を生じた場合でも，遺伝子を修復したり，異常な細胞の増殖を抑えたり排除したりすることで，正常な状態を保つことができる．しかし，多数の遺伝子異常が生じたり，たまたま修復機構をすり抜けたりすると，細胞が増殖能を獲得(がん化)し，増殖を繰り返して腫瘍形成に至る．このように，繰り返し異常が生じたり，修復機構をすり抜けたりして，多段階的に異常が発生することで，臨床的な「がん」が生じる．

がんの発生・進展においては，がん遺伝子とがん抑制遺伝子が中心的な役割を果たす．がん遺伝子とは，機能が活性化することでがん化に寄与する遺伝子を指し，代表的なものとして，EGFR, HER2/ERBB2, BRAF, KRAS などがある．がん抑制遺伝子は，基本的には異常の修復に働く遺伝子であり，機能が不活性化することでがん化に寄与する．がん抑制遺伝子には，遺伝性腫瘍の原因遺伝子が含まれ，代表的なものとして RB1(家族性網膜芽細胞腫), TP53〔Li-Fraumeni(リ・フラウメニ)症候群〕, APC(家族性大腸ポリポーシス), BRCA1・BRCA2(家族性乳がん)がある．

がんは自律的に増殖できる能力をもつが，増殖能力そのものの獲得以外に，増殖を助ける要因もある．生体には，不要になった細胞をコントロールして細胞死(アポトーシス)させる機構があるが，この機構が破綻することもがん化につながる．また，染色体の末端に存在するテロメアと呼ばれる部分は，

染色体が分裂するたびに短くなり，なくなると分裂できなくなる．そのため，正常な細胞では一定回数しか分裂できないが，がん細胞ではテロメラーゼという酵素を発現してテロメアを伸長することから，細胞が不死化する．また，がん細胞は過剰な血管新生能をもち，腫瘍細胞周囲に血管新生が生じることから，腫瘍が栄養をとり込みやすい環境になり増大しやすくなる．

近年は，がんの中にがん幹細胞があり，これががんの発生・進展に大きな役割を果たしていると考えられている．がん幹細胞は少数であるが，自己複製能や多分化能を有し，造腫瘍性や悪性形質を担うと考えられており，この細胞からがんが形成される．また増殖が遅いため，抗がん剤や放射線療法に抵抗性があり，再発や転移の原因になっていると考えられ，今後治療のターゲットになる可能性がある．

5. がんの進展様式

最初にがんが発生した部位を原発巣という．がん細胞はまず原発巣で増殖するが，進展すると，局所浸潤，転移，播種を生じる．

1) 浸潤(invasion)

原発巣のがん細胞が局所で増大し，直接周囲の組織や臓器に広がっていくことを浸潤という．周囲の組織に浸潤があれば，原発臓器とともに浸潤した臓器の切除も必要となるため，浸潤範囲が広いと切除の適応外になることがある．静脈やリンパ管への浸潤があると，脈管への浸潤がない場合と比較して転移のリスクが著しく高くなる．また，胸腔や腹腔などに直接浸潤することで播種を生じることもあり，注意が必要である．

2) 転移(metastasis)

がん細胞が原発巣から離れた部位に移動し，そこで定着・増殖して腫瘍を形成することである．同一組織内での転移や所属リンパ節への転移は，外科的に切除可能な場合が多い．

一方，原発巣から離れた部位にある肺，肝臓，骨やリンパ節など，他の臓器への転移を遠隔転移という．1か所でも遠隔転移があれば，全身に腫瘍細胞が広がっているとみなされ，通常は根治的な外科的切除の適応にならない．

乳がんが肺に転移した場合，患者によっては肺がんができたと解釈していることがあるが，実際には原発巣と同じ乳がんの細胞が肺で増殖しているのであって，肺転移の組織像はあくまでも乳がんである．したがって，転移によってがんが見つかった場合には，転移巣の組織型から原発巣を推定することが可能である．また，転移した部位にかかわらず，原則として原発巣の組織型に応じた治療を行う．

遠隔転移には，血行性転移とリンパ行性転移があり，前者では原発巣において腫瘍細胞が毛細血管や細い静脈に入り込み，それが血流にのって他臓器に到達し，定着・増殖する．一方，原発巣がリンパ管やリンパ節に浸潤し，リンパ流にのって離れたリンパ節に到達して増殖した場合をリンパ行性転移という．血行性転移を生じやすい組織型，リンパ行性転移を生じやすい組織型があり，原発巣の種類によっても転移好発部位が異なる．たとえば，大腸がんでは肝臓に，腎がんでは肺に転移しやすい．四肢に発生した肉腫も血行

性転移により，肺に到達して肺転移を生じることが多い．また組織型により，各臓器への親和性が異なることも知られている．たとえば，前立腺がんや乳がんでは，亡くなるまでに80％程度の患者で骨転移が生じる[4]．

3) 播種（dissemination）

胸腔や腹腔臓器への転移や直接浸潤が生じると，腫瘍が漿膜や被膜を破って剥がれ落ちたり，出血したり，滲出液を生じたりして，そこから胸腔内や腹腔内に腫瘍がばらばらと広がり，多数の結節を形成することがある．種を播いたように腫瘍が広がることから，このような進展形式を播種と呼ぶ．播種を生じた場合にも，通常は根治的治療の適応にはならない．胃がん，大腸がん，卵巣がんなどによる腹腔内播種や，肺がん，肺転移や胸膜転移などによる胸腔内播種が多い．播種を生じると胸水や腹水が貯留することが多い．治療として，全身化学療法のほか，抗がん剤の腔内投与を行う場合がある．

6. 悪液質（cachexia）

がんによる悪液質とは，がんに関連して生じる複合的代謝異常の症候群で，食欲不振，炎症反応の亢進，インスリン抵抗性，蛋白異化の亢進などの代謝異常がみられ，結果として筋肉量が減少すること，と定義されている．さらに，成人では体重減少，小児では成長障害がみられる．体重減少はがん患者の30～80％に生じるといわれ，倦怠感の増強，発熱などの自覚症状を引き起こす．がん患者における低栄養は患者の活動性や生活の質（QOL）を低下させるだけでなく，がん治療に対する耐容性を著しく低下させ，予後の悪化につながる．

▶QOL
quality of life
生活の質

病態としては，いまだ不明な点が多いが，腫瘍から放出される蛋白質分解誘導因子や，神経内分泌系の異常が関与していることがわかっている．特に炎症性サイトカインの活性化が種々の代謝異常や食欲不振と関与しているため，通常の栄養サポートだけで病状を改善することは困難である．代謝障害が高度になると栄養不良が不可逆的となり，一般的な生命予後が3か月以内といわれるため，早期の段階での栄養サポートが重要である．

治療としては，非ステロイド性抗炎症薬（non-steroidal anti-inflammatory drugs；NSAIDs），ステロイドの投与や抗サイトカイン療法がある．エイコサペンタエン酸（eicosapentaenoic acid；EPA），分岐鎖アミノ酸，L-カルニチン，コエンザイムQ10なども投与されるが，まだ効果に関する明らかなエビデンスは存在しない．筋肉量の減少は倦怠感を引き起こし，さらなる活動性低下につながるため，全身状態に応じてウォーキングなどの軽い運動を行い，筋肉量を維持することが重要である．

❷ がんの治療

がんの治療を行う際には，まず病期分類を行い，病期に応じて治療方針を決定する．がんに対する根本的な治療としては，手術，放射線療法，化学療法があり，これらを適切に組み合わせた集学的な治療を行う．手術，放射線療法は，限定された範囲にあるがんを対象に治療を行う局所療法であり，化

学療法は全身のがんを対象に治療を行う全身療法である．一般的に，固形がん（癌や肉腫）に対しては手術が第一選択であることが多いが，一部のがんでは放射線療法でも同等の効果が得られる．一方，造血器腫瘍の場合には化学療法，末梢血幹細胞移植が治療の中心になる．また，近年はがんの診断時からの緩和医療が重視されている（第6章➡213頁）．

1. 病期分類（ステージ分類）

国際的な病期分類としては，多くのがん（固形がん）においてTNM分類が用いられる．これは国際対がん連合（UICC）によって制定されている．疾患ごとに，T（tumor）：腫瘍の大きさ，N（nodes）：所属リンパ節転移，M（metastasis）：遠隔転移の状態を分類し，その組み合わせで全体の進行度＝病期を決定する．また，わが国ではこのほか，脳腫瘍におけるgrade分類など，異なる分類方法を用いている場合もある．一般的には遠隔転移がある（＝M1）と，ステージⅣに分類され，腫瘍が全身に広がっていると考え，根治的な手術の適応にならないことが多い．術前に評価したTNMをcTNM（clinical TNM），術後の病理結果を反映したTNMをpTNM（pathological TNM）と表現することがある．

2. 手術

手術は大きく，がんの根治を目指した根治手術と，症状や病態の改善を目指した緩和手術に分けられる．根治手術の場合には，肉眼的に見える部分だけではなく，腫瘍細胞が浸潤しているであろう部位も含めて切除し，結果として切除断端に病理学的に腫瘍が残存しないような切除を行う必要がある．しかし，病理学的に腫瘍を残存させないために切除範囲を大きくすると，手術侵襲が大きくなるために合併症が起こりやすく，術後に機能の低下も生じる．そこで，時代とともに，安全に根治を目指すことのできる術式が開発されてきた．

たとえば，乳がんの場合，以前は大胸筋も含めた乳房切除が標準治療であったが，近年は集学的な治療により放射線療法と組み合わせて乳房を温存できることが多くなった．また，内視鏡手術も発達しており，近年ではロボット手術による前立腺や腎臓の切除が保険適用になっている．ロボット手術では，拡大された3次元画像を見ながら術者が器械を操作することで，手ぶれのない細かく精密な手術を行うことが可能となった．

3. 放射線療法

1）放射線療法の原理

放射線療法は，細胞のDNAを損傷することで効果を発現する．一般的には，細胞分裂の頻度が高い細胞，将来の分裂回数が多い細胞，未分化な細胞への効果が高く，低酸素の環境では効果が低いことが知られている．腫瘍ごとの放射線感受性の違いもあり，感受性が高い腫瘍として，胚細胞腫，精上皮腫，悪性リンパ腫，白血病があげられ，感受性が低い腫瘍として，神経膠芽腫，甲状腺未分化がん，腎がん，悪性黒色腫，肉腫があげられる．

2）放射線の種類

一般の病院では主に電磁波（X線，γ線など）が使用されるが，適応を満たす

末梢血幹細胞移植（peripheral blood stem cell transplantation；PBSCT） 抗がん剤を投与したあとに末梢血中に現れる造血幹細胞をあらかじめ採取して，顆粒球コロニー刺激因子（G-CSF）などを用いて体外で増やして凍結保存しておく．強力な化学療法を繰り返し行ってがん細胞を死滅させてからこれを輸血することで，再度造血幹細胞が生着し，がんが死滅した状態で造血が再開され，根治を目指すことができる．ただし，化学療法でがんが死滅しなかったり，採取した血液中にがん細胞が混ざっていたりして再発することがある．

▶**UICC**
Union for International Cancer Control
国際対がん連合

場合，粒子線(陽子線，重粒子線)治療を行うことがある．粒子線治療は，限られた施設でしか行うことができないが，電磁波と比較してがん細胞への殺傷効果が優れているだけでなく，病巣へのピンポイントの照射により正常細胞へのダメージを減らすことができるため，手術の適応にならない場合でも手術に近い成績を得ることができる．そのほかの比較的新しい技術として，多方向から腫瘍に集中的に放射線を照射する定位放射線療法，一方向からの放射線に強弱をつけ，数方向から照射することで周囲組織への線量を減らす強度変調放射線療法(IMRT)，照射装置にCTなどの画像誘導装置を装着し，照射ごとに腫瘍位置を確認して照射する画像誘導放射線療法(IGRT)という方法がある．

▶IMRT
intensity modulated radiation therapy
強度変調放射線療法

▶IGRT
image guided radiation therapy
画像誘導放射線療法

また，体内から放射線照射を行う小線源療法や内用療法では飛程が数mm程度のγ線，β線が用いられてきたが，2016年より前立腺がん骨転移に対して国内初のα線治療薬(静脈投与による内照射で飛程はμm単位)が保険適用となった．

3) 治療の実際

放射線療法は，目的別には，がんの根治を目指した根治照射と，症状の緩和を目的とした緩和照射に分けられる．頭頸部がん，肺がん，子宮頸がん，前立腺がん，食道がん，網膜芽細胞腫，悪性リンパ腫などは，病期によっては根治的放射線療法の適応になる．また，乳がん，脳腫瘍は，腫瘍切除術後の再発予防のために放射線照射を行う．緩和照射は，骨転移や神経への浸潤による疼痛の改善，神経症状の改善，血管の圧迫解除，出血コントロールなどを目的として行われる．

治療に要する時間は，脱衣，照射時間を含め1回あたり10～20分程度で，治療台で安静を保つことができる患者にしか行うことができない．分割して治療したほうが副作用が少なく治療効果も高いため，通常は数回～数十回に分けて分割照射を行うことが多い．10回に分割して照射する場合には，週5回で2週間の治療となる．

わが国の放射線照射率は40%であり，欧米の60%と比較すると低く，今後適応が拡大していくものと思われる．

4) 有害事象

早期有害事象は治療期間中から発生し，皮膚・粘膜炎，照射部位の脱毛，血液毒性，放射線宿酔(嘔気)などがあげられるが，多くは自然治癒する．晩期障害としては，照射後数か月～数年で，皮膚や粘膜の潰瘍，管腔臓器の穿孔や出血，神経障害，脳や骨の壊死，白内障，内分泌・外分泌臓器の機能低下が生じる．放射線照射後に，照射部位のみならず照射部位以外でも発がんのリスクが高まることが知られている．

4. 化学療法

化学療法とは，抗腫瘍効果をもつ薬物療法のことで，狭義の抗がん剤治療，分子標的療法，ホルモン療法，免疫療法に分けられる．通常は経口薬や注射による全身投与が行われ，血流で全身のがん細胞に到達し，効果を発揮する．しかし，これらの薬剤はがん細胞だけではなく，全身の正常な細胞にも作用

表4 ECOG Performance Status Scale(PS)日本語版

スコア	定義
0	まったく問題なく活動できる. 発病前と同じ日常生活が制限なく行える.
1	肉体的に激しい活動は制限されるが,歩行可能で,軽作業や座っての作業は行うことができる. 例:軽い家事,事務作業
2	歩行可能で自分の身のまわりのことはすべて可能だが作業はできない. 日中の50%以上はベッド外で過ごす.
3	限られた自分の身のまわりのことしかできない.日中の50%以上をベッドかいすで過ごす.
4	まったく動けない. 自分の身のまわりのことはまったくできない. 完全にベッドかいすで過ごす.

(Oken MM, Creech RH, Tormey DC, et al:Toxicity and response criteria of the Eastern Cooperative Oncology Group. Am J Clin Oncol 5:649-655, 1982 より)

し,強い副作用が生じることが多い.

1)適応

一般的には,副作用が強いため高齢者では慎重に投与する必要がある.投与前には,骨髄機能(血算),肝機能,腎機能,心機能,呼吸機能検査を行い,投与する薬剤の作用機序に応じて適応を決定する.また,見た目の年齢,活動度なども重要な指標となり,ECOGのパフォーマンスステータス(PS)(表4)[5]で2以下を適応とする場合が多い.

化学療法は目的に応じて下記の投与方法に分類される.

- 抗がん剤のみで治癒が期待できる場合

抗がん剤の絶対適応であり,生存率の向上を目指した治療が行われる.白血病,リンパ腫,胚細胞腫瘍,絨毛がん,胎児性横紋筋肉腫,Wilms(ウィルムス)腫瘍など.

- 根治手術前に投与し治癒を目指す場合〔術前補助化学療法(neoadjuvant化学療法)〕

原発巣や転移巣の縮小による治癒率と切除率の向上,縮小手術による機能温存を目指すと同時に,薬物治療の効果判定が可能となる.乳がん,食道がん,直腸がん,膀胱がん,頭頸部がん,骨肉腫など.

- 根治手術後に投与し治癒を目指す場合〔術後補助化学療法(adjuvant化学療法)〕

全身微小転移を根絶して治癒率を向上させることが目的となる.乳がん,胃がん,大腸がん,膵がん,非小細胞肺がん,卵巣がん,骨肉腫など.

- 化学放射線療法

放射線療法と化学療法を同時または順次使用して根治や長期生存を目指す.頭頸部がん,食道がん,直腸がん,小細胞肺がん,非小細胞肺がん,非Hodgkin(ホジキン)リンパ腫,子宮頸がん,肛門管がんなどが対象で,放射線増感作用をもつ薬剤が用いられる.

▶ECOG
Eastern Cooperative Oncology Group

- 延命効果を期待した化学療法

切除不能進行がんや再発がんに対しては，根治ではなく延命効果を期待して抗がん剤を投与する．無増悪生存期間や全生存期間の延長のエビデンスがあるすべてのがんが対象になる．

- その他

髄腔や腹腔などに投与する局所療法がある．

2）化学療法で使用される薬剤

(1) 抗がん剤（殺細胞性抗がん剤）

抗がん剤とは，広義には抗腫瘍効果をもつ薬剤すべてのことであるが，狭義には従来から使われている，がん細胞の増殖抑制が目的の殺細胞性抗がん剤を指し，主な薬剤としてアルキル化薬，白金化合物，代謝拮抗薬，トポイソメラーゼ阻害薬，微小管阻害薬，抗がん性抗生物質などがあげられる．ここでは狭義の抗がん剤について述べる．

抗がん剤の効果は，がん種によって大きな差があり，投与する目的も異なる．

副作用としては，嘔気・嘔吐，口内炎，下痢，好中球減少，貧血，血小板減少，肺毒性，心毒性，腎毒性，肝毒性，脱毛，末梢神経障害，生殖細胞障害，二次がん，アレルギー反応，血管外漏出などがある．

(2) 分子標的薬

分子生物学的な研究の進歩により，がんの進展・増殖にかかわる分子機構が明らかになってきた．それとともに，正常細胞と比較してがん細胞に特異的な遺伝子や蛋白質に作用する薬剤＝分子標的薬の開発が進んでいる．これらの薬剤は標的分子を阻害することにより，細胞増殖や転移を抑制する．現在承認されている薬は，主に抗体医薬品と低分子化合物である．また，作用の面では，がん細胞そのものに作用する薬剤と，血管新生阻害薬など腫瘍周囲の微小環境を修飾する薬剤に分けられる．標的分子が発現している腫瘍において高い効果が期待できるため，標的分子が発現していることを確認できた場合に適応となる薬剤も多い．副作用は，標的となる分子によりさまざまであり，代表的な副作用として，皮疹，下痢，肝機能障害，間質性肺炎，高血圧，蛋白尿，消化管穿孔，耐糖能異常，甲状腺機能低下などがあげられるが，これまでの殺細胞性抗がん剤の副作用に加え，殺細胞性抗がん剤ではみられなかった副作用も出現することに注意が必要である．

これらの薬剤の登場により，従来の治療では予後1か月にも満たないような状況から1年以上生存可能となるような，劇的な効果がみられるケースが稀ではなくなった．また，従来の化学療法の有効性が低く延命効果が不十分であった腎がん，肝がん，消化管間質腫瘍(GIST)，膵内分泌腫瘍，悪性黒色腫，甲状腺がんでも分子標的薬を使用することにより延命効果が期待できるようになった．

代表的な抗体医薬品としては，HER2陽性乳がんに用いるトラスツズマブ（抗HER2ヒト化抗体；ハーセプチン®），B細胞性非Hodgkinリンパ腫に用いるリツキシマブ（抗CD20キメラ抗体；リツキサン®），すべての固形がんの骨転移や多

▶GIST
gastrointestinal stromal tumor
消化管間質腫瘍

発性骨髄腫に用いるデノスマブ(抗RANKL抗体;ランマーク®)などがある．代表的な低分子化合物としては，慢性骨髄性白血病やGISTに用いBCR-ABL, PDGFR, KITを標的としたイマチニブ(グリベック®), EGFR変異のある手術不能な再発した非小細胞肺がんに用いEGFRを標的としたゲフィチニブ(イレッサ®)などがあり，近年これらを改良した新薬が次々に開発されている．

(3) 内分泌療法

ホルモンによって増殖が調節されている腫瘍に対しては，ホルモン療法が有効である．グルココルチコイド受容体をもつ悪性リンパ腫などのリンパ球性腫瘍に対しては，ステロイドが殺細胞効果をもつ．前立腺がんでは，エストロゲンやプロゲステロン，LH-RHアゴニスト，LH-RH誘導体，抗アンドロゲン作用をもつ薬剤が用いられる．また，エストロゲンもしくはプロゲステロン受容体陽性乳がんには抗エストロゲン作用をもつタモキシフェンが投与される．閉経後のホルモン受容体陽性乳がんにはアンドロゲンからエストロゲンを生成するアロマターゼの阻害薬を用いる．副作用としては，タモキシフェンによる子宮内膜増殖，子宮内膜ポリープ，子宮体がんの発生頻度の上昇のほか，ホルモン療法共通の副作用として骨粗鬆症を生じることが多い．

(4) 免疫療法

免疫とは，細菌やウイルスなどの外敵や異物から生体を守る防御機構であるが，生体は腫瘍も異物と認識して排除しようとする．免疫療法は，免疫担当細胞，サイトカイン，抗体などを活性化する物質を用いて免疫機能を目的の方向に導く治療法であり，免疫力を増強する治療と，免疫抑制を解除する治療に分けられる．免疫が促進されることで，がんの発生・進展も抑制されるが，この分野は近年著しく進歩しており，新薬が次々に開発されている．

免疫力を増強する方法で，免疫担当細胞を用いる治療としては，樹状細胞ワクチン療法，活性化リンパ球療法(LAK療法，CAT療法)，NK細胞療法などがある．一方，サイトカインや抗体などを用いる治療としては，ペプチドワクチン療法，免疫賦活薬(ピシバニール®，丸山ワクチンなど)を用いる方法，インターフェロンやインターロイキン2などを投与する方法がある．

特に最近注目されているのが，免疫チェックポイント阻害薬である．免疫チェックポイントとは，がん細胞や病原体などに対して免疫細胞が活性化した際に，免疫が高まりすぎないようにブレーキをかける機構のことである．一部のがん細胞では，がん細胞自体が抗腫瘍免疫細胞を抑制する分子(チェックポイントの作用を促進する分子)を発現することで，がん細胞に対する免疫を弱めていることがわかっている．このチェックポイントの機能を弱めることで，腫瘍に対する免疫を活性化し，抗腫瘍効果を得るのが免疫チェックポイント阻害薬である．代表的な薬剤としては，抗CTLA-4抗体や抗PD-1抗体がある．

3) 治療効果の判定法

固形がんに対する放射線療法や化学療法の効果判定としては，主にRECIST基準が用いられている(表5)．一般的にはCTでサイズの変化を確認することが多いが，基本的には造影剤を用いて，同じ画像条件で大きさを比

▶RECIST
Response Evaluation Criteria in Solid Tumors

表5 RECIST ガイドラインの効果判定基準

反応	標的病変の評価	非標的病変の評価
完全奏効 (complete response;CR)	すべての標的病変の消失かつリンパ節病変は短軸径が10 mm未満に縮小	すべての非標的病変の消失かつ腫瘍マーカー値が基準値上限以下．リンパ節はすべて短軸径が10 mm未満に縮小
部分奏効 (partial response;PR)	ベースライン径和に比して，標的病変の径和が30%以上減少	
安定 (stable disease;SD)	経過中の最小径和を基準にPRに相当する縮小がなく，PDに相当する増大がない	
非完全奏効/非進行 (non-CR/non-PD)		1つ以上の非標的病変の残存かつ/または腫瘍マーカー値が基準値上限を超える
進行 (progressive disease;PD)	経過中の最小径和を基準に標的病変の径和が20%以上増加し，かつ絶対値も5 mm以上増加	既存の非標的病変の明らかな増悪

▶CR
complete response
腫瘍が完全に消失した状態

▶PR
partial response
腫瘍の大きさの和が30%以上減少した状態

▶SD
stable disease
腫瘍の大きさが変化しない状態

▶PD
progressive disease
腫瘍の大きさの和が20%以上増加かつ絶対値でも5 mm以上増加した状態，あるいは新病変

▶CTCAE
Common Terminology Criteria for Adverse Events

較する必要がある．MRIで病変を評価してもよいが，やはり同じ条件下で撮影されたもので比較するべきである．CR，PR，SD，PDは頻回に使われる用語なので覚えておく必要がある．

4）有害事象の評価

化学療法による有害事象の評価は，米国NCI(National Cancer Institute)で作成しているCTCAEを基準にして行う．日本語訳JCOG版(Japanese Clinical Oncology Group)があるので，そちらを用いればよい．各項目についてGrade 1～5までで評価する（➡96頁）．

> **Topics 個別化医療**
>
> 病気の原因や病態について遺伝子や蛋白レベルでの解明が進むにつれ，同じ病気と診断された患者のなかでも，患者自身がもともともっている体質，遺伝子の違いや，腫瘍細胞がもっている特性，蛋白，遺伝子変異の違いによって，抗がん剤による効果や副作用が大きく異なることがわかってきた．今後，研究が進むにつれ，患者や腫瘍の特性に応じて，最も効果が高く副作用が少ない薬剤を選択して使用することで，効率のよい治療を行うことが可能となり，予後の改善につながると考えられる．また，高価な分子標的薬を無駄に使用する必要がなくなる．

③ がんの疫学

国立がん研究センターが運営するがん情報サービスの，がん登録・統計(http://ganjoho.jp/reg_stat/index.html)のデータが非常に有用であり，本項ではこのデータをもとに解説する〔特に，「がんの統計'16」の疫学データを参考にした(http://ganjoho.jp/reg_stat/statistics/brochure/backnumber/2016_jp.html)〕．毎年更新されるので，最新のデータは当該ウェブページを参照するとよい．

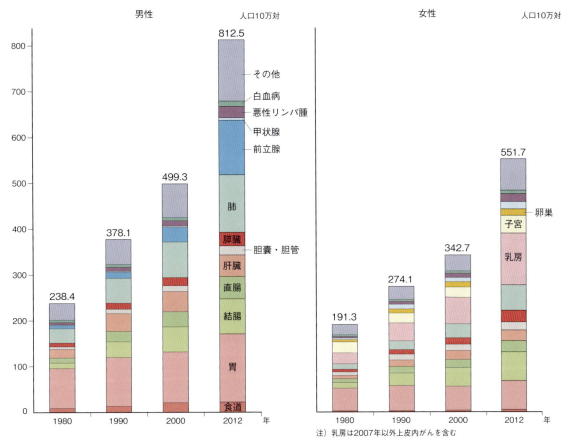

図1 部位別がん粗罹患率推移（1980〜2012年）
〔がんの統計編集委員会（編）：がんの統計 '16．p47，公益財団法人がん研究振興財団，2017より一部改変〕

1．がんの罹患

　がんの罹患数は，人口の高齢化に伴い戦後一貫して増加している（図1）[6]．1985年の罹患数は33万1千人であったが，2012年には86万5千人になり，2016年には101万200人と予想されており，この30年で3倍に増えている．2012年のがんの罹患率は人口10万人あたり男性812.5人，女性551.7人であり，男性が女性の約1.5倍であった．人口の高齢化の影響を除いた年齢調整罹患率でみても，男女ともがんの罹患率は1985年以降増加傾向にある（図2）[6]．ただし，男性は前立腺がんを除くと1990年代半ばから2000年代半ばまで減少傾向で，その後は横ばいである．

　2011年の罹患・死亡データから計算すると男性で61.8％，女性で46.0％とほぼ2人に1人が，一生の間にがんと診断される（表6）．

2．がんによる死亡

　2015年のがんによる死亡者数は37万346人，男性21万9,508人（人口10万人あたり359.7人），女性15万838人（同234.6人）で男性が女性の約1.5倍であった．戦後，結核などの感染症による死亡数は減少する一方，がんや心疾患による死亡数が増加し，がんは1981年以降死因の第1位となり現在も増え続けている．近年，がんは死因の約30％程度を占める（図3，4）[7]．

　人口の高齢化の影響を除いた年齢調整死亡率は，男性は1990年代後半か

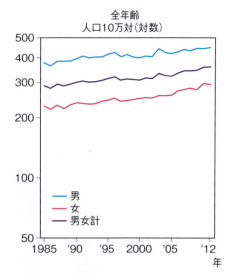

図2 がん年齢調整罹患率の年次推移（1985〜2012年）
〔がんの統計編集委員会（編）：がんの統計'16. p48, 公益財団法人がん研究振興財団, 2017 より一部改変〕

表6 がん種別の累積罹患率・死亡率（%）

	男性罹患率	女性罹患率	男性死亡率	女性死亡率
全がん	61.8	46.0	25.4	15.6
食道	2.4	0.4	1.1	0.2
胃	11.4	5.7	3.7	1.7
大腸	9.0	7.1	3.0	2.3
肝臓	3.7	2.0	2.2	1.1
胆嚢・胆管	1.7	1.7	1.1	0.9
膵臓	2.2	2.2	1.9	1.6
肺	9.9	4.8	6.1	2.2
乳房	—	8.6	—	1.4
子宮	—	3.2	—	0.7
卵巣	—	1.2	—	0.5
前立腺	9.8	—	1.4	—
悪性リンパ腫	1.7	1.4	0.8	0.5
白血病	0.9	0.7	0.6	0.4

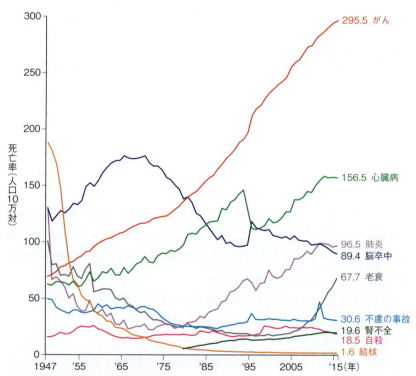

図3 主要死因別粗死亡率年次推移（1947〜2015年）
〔厚生労働省政策統括官（統計・情報政策担当）（編）：平成29年 我が国の人口動態—平成27年までの動向. p17, 厚生労働省, 2017 より〕

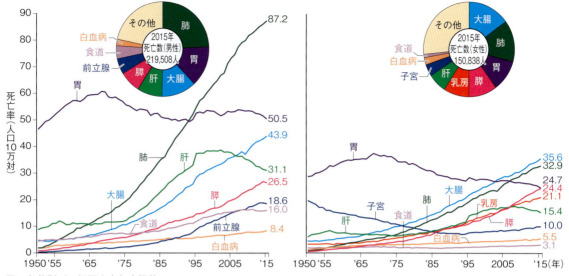

図4 部位別がん粗死亡率年次推移（1965～2015年）
〔厚生労働省政策統括官（統計・情報政策担当）（編）：平成29年 我が国の人口動態―平成27年までの動向. pp18-19, 厚生労働省, 2017より〕

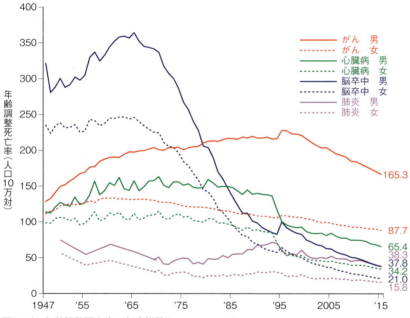

図5 がん年齢調整死亡率の年次推移（1958～2015年）
〔厚生労働省政策統括官（統計・情報政策担当）（編）：平成29年 我が国の人口動態―平成27年までの動向. p17, 厚生労働省, 2017より〕

ら減少傾向にあり，女性は1960年代後半から減少傾向が続いている（図5）[7]．年齢調整死亡率は心疾患，脳血管疾患も減少しているが，がんは40～89歳の死因の1位である．2014年の死亡データによると，一生の間にがんで死亡するのは，男性で25.4％（4人に1人），女性で15.6％（6人に1人）である（表6）．

3. 部位別罹患率・死亡率

2012年の部位別罹患数は，男性では胃がん（18.1％），肺がん（15.3％），大腸がん（15.3％），前立腺がん（14.5％），女性では乳がん（20.5％），大腸がん（15.8％），

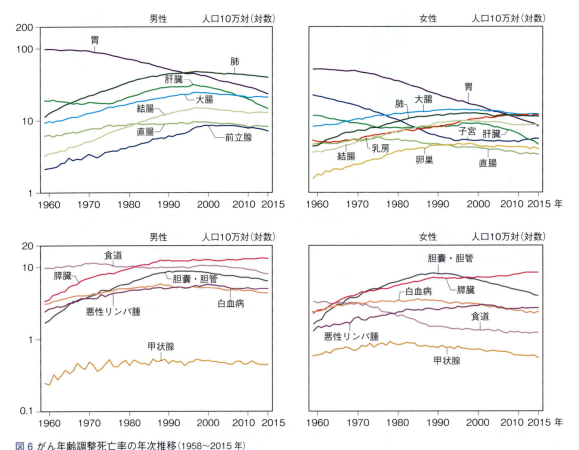

図6 がん年齢調整死亡率の年次推移（1958〜2015年）
〔がんの統計編集委員会（編）：がんの統計 '16. p42, 公益財団法人がん研究振興財団，2017 より一部改変〕

> **年齢調整罹患率** がんは高齢になるほど死亡率が高くなるため，高齢者が多い集団ほどがんの罹患率が高くなる．たとえば60歳未満と60歳以上の人口比が9：1の集団と5：5の集団では，後者のほうががんの罹患率が高い．つまり，団塊の世代が65歳を超えている現在と，30年前とを比較すると当然現在のほうががんの罹患率が高くなる．そこで，基準となる集団の年齢構成〔基準人口：国内では通例1985（昭和60）年〕に合わせて集団全体の罹患率を計算すると，年齢構成の影響をなくすことができる．これが年齢調整罹患率であり，年齢調整死亡率も同様の方法で計算する．

胃がん（11.4％），肺がん（10.0％）の順に多い（図1）[6]．男性が女性より2倍以上罹患率が高いがんは口腔・咽頭がん，食道がん，胃がん，肝がん，喉頭がん，肺がん，膀胱がん，腎がんで，女性の罹患率が高いのは甲状腺がんであった．累積罹患率（一生の間に罹患する率）は，男性で胃がん11.4％，肺がん9.9％，前立腺がん9.8％，大腸がん9.0％，女性で乳がん8.6％，大腸がん7.1％，胃がん5.7％である（表6）．

近年，年齢調整罹患率が上昇しているのは，男女共通で食道がん，膵がん，甲状腺がん，悪性リンパ腫，男性で前立腺がん，女性で肺がん，乳がん，子宮がん，卵巣がんである．年齢調整罹患率が低下しているのは胃がん，肝がん，胆嚢・胆管がんである．大腸がん，乳がん，前立腺がんの罹患率上昇は，食生活や生活習慣の欧米化と関連し，胃がんや肝がんの罹患率低下は，それぞれピロリ菌感染率，肝炎ウイルス感染率の低下の影響が大きいと考えられる．

2015年の部位別死亡者数は，男性では肺がん，胃がん，大腸がん，肝がん，膵がん，女性では大腸がん，肺がん，胃がん，膵がん，乳がんの順に多く，男女計では，肺がん，大腸がん，胃がん，膵がん，肝がんの順である．1990年代後半からほぼすべてのがんで年齢調整死亡率が減少しているが，膵がんと乳がん，子宮がんのみ増加傾向である（図6）[6]．

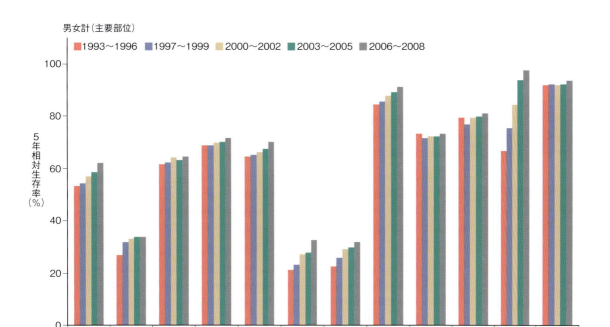

図7 地域がん登録における5年生存率の推移(1993〜1996, 1997〜1999, 2000〜2002, 2003〜2005, 2006〜2008年診断例)
〔がんの統計編集委員会(編):がんの統計'16. p54, 公益財団法人がん研究振興財団, 2017より一部改変〕

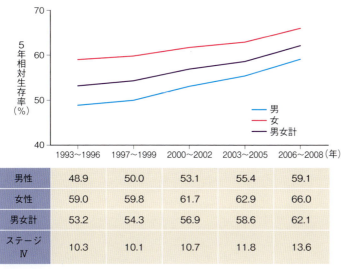

	1993〜1996	1997〜1999	2000〜2002	2003〜2005	2006〜2008
男性	48.9	50.0	53.1	55.4	59.1
女性	59.0	59.8	61.7	62.9	66.0
男女計	53.2	54.3	56.9	58.6	62.1
ステージIV	10.3	10.1	10.7	11.8	13.6

図8 がん全症例の5年相対生存率

4. 生存率の推移

高齢化の影響もありがんの罹患率・死亡率は増加しているが,診断技術の進歩,分子標的薬や新しい免疫療法の登場などにより,がんの5年相対生存率は,10年間で10%程度改善している(図7, 8)[6]. さらに,遠隔転移があるステージIVの患者の生存率も10.1%から13.6%へと改善しており,根治が難しい状況でも長期に生きられる患者が増えている.

がんと診断されているが生存している患者,いわゆるがんサバイバーの数の正確な統計は存在しない.しかし,がんの罹患数が増加し,相対生存率が

5年生存率と5年相対生存率 5年生存率とは,がんと診断された患者が,5年後に生存している割合をいい,がん以外の原因で死亡した場合も含めて生存割合を算出する.一方,5年相対生存率とは,がん患者の5年生存率を,対象者と同じ性・年齢分布をもつ日本人の5年生存率で除して算出する.がんが原因の死亡割合がわかるため,がんの治療成績を比較する場合には,相対生存率を用いる.

改善していることから，がんサバイバーの数は確実に増加している．2006年のがん対策基本法で，がん患者の療養生活の質の維持向上が目標の1つに設定されているが，がんと診断されても生きている患者のQOLを向上させるためにも，リハビリテーションの重要性がますます高まっている．

文献

1) Mucci LA, Hjelmborg JB, Harris JR, et al：Familial risk and heritability of cancer among twins in Nordic countries. JAMA 315：68-76, 2016
2) Harvard Center for Cancer Prevention：Harvard Report on Cancer Prevention, Volume 1：Causes of Human Cancer. S3-S59, Cancer Causes Control, 1996
3) Inoue M, Sawada N, Matsuda T, et al：Attributable causes of cancer in Japan in 2005—systematic assessment to estimate current burden of cancer attributable to known preventable risk factors in Japan. Ann Oncol 23：1362-1369, 2012
4) 森脇昭介：癌の転移機序 骨転移の病理―基礎と臨床のはざまで．杏林書院，2007
5) Oken MM, Creech RH, Tormey DC, et al：Toxicity and response criteria of the Eastern Cooperative Oncology Group. Am J Clin Oncol 5：649-655, 1982
6) がんの統計編集委員会(編)：がんの統計'16．公益財団法人がん研究振興財団，2017
7) 厚生労働省政策統括官(統計・情報政策担当)(編)：平成29年 我が国の人口動態―平成27年までの動向．厚生労働省，2017

2 がんのリハビリテーションの基礎知識

Essence

- がん患者では，がんの進行・治療の過程で，さまざまな機能障害が生じ，それらによって起居動作や歩行，日常生活動作(ADL)に制限を生じ生活の質(QOL)の低下をきたしてしまう．がんリハビリテーションの目的は，これらの問題に対して，症状の緩和や二次的障害の予防をし，機能や生活能力の維持・改善を目的としてリハビリテーション治療を行うことである．
- がん対策基本法・基本計画では，がんリハビリテーションは重点課題となっており，人材育成のための取り組みが実施されている．診療報酬では「がん患者リハビリテーション料」の算定が可能である．
- がんリハビリテーションは，予防的，回復的，維持的および緩和的の4つの段階に分けられ，余命の限られたがん患者の機能の維持，緩和だけではなく，予防や機能回復も重要な役割である．
- がんリハビリテーションの対象となる障害は，がん自体によるもの(直接的影響と遠隔効果)と，その治療過程において生じた障害(全身性の機能低下・廃用症候群，手術によるダメージ，化学療法・放射線療法の有害反応)に分けられる．
- リハビリテーションを進める際には，身体症状や機能障害，ADL，QOL評価を適切に行い，リハビリテーションを行うポイントを理解したうえで，リスク管理に注意しつつ，がん種・治療目的・病期別にリハビリテーション治療を行う．

1 がんと共存する時代へ

　人口の高齢化とともに，悪性腫瘍(以下がん)の罹患数は年々増加し，生涯でほぼ2人に1人ががんになる．がんは，疾病対策上の最重要課題として対策が進められ，2006〜2008年にがんと診断された人の5年相対生存率は男女計で62.1％(地域がん登録によるがん生存率データ，がん情報サービス)[1]と，少なくとも半数以上が長期生存可能となった．がんの治療を終えた，あるいは治療を受けているがんサバイバーは500万人を超え，毎年60万人ずつ増え続けている現在，がんが"不治の病"であった時代から，"がんと共存"する時代となった．

　実際のリハビリテーション(以下リハ)の医療現場でもがんの直接的影響や

手術・化学療法・放射線療法などで身体障害を有する例に対し，障害の軽減，運動機能低下や生活機能低下の予防や改善，介護予防を目的として治療的介入を行う機会は多くなってきており，がんはリハ科の主要な治療対象疾患の1つになっている．

❷ がんのリハビリテーションの目的と定義

がん患者にとって，がん自体に対する不安は当然大きいが，がんの直接的影響や治療（手術・化学療法・放射線療法など）による機能障害や能力低下に対する苦悩も同じくらい大きい．がんの進行もしくは治療の過程で，がん性疼痛やしびれ，倦怠感，呼吸困難などの症状，精神心理的問題，認知障害，摂食嚥下障害，発声障害，運動麻痺，廃用性や悪液質による筋力低下・筋萎縮，関節拘縮，体力・持久力の低下，四肢長管骨や脊椎の骨転移や切迫・病的骨折，上下肢の浮腫などのさまざまな機能障害が生じ，それらによって移乗動作などの起居動作や歩行，セルフケアをはじめとする日常生活動作（ADL）に制限が生じQOLの低下をきたしてしまう．がんリハの目的は，これらの問題に対して，症状の緩和や二次的障害の予防をし，機能や生活能力の維持・改善を目的としてリハ治療を行うことである．

▶ADL
activities of daily living
日常生活動作

Silverら[2]はがんリハを「がんに対するケアの一環として統合され，熟練したリハ科医・リハ専門職により提供される医学的ケアである．医学的に複雑な集団であるがん患者の介護量を軽減し，自立度を最大とし，QOLを改善させようと努力することで，実際の臨床現場で，患者の身体的，心理的，認知面での機能障害を診断し治療するものである」と定義している．

❸ わが国におけるがんのリハビリテーションの動向

1．がん対策基本法・基本計画

2006年に制定された「がん対策基本法」では，基本的施策として「がん患者の療養生活の質の維持向上」が謳われている．第2期がん対策基本計画（2012～2016年）では，「がん患者は病状の進行により，日常生活に次第に障害をきたし，著しく生活の質は悪化するということがしばしば見られ，がん患者のリハビリテーションを充実する必要がある」とされ，目指すべき方向は，「がん患者の療養生活の質の維持向上を目的として，運動機能の改善や生活機能の低下予防に資するよう，がん患者に対するリハビリテーション等に積極的に取り組んでいく」と記載されている．

2016年12月には，「がん対策基本法改正法」が成立したが，その第17条では「がん患者の療養生活の質の維持向上に関して，がん患者の状況に応じた良質なリハビリテーションの提供が確保されるようにすること」という記載が新たに追加された[3]．現在策定中の第3期がん対策基本計画においても，ライフステージやがんの特性を考慮した個別化医療の必要性が重点課題となるなかで，がんリハは重要な施策の1つとなっている．

2. 人材育成

　がん対策基本計画を受けて，2007年度から身体活動面を担うがんリハを推進するための取り組みとして厚生労働省委託事業がんのリハビリテーション研修ワークショップCAREERが始まった．主催・実施は，財団法人ライフプランニングセンター，研修プログラムの立案・講師選定などの実施協力は，がんのリハビリテーション研修運営委員会が担っている．委員会は，がんリハ関連の学協会（日本リハビリテーション医学会，日本がん看護学会，日本リハビリテーション看護学会，日本理学療法士協会，日本作業療法士協会，日本言語聴覚士協会）から推薦されたメンバーで構成されている[4]．

　CAREERの到達目標は，「がん医療に携わっている医療職のすべてのスタッフを対象に，多職種チームによるがん医療の中でリハビリテーションを実践する際に必要な知識や技能を習得すること」である．各施設グループ（医師・看護師・リハ専門職）での参加が受講条件である．2日間のプログラムでグループワーク，事例検討（模擬カンファレンス），実演，レクチャーから構成される．

　2017年4月現在，全国の厚生労働省指定および自治体指定がん診療連携拠点病院426施設（2017年4月1日に新たに追加された8施設を除く）のうち344施設（80.8％）から1グループ以上がCAREERに参加した．CAREERを開催するための企画者の育成を目的に，「がんのリハビリテーション企画者研修」が2013年度から開始され，各地方でCAREERに準拠した研修が実施されるようになっており，受講者数はさらに増加していくことが予測される．

▶CAREER
Cancer Rehabilitation Educational program for Rehabilitation teams

3. 医療行政

　2010年度の診療報酬改定で「がん患者リハビリテーション料」が算定可能となった．本算定は，疾患（＝がん）を横断的に見据えて障害に焦点が当てられており，合併症や後遺症の予防を目的に治療前から介入を行うことが可能となった点で画期的である．がん医療のなかでリハに焦点を当てる突破口になったという意味でも意義は大きい．治療の質の担保をはかるため，上述のCAREERに準拠した所定の研修の受講歴が算定要件の1つになっている．

　表1に「がん患者リハビリテーション料」の対象患者を示した[5]．多くの原発巣，治療目的，病期が網羅されているが，入院中のみ算定可能で外来リハにおいては算定不可であること，緩和ケア病棟では包括医療のためリハは診療報酬として個別に算定ができないことなどといった診療報酬上の課題も残っている．

4. 学術面

　2010年に米国スポーツ医学会（ACSM）から発表されたガイドライン[6]では，「がん治療中・後の運動を実施する際には特別のリスク管理を要するが，運動の実施は安全である．運動トレーニングは乳がん・前立腺がん・血液がん患者において，体力・筋力・QOL，疲労の改善に有効である．レジスタンストレーニングは乳がん患者において，リンパ浮腫の合併の有無にかかわらず安全に実施できる．他のがん患者への運動の効果は十分に明らかでなく，がんの種類・病期，運動の量や内容についてさらに研究が必要である」と総括

▶ACSM
American College of Sports Medicine
米国スポーツ医学会

表1 がん患者リハビリテーション料の対象患者

1	食道がん，肺がん，縦隔腫瘍，胃がん，肝臓がん，胆嚢がん，膵臓がん，大腸がんと診断され，当該入院中に閉鎖循環式全身麻酔によりがんの治療のための手術が行われる予定の患者又は行われた患者
2	舌がん，口腔がん，咽頭がん，喉頭がん，その他頸部リンパ節郭清を必要とするがんにより入院し，当該入院中に放射線治療若しくは閉鎖循環式全身麻酔による手術が行われる予定の患者又は行われた患者
3	乳がんにより入院し，当該入院中にリンパ節郭清を伴う乳房切除術が行われる予定の患者又は行われた患者で，術後に肩関節の運動障害等を起こす可能性がある患者
4	骨軟部腫瘍又はがんの骨転移に対して，当該入院中に患肢温存術若しくは切断術，創外固定若しくはピン固定等の固定術，化学療法又は放射線治療が行われる予定の患者又は行われた患者
5	原発性脳腫瘍又は転移性脳腫瘍の患者であって，当該入院中に手術若しくは放射線治療が行われる予定の患者又は行われた患者
6	血液腫瘍により，当該入院中に化学療法若しくは造血幹細胞移植が行われる予定の患者又は行われた患者
7	当該入院中に骨髄抑制を来しうる化学療法が行われる予定の患者又は行われた患者
8	在宅において緩和ケア主体で治療を行っている進行がん又は末期がんの患者であって，症状増悪のため一時的に入院加療を行っており，在宅復帰を目的としたリハビリテーションが必要な患者

入院中のがん患者であって，上記のいずれかに該当する者

〔厚生労働省：平成28年度診療報酬改定について．H0007-2 がん患者リハビリテーション料(http://www.mhlw.go.jp/stf/seisakunitsuite/bunya/0000106421.html)より〕

している．

わが国においては，「がんのリハビリテーション ガイドライン作成のためのシステム構築に関する研究(第3次対がん総合戦略研究事業，主任研究者：辻哲也)」が実施され，日本リハビリテーション医学会と協働して作業に取り組み，2013年4月に出版された[7]．がんリハに関する臨床上の問題が，総論・評価および原発巣・治療目的・病期別に8領域に分けられ，エビデンスの高い臨床研究が多数存在することが実証されている．2017年現在，第2版の策定作業中である．

4 病期別分類

がんリハは，図1に示すように4つの段階に分けられる[8]．予防的，回復的，維持的および緩和的(緩和ケア主体の時期)リハのすべてが，がんリハの対象となる．すなわち，余命の限られたがん患者の機能の維持，緩和だけではなく，予防や機能回復もがんリハの重要な役割である．

入院患者では，手術や化学・放射線療法などの治療中・後の合併症・障害の予防・軽減，病棟でのセルフケアの自立や退院準備が主な目的となる．一方，外来患者では，自宅療養中のがん患者のQOLの維持・向上を目的に，地域医療や福祉と連携をとりつつ，生活を支援し社会復帰を促進する．

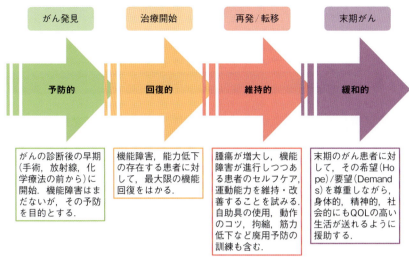

図1 がんのリハビリテーションの病期別の目的
本図はがんのリハビリテーションの流れを示すものでWHOの緩和ケア定義とは異なることに注意（2002年のWHOの定義では緩和ケアは末期がんに限定されない）．
〔辻 哲也：がんのリハビリテーションの概要 がんのリハビリテーション総論．辻 哲也（編）：がんのリハビリテーションマニュアル―周術期から緩和ケアまで．pp23-37，医学書院，2011を参考に作成〕

表2 リハビリテーションの対象となる障害の種類

1. がんそのものによる障害	
1) がんの直接的影響	骨転移 脳腫瘍（脳転移）に伴う片麻痺，失語症など 脊髄・脊椎腫瘍（脊髄・脊椎転移）に伴う四肢麻痺，対麻痺など 腫瘍の直接浸潤による神経障害（腕神経叢麻痺，腰仙部神経叢麻痺，神経根症） 疼痛
2) がんの間接的影響 （遠隔効果）	がん性末梢神経炎（運動性・感覚性多発性末梢神経炎） 悪性腫瘍随伴症候群（小脳性運動失調，筋炎に伴う筋力低下など）
2. 主に治療の過程においておこりうる障害	
1) 全身性の機能低下，廃用症候群	化学・放射線療法，造血幹細胞移植後
2) 手術	骨・軟部腫瘍術後（患肢温存術後，四肢切断術後） 乳がん術後の肩関節拘縮 乳がん・子宮がん手術（腋窩・骨盤内リンパ節郭清術）後のリンパ浮腫 頭頸部がん術後の摂食嚥下障害，構音障害，発声障害 頸部リンパ節郭清術後の副神経麻痺（僧帽筋の筋力低下・萎縮，翼状肩甲） 開胸・開腹術後（食道がんなど）の呼吸器合併症
3) 化学療法	四肢末梢神経障害（感覚障害による上肢巧緻性・バランス障害，腓骨神経麻痺など）
4) 放射線療法	横断性脊髄炎，腕神経叢麻痺，摂食嚥下障害，開口障害など

〔辻 哲也：がんのリハビリテーションの概要 がんのリハビリテーション総論．辻 哲也（編）：がんのリハビリテーションマニュアル―周術期から緩和ケアまで．pp23-37，医学書院，2011より〕

❺ 対象となる障害

　がんリハの対象となる障害は，がん自体によるものと，その治療過程において生じた障害とに分けられる（表2）[8]．前者には，がんの直接的影響と遠隔効果による間接的影響があり，後者には，全身性の機能低下・廃用症候群，

手術による身体へのダメージ，化学療法・放射線療法の有害反応が含まれ，そのいずれのリハも重要である．

6 評価

1. 全身倦怠感

▶CRF
cancer-related fatigue
がんに伴う倦怠感

がんに伴う倦怠感(CRF)は「がんやがん治療に伴う永続的，主観的な疲れであり，肉体的，精神的，感情的な側面をもっている感覚で，エネルギーが少なくなっている状態」と定義される[9]．がん治療中や治療後の多くの患者に出現する症状である．患者向けには，「からだのつらさ・きもちのつらさ」といった表現もほぼ同等の概念として用いられている．

簡易的な評価法には倦怠感を0～10の11段階に分け，まったくないを0，考えられるなかで最悪を10として示すNumerical Rating Scale(NRS)や，0～100の自覚的スケールのSymptom Assessment Scale(SAS)がある．日本語版が作成され，信頼性・妥当性が証明されているものには，Brief Fatigue Inventory(BFI)，Cancer Fatigue Scale(CFS)がある．

2. 心理面

▶DIT
Distress and Impact Thermometer
つらさと支障の寒暖計

がん患者の抑うつや不安などの精神心理面の評価には，つらさと支障の寒暖計(DIT)，Hospital Anxiety and Depression Scale(HADS)，Profile of Mood States(POMS)が用いられる．いずれも，日本語での信頼性・妥当性が検証されている．

3. 身体機能(Performance Status)・機能障害

Performance Status(PS)は，がん患者の身体機能の状態やセルフケア能力である．PSの評価はがんリハの効果の評価のみならず，生存期間の予測因子としても重要である．しかし，病的骨折や運動麻痺などの機能障害のために活動性が制限されている場合には，たとえ全身状態が良好であっても，みかけ上，低いグレードになってしまい，必ずしも全身状態を示すことにはならないことに注意が必要である．

1) ECOG Performance Status Scale(PS)(➡9頁)

Eastern Cooperative Oncology Group(ECOG，米国)Performance Status Scale[10]，いわゆるPSは，主に化学療法など積極的治療期における全身状態の評価のために，わが国のがん医療の現場で一般的に用いられている．評定尺度は5段階で，がん患者の全身状態を簡便に採点できる．

2) Karnofsky Performance Scale(KPS)(表3)

1948年に初めて報告された評価法であるが，現在でもECOGと並んで世界的に広く用いられている[11]．11段階で採点を行うため，PSよりも詳細な評価が可能である．欠点は，古典的な評価法であるため現在の医療状況にうまく適合しないことである．

3) Palliative Performance Scale(PPS)(表4)

KPSの問題点を考慮し，現状の医療状況と矛盾しないようにKPSを修正したものである[12]．小項目として，移動・活動性・セルフケア・食物摂取・意

表3 Karnofsky Performance Scale(KPS)

%	症状	介助の要・不要
100	正常,臨床症状なし	正常な活動可能,特別のケアを要していない
90	軽い臨床症状があるが正常の活動可能	
80	かなりの臨床症状があるが努力して正常の活動可能	
70	自分自身の世話はできるが正常の活動・労働は不可能	労働不可能,家庭での療養可能,日常の行動の大部分で病状に応じて介助が必要
60	自分に必要なことはできるがときどき介助が必要	
50	病状を考慮した看護および定期的な医療行為が必要	
40	動けず,適切な医療および看護が必要	自分自身のことをすることが不可能,入院治療が必要,疾患が急速に進行していく時期
30	まったく動けず入院が必要だが死は差し迫っていない	
20	非常に重症,入院が必要で精力的な治療が必要	
10	死期が切迫している	
0	死	

(Karnofsky DA, Abelmann WH, Craver LF, et al:The use of nitrogen mustard in the palliative treatment of carcinoma. Cancer 1:634-656, 1948 より一部改変)

表4 Palliative Performance Scale(PPS)

%	移動	活動性	セルフケア	食物摂取	意識状態
100	正常	正常 病状変化なし	自立	正常	正常
90	正常	正常 いくらか病状変化あり	自立	正常	正常
80	正常	正常(努力が必要) いくらか病状変化あり	自立	正常/低下	正常
70	低下	通常の仕事困難 いくらか病状変化あり	自立	正常/低下	正常
60	低下	趣味や家事困難 かなり病状進行あり	たまに介助が必要	正常/低下	正常/混乱
50	大部分車椅子	どんな作業も困難 広範に病状進行	かなり介助が必要	正常/低下	正常/混乱
40	大部分ベッド	どんな作業も困難 広範に病状進行	大部分介助	正常/低下	正常/混乱/傾眠
30	すべてベッド	どんな作業も困難 広範に病状進行	すべて介助	低下	正常/混乱/傾眠
20	すべてベッド	どんな作業も困難 広範に病状進行	すべて介助	ごく少量	正常/混乱/傾眠
10	すべてベッド	どんな作業も困難 広範に病状進行	すべて介助	口腔ケアのみ	傾眠/昏睡
0	死	—	—	—	—

〔Anderson F, Downing GM, Hill J, et al:Palliative performance scale(PPS):a new tool. J Palliat Care 12:5-11, 1996 より一部改変〕

識状態を各々評価し,KPSと同様に11段階で採点する.

4) Cancer Functional Assessment Set(cFAS)(表5)

がん患者の機能障害に焦点を当て,最大動作能力,筋力,関節可動域,バランス,感覚機能,活動性の各領域を4段階もしくは6段階で評価する.が

表5 Cancer Functional Assessment Set(cFAS)

最大動作能力	起き上がり	機能的自立度 0：全介助〜最大介助 1：中等介助 2：軽介助 3：見守り 4：補装具を要する 5：自立		0	1	2	3	4	5
	立ち上がり			0	1	2	3	4	5
	移乗			0	1	2	3	4	5
	50m歩行			0	1	2	3	4	5
	階段昇降			0	1	2	3	4	5
筋力	上肢	握力	右	0	1	2	3	4	5
			左	0	1	2	3	4	5
	体幹	座位からの起き上がり		0	1	2	3		
	下肢	股関節屈曲（MMT）	右	0	1	2	3	4	5
			左	0	1	2	3	4	5
		膝関節伸展（MMT）	右	0	1	2	3	4	5
			左	0	1	2	3	4	5
		足関節背屈（MMT）	右	0	1	2	3	4	5
			左	0	1	2	3	4	5
関節可動域	肩関節 (他動的外転)	0：<140° 1：140°≦，<165° 2：165°≦，<175° 3：175°≦	右	0	1	2	3		
			左	0	1	2	3		
	足関節 (他動的背屈)	0：<5° 1：5°≦，<15° 2：15°≦，<25° 3：25°≦	右	0	1	2	3		
			左	0	1	2	3		
バランス	立位	開眼片脚立位	右	0	1	2	3	4	5
			左	0	1	2	3	4	5
		閉眼閉脚立位		0	1	2	3		
感覚	上肢	0：重度 1：中等度の障害 2：軽度の障害 3：正常		0	1	2	3		
	下肢			0	1	2	3		
活動性	主な活動範囲	0：ベッド上 1：自室内 2：病棟内・屋内 3：院内・屋外		0	1	2	3		

	握力
0	<10kg
1	10≦，<15kg
2	15≦，<20kg
3	20≦，<25kg
4	25≦，<30kg
5	30kg

	座位からの起き上がり
0	45°傾斜座位からの起き上がり不可
1	45°傾斜座位から抵抗がなければ起き上がり可
2	45°傾斜座位から弱い抵抗では起き上がり可
3	45°傾斜座位から強い抵抗でも起き上がり可

	開眼片脚立位
0	不可
1	1〜2秒
2	3〜4秒
3	5〜6秒
4	7〜9秒
5	10秒≦

	閉眼閉脚立位
0	不可
1	体幹動揺10cm≦
2	体幹動揺5≦，<10cm
3	体幹動揺<5cm

合計：102点

〔Miyata C, Tsuji T, Tanuma A, et al：Cancer Functional Assessment Set(cFAS)：A new tool for functional evaluation in cancer. Am J Phys Med Rehabil l93：656-664, 2014 より一部改変〕

ん患者の身体機能の障害の程度を包括的に評価可能であり，リハプログラムの作成やリハ効果の判定に役立つ[13]．

4. ADL評価

ADLに関しては，がんに特化した尺度はなく，世界的に広く用いられている標準的なADL評価尺度であるBarthel Indexや機能的自立度評価法(FIM)が用いられる．

5. QOL評価

がん患者のQOL評価には，がんに限定されず慢性疾患全般に広く使用されているMOS 36-Item Short-Form Health Survey(SF-36)や，がんに特異的な

▶FIM
Functional Independence Measure
機能的自立度評価法

尺度である Functional Assessment of Cancer Therapy(FACT), European Organization for Research and Treatment of Cancer(EORTC)QLQ-C30 が用いられる．

7 がんのリハビリテーション実施のポイント

1. がん治療チームとの連携
　がん患者では，原疾患の進行に伴う機能障害の増悪，二次的障害，生命予後に配慮が必要である．リハのかかわりかたは，がん自体による局所・全身の影響，治療の副作用，臥床や悪液質に伴う身体障害に左右されるので，治療のスケジュールを把握して治療に伴う安静度や容態の変化をある程度予測しながらリハプログラムを作成する．

　がん専門病院ではリハと並行してがんに対する治療が行われ，治療に伴うさまざまな副作用によりリハを中断することがしばしばみられるため，病状の変化により臨機応変な対応が必要とされる．担当するリハスタッフはカンファレンス(キャンサーボード)に積極的に参加し，治療担当科の医師，病棟スタッフらと緊密にコミュニケーションをとることが重要である．

2. 告知，説明と同意
　告知に関しては，がん専門病院では，「いかに事実を伝え，その後どのように患者に対応し援助していくか」という告知の質を考えていく時期にきている．しかし，一般病院ではまだ100％告知には至っておらず，その対応には注意が必要である．また，たとえば，原発巣である乳がんは告知されていても，骨転移や脳転移については告知をされていないこともあるので，がん患者とその家族がどこまで説明・理解しているかについても注意を払う．

　リハを実施するにあたっては，患者とその家族に，リハ実施により生じる可能性のあるリスクについて十分に説明し，同意を得たうえで介入を行う．長管骨や脊椎の骨転移を有する場合など，リハのリスクが高い場合には，書面での訓練同意書を作成することも検討する．

3. リハビリテーション処方
　リハ科医は，リハ処方を作成する際に，運動負荷量や運動の種類の詳細な指示，注意事項を明記する．たとえば，骨転移患者へのリハに際しては，全身の骨転移の有無，骨転移の大きさ，部位，種類(骨吸収・骨形成病変)を把握し，必要に応じて腫瘍専門の整形外科医のコメントを求め，安静度や免荷の必要性に関して指示をする．

4. 適切な疼痛管理
　リハを効果的に進めるうえでの前提条件である．ただし，投薬調整中の場合や動作時に増強する疼痛がある場合には，リハ前にレスキューとしてオピオイドを頓用したり，オピオイド皮下注の投与速度を速めたりなどといった処置をとることも多いが，疼痛がマスクされてしまうので注意が必要である．

5. 多職種カンファレンスの開催
　特に進行した病期のがん患者の場合には，患者の病状や精神心理面の状況

表6 原発巣別の周術期リハビリテーションプログラム例

■**周術期(手術前後の)呼吸リハビリテーション**
・食道癌：開胸開腹手術症例では全例が対象．摂食・嚥下障害に対する対応も行う
・肺癌，縦隔腫瘍：開胸手術症例では全例が対象
・消化器系の癌(胃癌，肝癌，胆嚢癌，大腸癌など)：開腹手術では高リスク例が対象

■**頭頸部癌の周術期リハビリテーション**
・舌癌などの口腔癌，咽頭癌：術後の摂食・嚥下障害，構音障害に対するアプローチ
・喉頭癌：喉頭摘出術の症例に対する代用音声(電気喉頭，食道発声)訓練
・頸部リンパ節郭清術後：副神経麻痺による肩運動障害(僧帽筋筋力低下)に対する対応

■**乳癌・婦人科癌の周術期リハビリテーション**
・乳癌：術後の肩運動障害への対応，腋窩リンパ節郭清後のリンパ浮腫への対応
・子宮癌など婦人科癌：骨盤内リンパ節郭清後のリンパ浮腫への対応

■**骨・軟部腫瘍の周術期リハビリテーション**
・患肢温存術・切断術施行：術前の杖歩行練習と術後のリハ．義足や義手の作製
・骨転移(四肢長管骨，脊椎・骨盤など)：放射線照射中の安静臥床時は廃用症候群の予防，以後は安静度に応じた対応．長管骨手術(人工関節，骨接合)後のリハ

■**脳腫瘍の周術期リハビリテーション**
・原発性・転移性脳腫瘍：手術前後の失語症や空間失認など高次脳機能障害，運動麻痺や失調症などの運動障害，ADLや歩行能力について対応．必要があれば，術後の全脳照射・化学療法中も対応を継続

〔辻　哲也：がんのリハビリテーションの概要．辻　哲也(編)：がんのリハビリテーションマニュアル―周術期から緩和ケアまで，p30，医学書院，2011 より一部改変〕

は日々刻々と変化し，当初のリハの目的が現状とうまく合わなくなることがよくみられるため，必要に応じてカンファレンスを開催し，医療者間の意思統一をはかるとよい．

6. 精神心理的問題への配慮

がん患者では精神心理的問題を抱えている人が多く，リハ実施にあたってコミュニケーションや対応に苦慮することが少なくない．精神腫瘍科医や臨床心理士との情報交換を通じて，リハの介入に際しての注意点や対応の仕かたについて助言を得るととても参考になる．

8 がんのリハビリテーションの実際

1. 周術期

表6に主な周術期リハプログラムの例を示した．周術期リハの目的は，術前および術後早期からの介入により術後の合併症を予防し，後遺症を最小限にして，速やかな回復をはかることである．

リハチームは術前から積極的に介入する必要がある．術前の患者は手術そのものに対して不安があるのはもちろんであるが，術後に生じる可能性のある機能障害や日常生活への影響，社会復帰が可能なのかどうか，など術後の回復についての不安をいだいていることも多いので，術前にリハの立場から説明し，術後のリハや自宅復帰・社会復帰の過程についてイメージしてもらうと，その不安を取り除くことにつながる．

周術期リハのチーム連携を確立するためには，原発巣・治療目的別に，治療前・治療後早期からのリハ介入が可能となるシームレスな流れや仕組みをつくることが必要である．そのためには，主治医の理解と協力を得ることが成功の鍵となる．そのうえで，医師，リハ専門職，看護師など関係スタッフ

が参加する多職種カンファレンスを開催し，知識や技術の向上，治療の標準化をはかる．クリニカルパスの確立している術式・治療では，リハ介入の方策を組み入れてしまうとスムーズである．なにより，主治医，リハ科医，リハ専門職，看護師が気軽に物事を言い合える環境をつくり，お互いの信頼関係の確立をはかることこそが重要である．

2. 放射線・化学療法中・後

放射線・化学療法中には，がん自体や治療の副作用による疼痛・しびれやCRF，嘔気・下痢や口腔内の粘膜障害による食欲の減退・栄養状態の悪化や睡眠障害を生じることが多い．また，骨髄抑制により感染予防のためクリーンルームに隔離されると精神的ストレス，うつ状態，意欲の低下をきたしてしまう．その結果，昼間でもベッド上で臥床しがちで不活動となると，全身の筋力低下・筋萎縮や体力・持久力の低下を生じ，さらに身体活動が低下するという，いわゆる「不活動の悪循環」が生じてしまう(図2)．

また，担がん状態(がんが体内に存在する状態)では，悪液質(cachexia)による影響も大きい．単なる飢餓状態では脂肪組織の減少が主であり，骨格筋の大きな喪失を伴わないが，悪液質では脂肪組織のみならず骨格筋の多大な喪失を伴う．悪液質は単なる栄養学的異常ではなく，代謝，免疫，神経化学的異常によって引き起こされる病態だと考えられている．すなわち，腫瘍産生因子であるproteolysis-inducing factor(PIF)，腫瘍壊死因子(TNF)などが筋蛋白を分解することで骨格筋が萎縮し，筋力や筋持久力の低下を引き起こす．

したがって，放射線・化学療法中・後には，身体活動性の維持・向上を目的とした対応を積極的に行う必要がある．リハプログラムは，入院治療か外来通院による治療か，患者の全身状態により個別に検討する必要があるが，マット上での関節可動域運動，筋力増強運動から始め，立位・歩行訓練へと進めて，可能であれば自転車エルゴメータのような有酸素運動を行う．体力，持久力に乏しい患者では，いわゆる体力消耗状態のリハとして，短時間で低負荷の運動を頻回に行うようにする．

放射線・化学療法中・後の体力向上を目的とした運動療法(有酸素運動や抵抗運動)を定期的に行うことで，心肺系・筋骨格系機能の改善だけでなく，全身倦怠感の減少，自信や自尊心の保持，ボディイメージの改善，QOLの向上といった波及効果も報告されている[7]．

3. 終末期(緩和ケア主体の時期)

図3はADLの出現からの生存期間である[15]．移動や排便，排尿が死亡の10日くらい前から，食事は1週間くらい前から，水分摂取や会話・応答は2，3日前から困難となっている．工藤ら[16]の緩和ケア病棟での調査では，死亡退院した154人のがん患者のうち，トイレ歩行可能であった割合は，死亡1か月前で約半数，2週間前で約1/3，1週間前で約1/5であった．

緩和ケアにおけるリハの目的は，「患者家族の希望(Hope)/要望(Demands)を十分に把握したうえで，身体に負担が少ないADLの習得とその時期におけるできるかぎり質の高い生活を実現すること」に集約される．医療においては，医療者側のニーズ(Needs)が優先されがちであるが，余命の限られた終

> **悪液質** 筋肉量の減少によって特徴づけられる複合的代謝性疾患[14]

▶TNF
tumor necrosis factor
腫瘍壊死因子

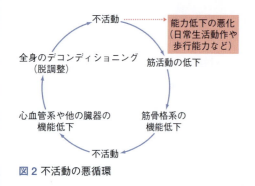

図2 不活動の悪循環

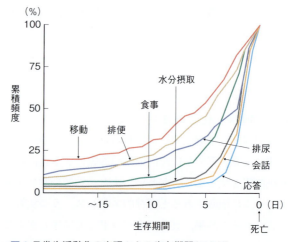

図3 日常生活動作の出現からの生存期間（206例）
（恒藤 暁：末期がん患者の現状に関する研究．ターミナルケア 6：482-490, 1996 より）

末期では患者の希望・要望を受け止めて，それらを叶えられるようにチームで考えていくことが求められる．

緩和ケアに携わるスタッフには，患者が病棟において，どのような身体機能やADL上の問題点をかかえているのかに注目して，その解決策として早めにリハの介入を考えてもらうように働きかける．リハ科への依頼文には，現症や症状緩和に関する治療経過，リハ実施の際のリスク，おおよその余命と今後の転帰先について可能な範囲で記載してもらう．

リハの内容は，生命予後が長めの月単位の患者では，潜在的な能力が生かされず，能力以下のADLとなっていることが多い．この時期には機能の回復は難しいが，リハの介入により，動作のコツや適切な補装具を利用し，痛みや筋力低下をカバーする方法を指導することで，残存する能力をうまく活用してADL・基本動作・歩行の安全性の確立および能力向上をはかる．また，どうしても臥床がちとなり，筋力や関節の可動域が必要以上に低下してしまうので，廃用症候群の予防・改善も重要である．浮腫の改善を目指したアプローチや，摂食嚥下面でも食形態や食べかた，姿勢の調整などの代償的手段を使うことで，経口摂取量が増えることもある．症状がコントロールでき自宅復帰が可能な場合には，介護指導や自宅環境調整など在宅準備への対応も役割となる（表7）．

リハの介入によりある時期まではADLの維持，改善をみることができるが，病状の進行とともにADLが下降していく時期が必ずくる．それ以降は症状緩和や精神心理面のサポートが主体となる．疼痛，浮腫，呼吸困難感に対する症状緩和や「治療がまだ続けられている」という心理支持的な援助もリハ介入の効果といえる（表7）．

表7 緩和ケア主体の時期のリハビリテーションの内容

生命予後が月単位
ADL・基本動作・歩行の安全性の確立，能力向上 　1. 残存能力＋福祉機器(車椅子, 杖, 手すり, 自助具など)の活用 　2. 動作のコツの習得 廃用症候群の予防・改善 　3. 廃用による四肢筋力低下および関節拘縮の改善・維持 浮腫の改善 　4. 圧迫，リンパドレナージ，生活指導 安全な栄養摂取の手段の確立 　5. 摂食嚥下面のアプローチ(代償手段主体) 在宅準備 　6. 自宅の環境評価とアドバイス，ホームプログラムの習得
生命予後が週・日単位
疼痛緩和 　7. 物理療法(温熱, 冷却, レーザー, TENSなど)の活用 　8. ポジショニング，リラクゼーション，(補装具, 杖) 浮腫による症状緩和 　9. リンパドレナージ主体 呼吸困難感の緩和 　10. 呼吸法，呼吸介助，リラクゼーション 心理支持 　11. アクティビティ

TENS：経皮的電気刺激療法

表8 がん患者におけるリハビリテーションの中止基準

1. 血液所見：ヘモグロビン 7.5 g/dl 以下，血小板 50,000/μl 以下，白血球 3,000/μl 以下
2. 骨皮質の50％以上の浸潤，骨中心部に向かう骨びらん，大腿骨の3 cm 以上の病変などを有する長管骨の転移所見
3. 有腔内臓，血管，脊髄の圧迫
4. 疼痛，呼吸困難，運動制限を伴う胸膜，心嚢，腹膜，後腹膜への滲出液貯留
5. 中枢神経系の機能低下，意識障害，頭蓋内圧亢進
6. 低・高カリウム血症，低ナトリウム血症，低・高カルシウム血症
7. 起立性低血圧，160/100 mmHg 以上の高血圧
8. 110回/分以上の頻脈，心室性不整脈

〔Gerber LH, Valgo M：Rehabilitation for patients with cancer diagnoses. DeLisa JA, Gans BM, Bockenek WL, et al(eds)：Rehabilitation Medicine：Principles and Practice, 3rd edition, pp1293-1317, Lippincott-Raven Publishers, Philadelphia, 1998 より〕

9 リスク管理

1. 中止基準

　リハを進める際には，患者の自覚症状(疼痛，疲労，嘔気，気分など)，全身状態，がんの進行度，治療の経過について把握し，リスク管理を行う．表8はがん患者が安全にリハを行えるかどうかの目安である[17]．現実的には，これらの所見をすべて満たしていなくとも必要な訓練は継続するが，訓練時の全身状態の観察を注意深く行い，問題のあるときには躊躇せずリハを中断する．

2. 精神障害

　がん患者はなんらかの精神心理的問題をかかえていることが多い．Dero-

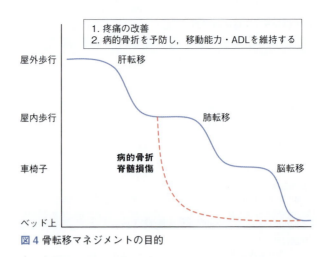

図4 骨転移マネジメントの目的

gatisらによる215名のがん患者を対象とした面接調査では，頻度の高い症状として，適応障害（32％），うつ病（6％），せん妄（4％）があげられている[18]．

適応障害に関しては，原則的にはリハを中止する必要はなく，むしろリハ中の患者との会話のなかで，患者が感情を表出することで治療的なアプローチ（支持的精神療法）となり，よい効果をもたらすことがある．逆にリハ中に不安や焦燥感が表出される場合もあるので注意を要する．

うつ病やせん妄に関しては，原則として治療が優先される．リハが有効と考えられる場合には患者の状態を考慮しつつ，精神腫瘍科医や臨床心理士と連携をとって慎重に進める．

> 適応障害　心理・社会的ストレスによっておこる不安・抑うつであり，それにより日常生活になんらかの支障を生じるか，または予測されるより反応の程度が強いもの

3. 骨髄抑制

放射線・化学療法中には骨髄抑制を生じる可能性がある．

好中球が500/μl以下の場合は感染のリスクが高く，顆粒球コロニー刺激因子（G-CSF）や予防的な抗菌薬投与，防護環境（無菌室）管理などの感染予防の対策が必要となる．

▶G-CSF
granulocyte colony stimulating factor
顆粒球コロニー刺激因子

血小板に関しては出血のリスクに注意する必要がある．血小板20,000〜30,000/μlでは，セルフケア，低負荷での自動・他動関節可動域運動，基本動作を主体とし，20,000/μl未満では医師の許可のもと，必要最低限の注意深い運動，歩行，ADL動作にとどめるようにする．

ヘモグロビンが10 g/dl未満に減少している場合は運動時の貧血症状（心拍数・呼吸数増加，動悸，息切れ，めまい，耳鳴り，倦怠感，頭痛など）に注意する．

4. 骨転移

骨転移は脊椎，骨盤や大腿骨，上腕骨近位部に好発し，初発症状として罹患部位の疼痛を生じることが多い．初期に病変をみつけ対処しないと，四肢長管骨の病的骨折や脊髄圧迫症状による対麻痺や四肢麻痺，膀胱直腸障害が生じ，余命の間のQOLは著しく低下してしまう．骨転移マネジメントの目的は疼痛改善とともに，病的骨折を予防し，死亡する直前まで移動能力やADLを維持することである（図4）．したがって，がん患者が四肢，体幹の痛みを訴えた場合には常に骨転移を念頭におき，骨シンチグラフィ，CT，PET-CT，MRI，単純X線などの検査でその有無をチェックする必要がある．

骨転移に対する治療方針は，腫瘍の放射線感受性，骨転移発生部位と患者の予想される生命予後などにより決定される．多くの場合，放射線療法が第1選択となるが，大腿骨や上腕骨などの長管骨転移では，病的骨折を生じるとQOLの著しい低下をきたすため手術対象となることも少なくない．

脊椎では，椎弓根や椎間関節など中部を含む後外側部に進展すると不安定性は急激に亢進し，病的骨折のリスクが高まる．また，脊柱管腔へ進展すると脊髄圧迫のリスクが高まるので，四肢の麻痺や四肢・体幹のしびれ，感覚障害のような症状の出現に注意し，放射線療法や手術などの治療を速やかに行う必要がある．

デノスマブ(ランマーク®)やゾレドロネート(ゾメタ®)などの骨修飾薬には骨転移の進行抑制効果があり，骨関連事象(SRE)である①病的骨折，②脊髄圧迫症状，③高カルシウム血症，④整形外科的手術，⑤放射線療法の頻度を軽減する．

▶SRE
skeletal related events
骨関連事象

リハに際しては全身の骨転移の有無，切迫骨折・病的骨折や神経障害の程度を評価，骨折のリスクを認識し，原発巣治療科医，腫瘍専門整形外科医，放射線科医などと情報交換を行い，訓練プログラムを組み立てる必要がある．骨転移カンファレンス(骨転移キャンサーボード)の定期的な開催は，骨転移患者の治療方針とリハの方向性を決定するうえで有用である．リハ開始にあたっては，患者，家族へ病的骨折のリスクについて十分に説明し，承諾を得る必要がある．

リハの目的は，切迫骨折状態にある骨転移を早期に把握し，疼痛の軽減や病的骨折を避けるための基本動作・歩行訓練および日常生活訓練を行うことである．長管骨や骨盤の病変であれば松葉杖や歩行器などによる免荷歩行を指導し，頸椎や上位胸椎病変には頸椎装具，下位胸椎から腰椎の病変には胸腰椎コルセットの装着や起居動作，ADLの指導を行う．

適切な対応をとり，歩行やADL向上の可能性の高い患者が安静臥床を強いられたり，病的骨折のリスクの高い患者や切迫骨折患者に免荷を指導せずそのまま放置したりするといったことは避けるべきである．

5. 血栓・塞栓症

進行したがん患者では凝固・線溶系の異常をきたしやすく，長期の安静臥床による不動の影響もあり，血栓・塞栓症を生じるリスクが高い．下肢の深部静脈血栓(DVT)の臨床症候は，局所浮腫，発赤，腓腹部の疼痛，熱感，Homans(ホーマンズ)兆候(腓腹部の把握痛，足関節の他動的背屈により腓腹部に痛みが出現)である．DVTにより，静脈系に生じた血栓が塞栓子となって血流にのって運ばれ，肺動脈に詰まり閉塞すると，肺血栓塞栓症(PTE)を生じる．末梢肺動脈が完全に閉塞すると肺組織の壊死がおこり，肺梗塞をきたす．突然のショック症状により死亡する率が高いので注意を要する．

▶DVT
deep vein thrombosis
深部静脈血栓

▶PTE
pulmonary thromboembolism
肺血栓塞栓症

DVTが発見されれば，抗凝固療法を開始し，静脈瘤や浮腫などの血栓後症候群(PTS)予防のために，弾性ストッキングの装着を要する．リスクが高い場合には下大静脈フィルターを挿入し，肺塞栓症の予防に努める．四肢ドレナージやマッサージは禁忌である．

▶PTS
post thrombotic syndrome
血栓後症候群

6. 胸水・腹水

　がん性胸膜炎によって胸水が貯留している患者で，安静時に呼吸困難が生じている場合には，呼吸法の指導やベッド上での体位の工夫が有効である．安静時には酸素化に問題がなくても，軽度の動作によってすぐに動脈血酸素飽和度が下がってしまう場合には，できるだけ少ないエネルギーで動作を遂行できるように指導する．呼吸困難のため補助呼吸筋を使用している場合には，上肢動作により補助呼吸筋の使用が妨げられ，呼吸困難を悪化させてしまうので注意を要する．

　四肢に浮腫がみられる患者で胸水や腹水が貯留している場合には，圧迫やドレナージによって胸水や腹水が増悪することがあり注意が必要である．このような場合には，呼吸困難感や腹部膨満感といった自覚症状の悪化，動脈血酸素飽和度の低下などに注意しながら対処していく．特に，尿量が少ない場合には慎重に対応する．

文献

1) 国立がん研究センターがん情報サービス：がん登録・統計，最新がん統計，5年相対生存率 (http://ganjoho.jp/reg_stat/statistics/stat/summary.html)
2) Silver JK, Raj VS, Fu JB, et al：Cancer rehabilitation and palliative care：critical components in the delivery of high-quality oncology services. Supportive Care in Cancer 23：3633-3643, 2015
3) 厚生労働省：がん対策基本法改正法の一部を改正する法律新旧対照表 (http://www.mhlw.go.jp/file/05-Shingikai-10904750-Kenkoukyoku-Gantaisakukenkouzoushinka/0000146909.pdf)
4) がんのリハビリテーション研修・新リンパ浮腫研修 (http://www.lpc.or.jp/reha/)
5) 厚生労働省：平成28年度診療報酬改定について．H0007-2 がん患者リハビリテーション料 (http://www.mhlw.go.jp/stf/seisakunitsuite/bunya/0000106421.html)
6) Schmitz KH, Courneya KS, Matthews C, et al：American College of Sports Medicine roundtable on exercise guidelines for cancer survivors. Med Sci Sports Exerc 42：1409-1426, 2010
7) 日本リハビリテーション医学会 がんのリハビリテーションガイドライン策定委員会（編）：がんのリハビリテーションガイドライン．金原出版，2013
8) 辻 哲也：がんのリハビリテーションの概要．辻 哲也（編）：がんのリハビリテーションマニュアル―周術期から緩和ケアまで．pp23-37, 医学書院, 2011
9) NCCN Clinical Practice Guidelines in Oncology (NCCN Guidelines®)：Cancer-Related Fatigue Version1, 2014 (https://s3.amazonaws.com/pfizerpro/fixtures/oncology/docs/NCCNFatigueGuidelines.pdf)
10) Oken MM, Creech RH, Tormey DC, et al：Toxicity and response criteria of the Eastern Cooperative Oncology Group. Am J Clin Oncol 5：649-655, 1982
11) Karnofsky DA, Abelmann WH, Craver LF, et al：The use of nitrogen mustard in the palliative treatment of carcinoma. Cancer 1：634-656, 1948
12) Anderson F, Downing GM, Hill J, et al：Palliative performance scale (PPS)：a new tool. J Palliat Care 12：5-11, 1996
13) Miyata C, Tsuji T, Tanuma A, et al：Cancer Functional Assessment Set (cFAS)：A new tool for functional evaluation in cancer. Am J Phys Med Rehabil 193：656-664, 2014
14) Fearon K, Strasser F, Anker SD, et al：Definition and classification of cancer cachexia：an international consensus. Lancet Oncol 12：489-495, 2011
15) 恒藤 暁：末期がん患者の現状に関する研究．ターミナルケア 6：482-490, 1996
16) 工藤由紀, 伊藤郁乃, 新藤直子, 他：終末期がん患者におけるトイレ歩行の実態調査―リハビリテーション介入についての考察．Palliat Care Res 10：217-222, 2015
17) Gerber LH, Valgo M：Rehabilitation for patients with cancer diagnoses. DeLisa JA, Gans BM, Bockenek WL, et al (eds)：Rehabilitation Medicine：Principles and Practice, 3rd edition. pp1293-1317, Lippincott-Raven Publishers, Philadelphia, 1998
18) 岡村 仁：がんのリハビリテーション―チームで行う緩和ケア 心のケアとリハビリテーション．MB Med Reha 140：37-41, 2012

第2章

周術期リハビリテーション

1 開胸開腹術

> **Essence**
> - 開胸開腹術におけるリハビリテーションの目標は，術後呼吸器合併症予防と早期離床による早期の日常生活動作（ADL）再獲得である．
> - 開胸開腹術におけるリハビリテーションの推奨グレードはAおよびBが多く，術前後でのリハビリテーション実施が呼吸器合併症予防などに対して高い効果を示している．
> - 術後の肺活量の低下，喀痰増加や分泌物貯留，肺でのガス交換機能の低下によって，荷重側肺障害を呈しやすくなり，肺炎や無気肺を合併しやすくなる．また早期離床がはかれないといわゆる廃用症候群をきたしてしまう．呼吸器合併症のリスク因子は呼吸機能低下，喫煙，高齢，肥満，開胸開腹術である．
> - 周術期リハビリテーションは術前からの実施が望ましい．術前オリエンテーションは患者の不安を軽減させ信頼関係を築くことができる．
> - 術後呼吸器合併症予防のためのアプローチは主に深呼吸，呼吸介助，咳嗽であり，具体的な内容は腹式呼吸，胸郭拡張運動，排痰指導，インセンティブスパイロメトリーなどである．術後早期離床のポイントは離床意欲を失わないように，また疼痛を出現させないように離床させることである．円滑に離床が進めば有酸素運動も併せて行っていく．
> - リハビリテーションの中止基準は血圧や心拍数といったバイタルサインや意識レベルの変化などであり，リハビリテーション実施中はこれらの変化に注意する．

1 開胸開腹術の対象となる疾患・術式

　対象となる疾患は主に食道がん，胃がん，肝がん，胆嚢がん，膵がん，大腸がんなどの消化器がんや，肺がんや縦隔腫瘍に対する手術が行われる患者である．術式は大きく開胸手術，開腹手術，胸腔鏡手術，腹腔鏡手術の4つに分けられる．

　開胸手術は主に食道がんや肺がんの手術で行われ，開腹手術は主に消化器がんの手術で行われる．胸腔鏡手術は主に肺がんの手術において胸部に小さな傷をつけ，そこから胸腔鏡と手術道具を挿入して行われる．腹腔鏡手術は主に消化器がんの手術において腹部に小さな傷をつけ，そこから腹腔鏡と手

術道具を挿入して行われる．

開胸開腹術は，手術を行う臓器が直接見られるため胸腔鏡・腹腔鏡手術と比較すると簡便かつ時間がかからないという利点があるが，傷が大きく体に負担がかかり回復に時間がかかるという欠点がある．胸腔鏡・腹腔鏡手術は傷が小さく負担が少ないという利点があるが，高度な技術を要するという欠点がある．

❷ リハビリテーションの目的

開胸開腹術後の患者は，麻酔や術創部の影響で呼吸機能が低下する．また，創部痛が特に動作時に強くなると患者は「起きたい」という意欲が低下する．呼吸器合併症が生じたり離床が遅れると患者の身体機能は低下し，入院期間が長くなってしまう原因となる．

術後リハビリテーションの目的である① 術後呼吸器合併症予防，② 早期離床による早期の日常生活動作(ADL)の再獲得によって，結果として術後合併症発生の減少や早期退院につながり，患者自身の生活の質(QOL)の向上に寄与する．

▶ADL
activities of daily living
日常生活動作

▶QOL
quality of life
生活の質

❸ 周術期リハビリテーションの効果

2013年に刊行された『がんのリハビリテーションガイドライン』(金原出版)には，開胸開腹術に関連するクリニカルクエスチョン(CQ)が8個掲載されている．表1に開胸開腹術における関連CQ，推奨グレードをまとめた[1]．推奨グレードAは「行うよう強く勧められる」，Bは「行うよう勧められる」，C1は「行うことを考慮してもよいが十分な科学的根拠がない」とされている．術前に関する項目は主にグレードBであり，術後に関する項目はグレードAおよびBが多いことから，エビデンスとしては高い位置にあると考えられる．具体的な方法は後述するが，このことからも周術期のリハビリテーション(以下リハ)の重要性がわかる．

▶CQ
clinical question
クリニカルクエスチョン

❹ 術後呼吸器合併症の定義，リスクを高める要因

1．呼吸器合併症

術後患者の呼吸機能低下の1つに肺活量の低下がある．また喀痰が増加し，分泌物貯留や無気肺を引き起こす．さらにベッド上臥床期間が長くなると肺でのガス交換機能も低下する．これらのメカニズムについて説明する．

1) 肺活量の低下

(1) 深吸気量の低下

術後は，全身麻酔残存の影響により呼吸中枢抑制がおこり，呼吸抑制が出現する可能性がある．また，覚醒不良により呼吸が浅くなり，十分に吸気が得られなくなる．大半は術後翌日には十分覚醒するが，薬剤の影響などで覚

表1 開胸開腹術における関連CQ, 推奨グレード

CQ	推奨	グレード
開胸・開腹術を施行される予定の患者に対して，術前から呼吸リハビリテーションを行うと，行わない場合に比べて術後の呼吸器合併症が減るか？	開胸・開腹術を施行される予定の患者に対して，術前から呼吸リハビリテーションを行うと，術後の呼吸器合併症が減るので勧められる．	B
開胸・開腹術を施行される予定の患者に対して，術前から呼吸リハビリテーションの指導を行うと，行わない場合に比べて術後の入院期間が減るか？	術後の入院期間の短縮のために，開胸・開腹術を施行される患者に術前から呼吸リハビリテーションの指導を行うことが勧められる．	B
開胸・開腹術を施行された患者に対して，肺を拡張させる手技を含めた呼吸リハビリテーションを行うと，行わない場合に比べて，呼吸器合併症が減るか？	開胸・開腹術を施行された患者に対して肺を拡張させる手技を含めた呼吸リハビリテーションを行うと，呼吸器合併症が減少するので，行うよう強く勧められる．	A
開胸・開腹術を施行された患者に対して，荷重側肺障害の予防を行うと，行わない場合に比べて術後の肺機能を改善することができるか？	術後低酸素血症に対して，肺機能の改善のために術後体位ドレナージを行うように勧められる．	B
開胸・開腹術を施行された患者に対して，気管支鏡による排痰を行うと，行わない場合に比べて術後の呼吸器合併症が減るか？	排痰困難な患者に対しては，術後の無気肺予防のため気管支鏡による排痰を考慮してもよいが，十分な科学的根拠はない．	C1
開胸・開腹術を施行された患者に対して，早期離床・歩行訓練を行うと，行わない場合に比べて術後の呼吸器合併症が減るか？	術後の呼吸器合併症の予防のために早期離床を行うことを考慮してもよいが，十分な科学的根拠はない．	C1
胸部食道癌の患者に対して，術後に摂食・嚥下リハビリテーションを行うと，行わない場合に比べて肺炎の発症率が減るか？	胸部食道癌の術後に多職種チームによる摂食・嚥下リハビリテーションを行うと術後肺炎の予防が可能となるので，行うことが勧められる．	B
消化器癌初回治療後の患者に対して，運動療法を行うと，行わない場合に比べて免疫系が賦活されるか？	免疫系が賦活されるためには，消化器癌初回治療後の患者に運動療法を行うことが勧められる．	B

(田沼 明, 水間正澄：第2章 消化器がん(食道, 胃, 肝臓・胆嚢, 膵臓, 大腸)・呼吸器がん・前立腺がん. 日本がんリハビリテーション研究会(編)：がんのリハビリテーションベストプラクティス. pp27-46, 金原出版, 2015より抜粋)

醒が遅れるとさらに術後吸気が不十分になる．

また，術後は胸水などの影響で肺が広がりにくい状態となる．そのため，予備吸気量が低下して十分な吸気が得られにくくなり，結果として深吸気量が低下する．

(2) 機能的残気量の低下

術後は多くのドレーン，チューブ類などの管理物や疼痛などの影響で，患者自身で起き上がることが困難である．そのため術後はベッド上臥床期間が長くなってしまう．ベッド上臥位では，座位や立位と比較すると横隔膜が上方へ変位するため肺の拡張が不良となり，機能的残気量が低下する(図1)[2]．機能的残気量とは体内に存在するガスの量であり，実際にガス交換に関与している量とみることができる．機能的残気量が低下すると実際にガス交換に関与する量が低下することを意味するため，低酸素血症をきたしやすくなる．

したがって，肺気量分画において深吸気量と機能的残気量が低下することで，結果として肺活量が低下する(図2)．

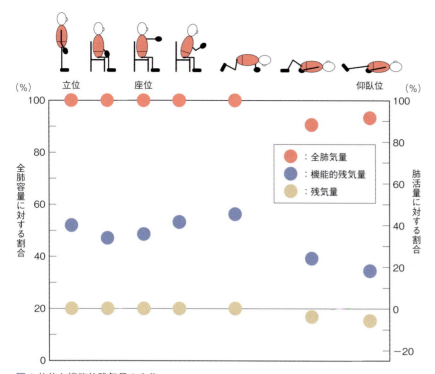

図1 体位と機能的残気量の変化
座位,立位に比べて,仰臥位の機能的残気量は20%あまり低下する.

(Agostoni E, et al:Statics of the respiratory system. In:Fenn WQ, Rhan H(eds):Handbook of Physiology, Respiration. pp387-409, Am Physiol Soc, Washington DC, 1964 より)

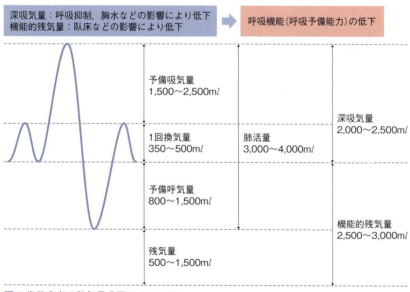

図2 術後患者の肺気量分画のイメージ

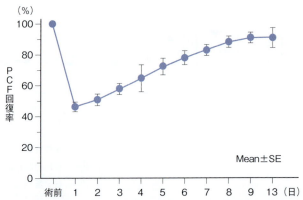

図3 咳嗽時最大呼気流速(peak cough flow；PCF)回復率の経時的変化
(増田 崇, 田平一行, 北村 亨, 他：開腹手術前後の咳嗽時最大呼気流速の変化. 理学療法学 35：308-312, 2008 より)

2) 喀痰増加，分泌物貯留

術後は麻酔の影響や気管内挿管による気道や喉頭への刺激などによって，気道内分泌物が増加する．この気道内分泌物の増加が肺炎や無気肺の原因となる．特に，術前に喫煙歴のある患者は，もともと気道内に慢性的な炎症が生じており，気管内の分泌物を移動させる線毛運動が抑制されているため，気道内分泌物が増加して貯留しやすい状態となっている．

術後の患者は手術侵襲の影響で咳嗽力は低下する．たとえば，開腹術では腹直筋などの腹部筋が手術侵襲を受けており，腹腔鏡においてもわずかながら手術侵襲を受けるため影響を受ける．開胸術では胸郭の筋肉が手術侵襲を受けているため，咳嗽力は低下する．さらに，術創部の疼痛などの影響で咳嗽力は低下する(図3)[3]．この咳嗽力低下が気道内分泌物増加をより助長し，肺炎や無気肺の原因となる．

3) 肺でのガス交換機能低下

手術中の患者は長時間同一体位をとっており，また術後もベッド上臥床になりやすいため，肺や心臓の重量の影響で背中側の肺胞は十分に膨らまない．一方，背側は肺血流が多い状態となる．このため背側では肺胞換気が低下し肺血流が多いというミスマッチがおこり，肺でのガス交換機能は低下し，低酸素血症を呈しやすくなる(図4)．

これらの術後の肺活量の低下，喀痰増加や分泌物貯留，肺でのガス交換機能の低下によって，肺炎や無気肺を合併しやすくなる．

2. 廃用症候群

次に早期離床遅延による弊害について述べる．術後早期離床がはかれると，筋力・ADL運動耐容能の維持向上や在院日数の短縮につながる．結果として，患者に有益な影響を及ぼす．術後早期離床がはかれないといわゆる廃用症候群をきたし，一度廃用症候群を発症してしまうと心身機能面の改善に時間がかかってしまう．安静による弊害(いわゆる廃用症候群)で生じる症状を表2にまとめた．近年ではICU-AWやICU-ASDに関しても報告されており，術後から呼吸器合併症予防に対しての呼吸器リハや早期離床が推奨され

▶ICU-AW
Intensive Care Unit-Acquired Weakness
ICU関連筋力低下

▶ICU-ASD
Intensive Care Unit-Acquired Swallowing Disorder
ICU関連嚥下障害

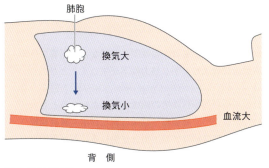

図4 換気血流比
換気小と血流大とのミスマッチ．換気が不十分な肺胞に血流が多くなり，ガス交換が十分に行えない．

表2 安静による弊害（廃用症候群）

骨格筋：筋力低下，筋萎縮，関節拘縮
骨：骨萎縮，骨粗鬆症
呼吸器系：無気肺，誤嚥性肺炎
循環器系：起立性低血圧，静脈血栓，脱水
消化器系：食欲低下，便秘
泌尿器系：尿路結石，尿路感染症
精神・心理面：うつ，せん妄，見当識障害
皮膚：褥瘡

ている．

3. 呼吸器合併症のリスクを高める要因

呼吸器合併症のリスクを高める要因は何だろうか？　それは呼吸機能低下，喫煙，高齢，肥満，開胸開腹術である．呼吸機能自体が低下している場合，すぐに深吸気量や機能的残気量に影響が及ぶ．喫煙は呼吸機能を低下させるだけでなく，気道内に慢性的な炎症が生じ，気管内の分泌物を移動させる線毛運動が抑制されるため，気道内分泌物が増加して貯留しやすい状態となる．そのため喫煙は呼吸機能低下だけでなく喀痰増加，分泌物貯留の原因にもなる．高齢者は加齢の影響で肺年齢が高くなり，肺活量自体が低下する．肥満の患者は腹部の脂肪が横隔膜の動きを阻害するため肺活量の低下をきたすだけでなく，腹式呼吸が困難になる．そのため深呼吸が不十分になり，呼吸器合併症をきたしやすくなる．

開胸開腹術のような大手術は術後侵襲や麻酔などの影響で深呼吸が困難になり，呼吸器合併症をきたしやすくなる．表3に上腹部外科における術後肺合併症リスクスコアを示す[4]．このスコアからも呼吸機能，喫煙，高齢，肥満などの要素が呼吸器合併症のリスクファクターといえる．

たとえば，75歳男性，膵がん，直前まで喫煙をしており，呼吸機能検査において努力性肺活量45%，1秒率45%，BMI19.0，開腹にて膵頭十二指腸切除術を施行予定の患者について考えてみる．表3をもとに術後肺合併症リスクスコアを算出してみると8点となり，高リスク患者である．このように，呼吸機能低下，喫煙，高齢，肥満，開胸開腹術は特に術後呼吸器合併症を生じやすく，より注意を払う必要があると考えるべきである．

表3 術後肺合併症リスクスコア

呼吸機能検査(最大4点)	
①努力性肺活量	
＜50%	+1
②1秒率	
65%〜75	+1
50%〜65	+2
＜50%	+3
65歳以上	+1
BMI＞25%	+1
開腹手術	+2
呼吸器疾患の既往	+1
咳や痰	+1
喫煙	+1

合計0〜3点：低リスク，4〜6点：中等度リスク，7点以上：高リスク

(Chumillas S, Ponce JL, Delgado F, et al：Prevention of postoperative pulmonary complications through respiratory rehabilitation：A controlled clinical study. Arch Phys Med Rehabil 79；5-9, 1998 より)

> **Topics** 💡 **ICU-AW**
>
> 　集中治療室(Intensive Care Unit；ICU)入室患者は，長期間の安静などの影響で廃用症候群を呈しやすくなるが，廃用症候群より著明な筋力低下が生じることがあり，これを ICU 関連筋力低下(Intensive Care Unit-Acquired Weakness；ICU-AW)と呼ぶ．身体機能低下は遷延化し，活動レベルや参加レベルでの回復に時間がかかるとされている．炎症や薬剤(神経筋遮断薬やステロイド)，高血糖や筋肉の異化作用，神経組織への血栓や虚血などにより筋線維萎縮や筋フィラメント損失が生じることが原因として考えられている．ICU-AW のリスク因子として，①全身の炎症，②敗血症や多臓器不全，③長期人工呼吸，④高血糖，⑤神経筋遮断薬などがあげられる[5]．ICU-AW に対しては早期からのリハビリテーションが推奨されている．早期リハビリテーションの内容はベッド上での運動や気道クリアランス法，早期離床が主であるが，近年は早期からエルゴメータの実施や神経筋電気刺激などの方法が用いられるようになっている．

> **Topics** 💡 **ICU-ASD**
>
> 　近年，挿管期間と摂食嚥下機能の関連が報告されている．原因は，局所浮腫による咽頭感覚障害や喉頭神経筋障害，喉頭組織の外傷などとされている．ICU 関連嚥下障害(Intensive Care Unit-Acquired Swallowing Disorder；ICU-ASD)のリスク因子は，①既存の嚥下障害，②頭頸部食道がん(外科・放射線療法)，③せん妄，過鎮静，認知症，④脳卒中，神経筋疾患，⑤長期人工呼吸，⑥複数回の挿管，⑦重症胃食道逆流，⑧筋弛緩薬，重症疾患多発神経筋炎，⑨背臥位などがある[6]．胸部外科手術(特に食道・肺)ではリンパ郭清により反回神経麻痺・迷走神経肺枝障害・横隔神経障害・気管支動脈損傷などを呈しやすく，その影響で咳嗽力や咳嗽反射，声帯機能が低下し嚥下障害や発声障害が生じる．ICU-ASD の予防には呼吸器合併症を予防し早期抜管を目指すことや，嚥下機能の再獲得が重要であり，呼吸機能や嚥下機能の評価，治療を行ううえで多職種でのアプローチが望ましい．

5 周術期リハビリテーションの実際

1．術前

　周術期のリハは術前から行うことが望ましい．また，可能であれば術前の外来診察時から禁煙指導，有酸素運動などの実施を促していくとさらによい．外来時からリハの介入をすることは難しいが，医師や看護師などと協力して自宅でできる体操などの資料を作成し配布するといった工夫は可能である．

　術後疼痛や倦怠感があるなかで呼吸器合併症予防のためのアプローチや早期離床をはかることは，患者にとっては苦痛である．術前からオリエンテーションをしっかり行うことで，患者や家族の不安を軽減し，信頼関係を築くことができる．また，術前から介入することで呼吸器合併症が生じやすい患者かどうか把握することができる．呼吸機能低下，喫煙，高齢，肥満，開胸

表4 術前評価

事前にカルテなどから得る評価	実際に患者に会って行う評価
年齢 身長・体重 現病歴・既往歴 合併症 予定されている術式 呼吸機能検査(特に%肺活量・1秒率) 薬剤 栄養状態(血清アルブミン値など) (記載があれば)喫煙歴・喫煙の有無 (記載があれば)家族構成・介護保険の有無	関節可動域 筋力 胸部理学所見(呼吸補助筋の観察) 運動耐容能(6分間歩行距離試験など) 心理面(不安など) (記載がなければ)喫煙歴・喫煙の有無 (記載がなければ)家族構成・介護保険の有無 生活歴

　開腹術を行うような患者は呼吸器合併症のリスクが高いことをスタッフ間で共有することも重要である．また，呼吸器合併症のリスクを把握するだけでなく，既往歴や合併症(脳血管障害，整形疾患，糖尿病など)を把握することで離床の阻害因子を確認することができる．さらに，環境因子や個人因子(独居，介護保険申請の有無など)を把握することで，退院後の生活に向けて必要な事柄に関して早期からの介入が可能になる．各施設の特徴を加味しながら術前オリエンテーションの資料などを作成し活用してもよい．術前評価の例を表4に示す．

　また，術後は一時的に食事摂取が行われなくなり，口腔内を清潔にするといった意識が低下しやすい．口腔内汚染は肺炎などのリスクファクターになるため，患者に口腔ケアの重要性について説明するとよい．さらに口腔内の状態を確認すると同時に嚥下の状態を確認することで，早期から術後合併症としてのICU-ASDなどの発見につながる．

2. 術後

　術後呼吸器合併症のためのアプローチは主に深呼吸，呼吸介助，咳嗽であり，具体的な内容は腹式呼吸，胸郭拡張運動，排痰指導，インセンティブスパイロメトリーなどである．

1) 呼吸器合併症のためのアプローチ

　前述のように術後の患者は呼吸機能が低下する．また喀痰が増加し，分泌物貯留や無気肺の原因になる．術後の患者は深吸気量が低下し，また肺活量自体も低下する(図2)．たくさん息を吸おうとしても，肺活量低下に伴い空気(酸素)が肺の中に入りにくい．したがって，術後の患者は息を吐かせて，肺の中に酸素が入るスペースをつくっていくことが重要である．

(1) 深呼吸

　術後の呼吸器合併症のアプローチの基本は深呼吸である．深呼吸は深くゆっくり行うことが重要である．患者自身に胸部，腹部に手を当ててもらい，呼吸時にどのように動いているか感じてもらいながら行うとよい(図5)．

(2) 呼吸介助

　術後の患者が無気肺になりやすいことは前述したが，ここでは下葉の無気肺と胸郭拡張運動について説明する．術中同じ姿勢を強いられること，また術後も臥床の影響で背臥位でいることが多くなるため，術後の患者は両下葉

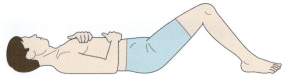

図5 深呼吸
患者自身に胸部・腹部に手を当ててもらい，呼吸時に動いているか感じてもらいながら行う．

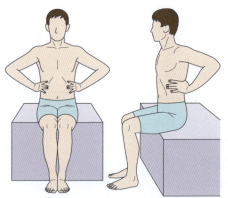

図6 自主練習：背部の呼吸介助
第10肋骨レベル上に手を当てて呼気時に押し，空気を押し出すように．

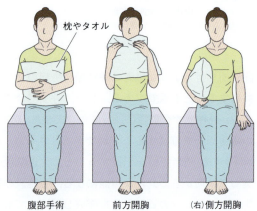

腹部手術　　前方開胸　　（右）側方開胸
図7 楽に深呼吸や咳をする方法

が無気肺になりやすい．術後無気肺の場合や換気が少ない場合に行う背部の呼吸介助として，両下葉の換気を促す方法や自主練習による背部の呼吸介助法がある．背面での肺の下端の目安は第10肋骨レベルであるため，実際に背部の呼吸介助を行う場合，第10肋骨レベルに手を当てて，呼気時に背中を押し，空気を押し出すようなイメージで行う（図6）．

(3) 咳嗽

　術後の患者は咳嗽力が低下する．咳嗽（咳）は貯留した分泌物を出すのに有効であるが，術後の患者は創部痛の影響や腹部に力が入りにくくなるため咳がしにくい状態となっている．そのため，枕やタオルなどを使用して創部を保護すると咳がしやすくなる（図7）．創部が保護されるため，深呼吸も楽に行うことができる．

(4) ハフィング

　気道内分泌物の移動を目的とした手技としてハフィング（huffing）がある．末梢気道からの分泌物を移動させるためには，中等度以下の肺容量からのハフィングが行われる．普通の呼吸からゆっくりと長く「ハ～～～」と，空気を絞り出すように行う（図8）．分泌物が中枢側に移動したら，高肺気量位からハフィングを行う．大きく息を吸って速く強く「ハッ，ハッ」と吐き出す動きを1，2回行う．

(5) インセンティブスパイロメトリー

　インセンティブスパイロメトリー（IS）とは深呼吸を促す目的で使用される呼吸練習器具のことである．ISは開胸開腹術において，①末梢気道の閉塞

▶IS
incentive spirometry
インセンティブスパイロメトリー

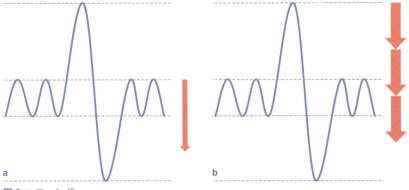

図8 ハフィング
a：末梢気道からの分泌物を移動
普通の呼吸からゆっくりと長く「ハ〜〜〜」と，空気を絞り出すように行う．
b：分泌物の排出
大きく息を吸って速く強く「ハッ，ハッ」と吐き出す．

などによる肺胞虚脱の防止，②浅く頻回な胸式呼吸による肺胞低換気の改善，③疼痛のため効果的な咳が制限されることによる気道内分泌物貯留の防止，などを目的として導入される．

ISには吸気量を増大させる容量型と吸気流速を増大させる流量型がある（図9）．容量型，流量型それぞれに特徴があるため，適応が異なる．開胸開腹術後の患者には，肺の拡張と換気の改善による気道内分泌物の移動促進が必要となる．開胸開腹術後の患者に流量型のISを用いると，呼吸様式にかかわらず速く息を吸い込む動作を行うため，肺拡張に必要なゆっくりとした深吸気は得られにくく，目的とする効果が十分に発揮されない．そのため，開胸開腹術の患者には容量型のISを使用するほうが望ましい．

容量型の使用方法は，まず十分な呼気ののちにマウスピースをくわえてゆっくりと息を吸っていく．このときできるだけ一定の吸気流量を保つため，スマイルマークの中にボールが維持されるようにする．吸気を行ったあとはマウスピースを口から外して，5秒程度息を止め，ゆっくりと息を吐く．このとき可能であれば口すぼめ呼吸を行う．この動作を5〜10回程度繰り返し行うが，疲労の程度を考慮して回数を決める．

なお流量型は閉塞性肺疾患などで呼吸筋トレーニングを併せて行う場合に適している．流量型の使用方法は，まず十分な呼気ののちにマウスピースをくわえて息を強く吸い，ボールの上がりかたをみながら吸気速度を調節する．過度な吸気の連続は呼吸困難を増強するため注意する．また器具を上下反対にすると呼気筋トレーニング機器として使用できる．

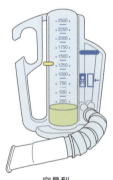

容量型

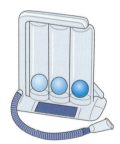

流量型

図9 インセンティブスパイロメトリー（IS）

2）術後の早期離床

術後リハのもう1つの目的は，早期離床による早期のADL再獲得である．ここでの最大のポイントは「疼痛を最小限に抑える」ことである．術後患者は手術の影響で疲労や倦怠感を強く感じている．そのような状態から離床時に鋭い痛みを経験すると「こんなに痛い思いをするのなら動きたくない」と感じてしまい，患者の離床意欲は低下する．こうなると早期のADL再獲得

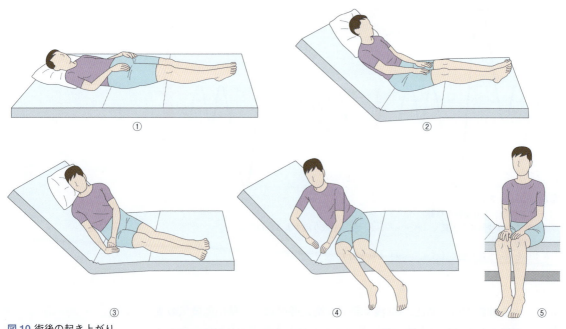

図10 術後の起き上がり

が達成できず，筋力や体力が低下し長期入院の原因になるという悪循環に陥る．したがって，術後初回介入は患者に「動いても痛くないんだ」「これなら動けそう」と思わせることが重要である．離床を進めるにあたって，疼痛やバイタル，自覚症状などのリスク管理に注意する必要がある．疼痛の訴えが強い場合は，離床時間をあらかじめ決めておき，その時間に合わせて疼痛をコントロールするとよい．疼痛の評価は主観的な項目が多く，患者によってばらつきが大きいため，数値の表現だけでなく患者の表情や動作なども観察する．

　患者が自力で起き上がろうとすると，創部周辺の筋収縮が起こるため，疼痛が出現しやすくなる．この疼痛が原因で「こんなに痛い思いをするのなら起きたくない」となりがちである．初回の起き上がりの介入時は，疼痛を出さないことがポイントであるため，ベッドの背上げ機能を利用して体を起こし，創部をひねらないように足を下ろすとよい(図10)．介助量が少ないまま無理に起き上がりをさせて患者に痛い思いをさせてしまうと離床意欲が低下してしまうため，はじめは過介助でもよい．慣れてきて疼痛の訴えが少なくなってきたら起き上がりの介助量を減らしていく．座位時に呼吸数が増加したり疲労感が出現した際は呼吸介助を行って呼吸を整えるとよい．

　立ち上がりを行い両下肢の支持が良好であれば歩行へと進む．術後の患者は術創部の影響で体幹の前面筋の力が入りにくかったり，疼痛をかばったりするため，少し体幹が前傾傾向になりやすいが，無理に体幹を起こそうとすると疼痛が出現しやすくなるため，軽度の体幹前傾は容認する．起き上がりや座位時と同様，呼吸数の増大や疲労感が出現したら呼吸を整える．歩行距離などは少しずつ増やしていく．

　開胸開腹術後のリハは，施設によっては歩行が自立したら終了となる場合

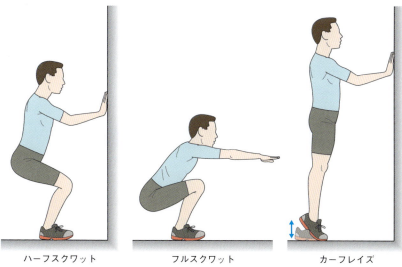

| ハーフスクワット | フルスクワット | カーフレイズ |

図11 下肢の運動

が多い．しかし，開胸開腹術後の患者は術後低活動，廃用症候群，低栄養などの影響で全身の筋力低下，運動耐容能低下をきたしやすい．したがって，離床が進み歩行可能な状態になっても筋力・運動耐容能の維持向上をはかる目的で筋力増強運動や有酸素運動を可能なかぎり行っていく．

3）筋力増強運動

　筋力増強運動に関しては，どの運動を行うかは患者自身の特性に合わせて内容を設定する．術後の患者は臥床の影響により特に抗重力筋が短縮・筋力低下をきたしやすいため，これらの筋に対する筋力増強運動を設定してもよい．

　一例として，上肢の運動を行う場合，重錘などで負荷を設定し，肩関節屈曲・外転，肘関節屈曲などの運動を行う．下肢の運動に関してはハーフスクワット，フルスクワット，カーフレイズなどの運動を行う（図11）．各運動は10回程度を目安として，患者自身の疲労感をみながら負荷量や回数を適宜調整するとよい．一般的には筋力強化に対しては高負荷が望ましいとされているが，周術期の患者は低栄養や低活動の影響のため高負荷の運動を設定すると運動の継続が困難となる場合が多い．そのため，まずは負荷量を落として継続できるような内容を選択していく．

4）有酸素運動

　有酸素運動に関しては，運動負荷試験を行い最大酸素摂取量と最大心拍数を求め運動強度を決定する方法があるが，施設によっては設備の関係上運動負荷試験を行うことができない場合がある．そのため多くの場合，目標心拍数を用いた運動処方を行う．心拍数を用いた運動処方の例を表5に示す．術後入院中の有酸素運動はエルゴメータやトレッドミルなどの機器を用いて行うことが多い．1回の運動時間は30分程度を目安とするが，術直後は長い時間の実施が困難な例が多いため，はじめは時間を短めにし徐々に時間を延ばしていくとよい．目標運動強度は中等度（運動中の心拍数が最大心拍数の60％にな

表5 目標心拍数の求めかた

	計算式
最大心拍数推定法	目標心拍数＝(220−年齢)×目標運動強度(%)
心拍数予備能法	目標心拍数＝(220−年齢−安静時心拍数)×目標運動強度(%)+安静時心拍数

表6 自覚的運動強度

Borg スケール		修正 Borg スケール	
6		0	何も感じない
7	非常に楽である	0.5	非常に弱い
8		1	かなり弱い
9	かなり楽である	2	弱い
10		3	ちょうどよい
11	楽である	4	ややきつい
12		5	きつい
13	ややきつい	6	
14		7	かなりきつい
15	きつい	8	
16		9	
17	かなりきつい	10	非常にきつい
18			
19	非常にきつい		
20			

> **β遮断薬** β遮断薬は心臓のβ受容体に結合して心臓の働きを抑え収縮力を弱め，血圧を下げる働きがある．心臓自体の働きを抑えるため過負荷な運動を行っても心拍数は上昇しにくくなる．

る強度)が望ましいが，運動耐容能が低下している症例や廃用が進んでいる症例には負荷を落として軽度(最大心拍数の 40％になる強度)で行う場合もある．

運動負荷量に関しては症例に応じて設定する．しかし，β遮断薬内服患者では心拍数が運動によって上昇しないことがあるため，心拍数を用いた運動処方が適切に行われなくなる．そのため，心拍数のほかに自覚的運動強度を用いた評価を併せて行うことが望ましい．自覚的運動強度の評価には Borg Scale または修正 Borg Scale を用いる．60％程度の運動強度に設定したい場合，自覚的運動強度は「楽である」から「ややきつい」程度になるように設定する．心拍数が目標心拍数に達していなくても，自覚的運動強度が「ややきつい」状態であれば負荷量は現状維持または少し軽くすることを検討する．自覚的運動強度の目安を表6に示す．

術後評価の例を表7に示す．

3．リスク管理

術前後のリハの流れに関しては，施設ごとの特徴に合わせて実施するとよい．

早期離床の実施内容は，図12[7]に示したように患者の状態に応じて検討する．患者の覚醒がまだ十分でない時期には関節可動域練習や体位排痰法などが中心となるが，患者が覚醒してきて協力が得られる時期には，ベッド上で

表7 術後評価

術直後から行う評価	退院間近に行う評価
意識レベル 疼痛の有無や程度 バイタルサイン(体温,血圧,脈拍,SpO₂など) 呼吸状態(視診,触診,聴診) 画像所見(胸部X線など) 血液データ(炎症所見など) 尿量 薬剤 その他自覚所見(嘔気,冷や汗など)	関節可動域 筋力 栄養状態・食事摂取量 運動耐容能(6分間歩行距離試験など) 心理面(不安など) ADL(術前レベルに達しているか) 退院先の確認(高齢の場合,いったん息子や娘の家へと退院するなど退院先が異なる場合がある)

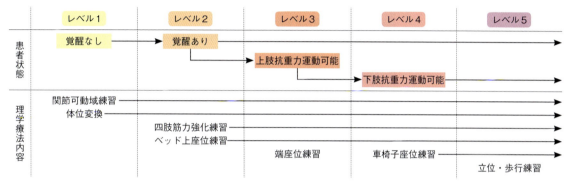

図12 早期離床の進めかたの例
(Morris PE, Goad A, Thompson C, et al:Early intensive care unit mobility therapy in the treatment of acute respiratory failure. Crit Care Med 36:2238-2243, 2008 より改変)

の筋力練習や腹式呼吸などが実施可能となる．座位まで進み，下肢の抗重力運動が可能となれば立位や歩行へと進めることとなる．これらの時期では倦怠感や疼痛などの自覚症状に注意しながら進めていく．

離床および運動療法の中止基準を表8に示す[8]．表8に示した中止基準のほかにも，著明な発熱や疼痛が認められた場合も離床および運動療法を中止するが，中止基準に関しても施設ごとの特徴に合わせて適宜修正を加えるとよい．

いずれにしても，術前後のリハは療法士のみで行うことは不可能であるため，医師や看護師，薬剤師や栄養士といった多職種と連携・協力しながら行っていく必要がある．

また，開胸開腹術後の患者は消化器症状の影響で栄養バランスが乱れている場合が多く，術後は治療の過程で栄養摂取困難になりやすいため低栄養に陥りやすい．低栄養の状態で筋力増強運動や有酸素運動を行っても，栄養源が不足しているためかえって状態を悪化させてしまう．リハの際には栄養状態も考慮しながら行っていく．

症例

1. プロフィール：60歳代，男性．右利き．家族構成は妻(専業主婦)と長男夫婦(同居，日中は共働き)と孫(女2人)，長女(車で10分程度の距離のところに暮ら

平均血圧 平均血圧≒拡張期血圧＋(収縮期血圧−拡張期血圧)/3 で表すことができる．平均血圧の基準値は 90 mmHg 未満であり，90 mmHg 以上であると末梢血管の動脈硬化を疑う．

吸入酸素濃度 吸入酸素濃度は吸気に含まれる酸素濃度のことを示す．室内吸気下の吸気では，大気中の酸素濃度の約 21％ が吸入酸素濃度となり，酸素流量によって吸入酸素濃度は変化する

PEEP PEEP(positive end-expiratory pressure)は呼気終末陽圧のことを指す．人工呼吸器装着下において肺に圧をかけ膨らませるために用いる値である．

人工呼吸器の AC モード 人工呼吸器の AC モードは assist control(アシストコントロール)モードのことを示す．設定された換気回数や換気量で強制換気が行われ，また自発呼吸がある場合は吸気のタイミングで自発呼吸に合わせて強制換気が行われる．

RASS 日本呼吸療法医学会の鎮静のガイドラインで推奨している鎮静レベルの評価法である．患者の鎮静の度合いを(−5)〜(＋4)の 10 段階で評価する．0 は意識清明で落ち着いている状態，数字が大きいほど落ち着かない状態，数字が小さいほど深い鎮静状態であることを示す．

表 8 離床および運動療法の中止基準

心拍数	・年齢予測心拍数(220−年齢)の 70％ ・安静時心拍数の 20％以上の減少 ・心拍数 40 回/分以下または 130 回/分以上 ・新たな不整脈の出現 ・新たに抗不整脈薬が追加 ・新たな心筋梗塞
血圧	・収縮期血圧 180 mmHg 以上 ・収縮期血圧/拡張期血圧が 20％以上減少，起立性低血圧 ・平均血圧 65 mmHg 以下，110 mmHg 以上 ・新たに昇圧剤投与または増量されたとき
呼吸数	・呼吸数が 1 分間に 5 回以下または 40 回以上
SpO_2	・SpO_2 が 4％減少 ・SpO_2 が 88〜90％以下
人工呼吸器	・吸入酸素濃度が 0.6 以上 ・PEEP(呼気終末陽圧)が 10 cmH_2O 以上 ・人工呼吸器の非同調 ・人工呼吸器の AC モードへの変更 ・気管チューブ固定の緩み
注意/興奮患者の状態	・鎮静中の患者の RASS(Richmond Agitation-Sedation Scale, 表 9)−3 以下 ・追加の鎮静薬が必要，RASS 2 以上 ・労作時の強い呼吸困難 ・患者の拒否

(Adler J, Malone D：Early mobilization in the intensive care unit：A systematic review. Cardiopulm Phys Ther J 23：5-13, 2012 より改変)

している)．現在定年退職しているが退職前は会社の管理職．身長 168cm，体重 55kg(BMI19.5)

2. 診断名：胸部食道がん(T3N1M0, Stage Ⅲ)
3. 現病歴：X−1 年，食べ物のつかえ感が認められ近院を受診したところ食道がんが疑われ紹介受診となった．検査の結果胸部食道がんと診断．化学療法施行後，手術の方針となる
4. 初期評価：X−2 日に予定入院し，理学療法開始．初期評価

   健康状態：胸部食道がん(T3N1M0, Stage Ⅲ)

   心身機能：関節可動域；著明な制限なし．筋力；MMT4 レベル．6 分間歩行距離試験；490m．呼吸機能検査；％肺活量 92％，1 秒率 63％(食道がんと診断される直前まで 1 日 20 本，45 年の喫煙歴あり)

   活動：ADL；すべて自立．ただし食事時のむせあり

   参加：趣味；旅行

5. リハビリテーション計画：

   基本方針：術後呼吸器合併症予防と早期 ADL の再獲得

   プログラム：術前指導，呼吸理学療法，早期離床，筋力増強運動，有酸素運動

6. 経過：

   X−2 日：術前指導として腹式呼吸，排痰指導(ハフィング)，インセンティブスパイロメトリーを指導．術後の離床を想定した起き上がり練習を併せて実施した

表9 Richmond Agitation-Sedation Scale(RASS)

スコア	用語	説明
+4	好戦的な	明らかに好戦的な，暴力的な，スタッフに対する差し迫った危機
+3	非常に興奮した	チューブ類またはカテーテル類を自己抜去：攻撃的な
+2	興奮した	頻繁な非意図的な運動，人工呼吸器ファイティング
+1	落ち着きのない	不安で絶えずそわそわしている，しかし動きは攻撃的でも活発でもない
0	意識清明な 落ち着いている	
−1	傾眠状態	完全に清明ではないが，呼びかけに10秒以上の開眼およびアイコンタクトで応答する
−2	軽い鎮静状態	呼びかけに10秒未満のアイコンタクトで応答する
−3	中等度鎮静状態	呼びかけに動きまたは開眼で応答するがアイコンタクトなし
−4	深い鎮静状態	呼びかけに無反応．しかし，身体刺激で動きまたは開眼
−5	昏睡	呼びかけにも身体刺激にも無反応

ステップ1：30秒間患者観察(0〜+4)
ステップ2：① 大声で名前を呼び，開眼するように言う
② 10秒以上アイコンタクトができなければ繰り返す
③ 動きがみられなければ，肩を揺するか，胸骨を摩擦する

X日：手術施行(右開胸にて胸腹部食道摘出＋後縦隔経路による再建)

X＋1日：理学療法再開．聴診上両下葉の肺胞呼吸音減弱．触診上呼吸時両背側の動きが低下しており，術中・術後同一体位を強いられたことによる背側無気肺と判断，背側の呼吸介助と離床を行った．術前に起き上がり練習を行った効果もあり術後の起き上がりは比較的スムーズであった．端座位で冷汗を認めたため術後1日目は端座位まで施行した

X＋2日〜：呼吸理学療法と離床を段階的に行った

X＋6日：両下葉部の換気が向上し無気肺消失，病棟内歩行自立

X＋8日〜：食事摂取開始．開始に伴い，理学療法では栄養状態を考慮しながらレジスタンストレーニングと下肢エルゴメータを段階的に施行．また，食事開始時期に合わせてADL向上と摂食嚥下機能評価を目的に作業療法・言語聴覚療法を追加した

X＋16日：退院

7. 最終評価：

理学療法：筋力；MMT4レベル，6分間歩行距離試験；480m(大きな筋力・運動耐容能低下をきたさなかった)

作業療法：右開胸(利き手側)に伴うADL障害を予測しながら食事・更衣動作を評価．ADL動作が十分に行われている(自立している)ことを確認

言語聴覚療法：食事開始に伴う摂食嚥下機能を評価．嚥下反射遅延や喉

頭挙上制限などはみられないが，食事を早く摂取する傾向があったため1回量を調整するように指導した

> **ポイント**
>
> 胸部食道がんに対し開胸術が施行された症例である．術前の呼吸機能検査・喫煙歴・術式から呼吸器合併症のリスクが高いことを想定し術前から指導を行った．術前から術後の流れを患者に説明することで術後のリハをスムーズに行うことができる．ICU-AWやICU-ASDなどの合併症を発症することなく退院することができた．
>
> 本症例は理学療法・作業療法・言語聴覚療法がかかわった症例になるが，実際には医師・看護師・栄養士・薬剤師など多職種でかかわるチームアプローチを意識しながら介入していく必要があると思われる．

文献

1) 田沼　明，水間正澄：第2章 消化器がん（食道，胃，肝臓・胆嚢，膵臓，大腸）・呼吸器がん・前立腺がん．日本がんリハビリテーション研究会（編）：がんのリハビリテーションベストプラクティス．pp27-46，金原出版，2015
2) Agostoni E, et al：Statics of the respiratory system. In：Fenn WQ, Rhan H（eds）：Handbook of Physiology, Respiration. pp387-409, Am Physiol Soc, Washington DC, 1964
3) 増田　崇，田平一行，北村　亨，他：開腹手術前後の咳嗽時最大呼気流速の変化．理学療法学 35：308-312, 2008
4) Chumillas S, Ponce JL, Delgado F, et al：Prevention of postoperative pulmonary complications through respiratory rehabilitation：A controlled clinical study. Arch Phys Med Rehabil 79；5-9, 1998
5) Stevens RD, Dowdy DW, Michaels RK, et al：Neuromuscular dysfunction acquired in critical illness：a systematic review. Intensive Care Med 33：1876-1891, 2007
6) Macht M, Wimbish T, Bodine C, et al：ICU-acquired swallowing disorders. Crit Care Med 41：2396-2405, 2013
7) Morris PE, Goad A, Thompson C, et al：Early intensive care unit mobility therapy in the treatment of acute respiratory failure. Crit Care Med 36：2238-2243, 2008
8) Adler J, Malone D：Early mobilization in the intensive care unit：A systematic review. Cardiopulm Phys Ther J 23：5-13, 2012

2 乳がん

> **Essence**
> - 乳がんは早期発見が可能となったこともあり罹患数は増加傾向である．
> - 術後には主に肩関節の可動域制限をはじめ，退院後にも日常生活における活動制限および参加制約が生じる疾患である．
> - ドレーン挿入中は，療法士の指導のもと肩関節の運動範囲を制限する．
> - 早期に術前と同等の関節可動域（ROM）を獲得し基本的な日常生活動作（ADL）が自立したとしても，術創部の瘢痕化や放射線療法の後遺症，腋窩ウェブ症候群（Axillary web syndrome；AWS），リンパ浮腫などの影響により，数か月経過後に ROM が悪化し，生活にも支障をきたす場合があることに注意する．
> - 浮腫のリスクが少しでもある場合は，リンパ浮腫の予防や悪化防止を目的とした生活指導を行う必要がある．

1 疫学

　乳がんは女性に発症する代表的ながんであり，国立がん研究センターがん対策情報センターの地域がん登録全国推計によるがん罹患データ（1975〜2012年）によれば，2012年の女性乳がんの推定罹患数は 82,773 人，年齢調整罹患率は人口10万人あたり94人と年々増加しており，罹患部位別の集計では1位である[1]．罹患率は30歳代から増加し始め，50歳前後にピークを迎えたのち，次第に減少する[1]．5年相対生存率は90.1％と高く[2]，術後の後遺症や再発への不安をかかえながら社会復帰をすることとなる．

> **ピンクリボン**　乳がんの予防啓発を表すアウェアネスリボンの1つ．乳がんの正しい知識を広め，乳がん検診の早期受診を推進することなどを目的として行われる世界規模の啓発キャンペーン，もしくはそのシンボル．

2 リハビリテーションの目的

　乳がんのリハビリテーション（以下リハ）の目的は，がんとその治療による制限下において，最大限の身体的，社会的，心理的，職業的活動を実現させることで患者の生活を取り戻し，QOL を向上させることである．

3 治療法

乳がんの治療法には，全身療法として化学療法とホルモン療法が，局所治療として放射線療法と手術があり，これらを適切に組み合わせる．本項ではリハに最も大きく影響する手術の種類について詳しく述べる．

1. 乳房切除術

乳がんの術式には，大きく分けて乳房切除術と低侵襲の乳房温存術がある[3]．乳房切除術とは現在では大胸筋と小胸筋を残してすべての乳房を切除する方法を指すことがほとんどであり，乳房温存術とは，乳房を部分的に切除し，がんを取り除く方法である．

2. 乳房温存術

1990年初頭に，米国国立衛生研究所(NIH)が，乳房切除術と乳房温存術とでは生存率が変わらないとして乳房温存術を推奨し[4]，わが国においても乳房温存術が増加した．また，がん細胞が乳房の中にとどまっていない可能性がある場合は，腋窩のリンパ節が郭清されるが，センチネルリンパ節生検の普及の結果，リンパ節転移が陰性であれば腋窩リンパ節の郭清術が省かれるようになり，乳がん術後の後遺症は少なくなったといわれている[5]．

▶NIH
National Institutes of Health
米国国立衛生研究所

3. センチネルリンパ節生検

センチネルリンパ節とは，「乳房内からがん細胞が最初にたどり着くリンパ節」とされ，このリンパ節を採取してがん細胞があるかどうかを顕微鏡で調べることで，転移の有無が判断される[3]．つまり，センチネルリンパ節生検が陽性であれば原則として腋窩リンパ節を郭清し，陰性であれば，それ以外のリンパ節にも転移がないと考えられることから腋窩リンパ節の郭清は省かれる．

4. 乳房再建術

乳房切除術後には，乳房再建術を実施する場合がある．再建術には切除時に同時に再建する一期的再建と，一定の期間を置いたのちに実施する二期的再建がある．方法には大きく分けて，患者自身の腹直筋や広背筋の皮弁や腹部の脂肪といった自家組織を使用する方法と，豊胸術などと同様の人工乳房を用いる方法とがある[3]．

ドレーン 体腔内にとどまっている水分や血液をはじめ，リンパ液などをスムーズに体外へ排出させるために使われる管のことを指す．誘導管や排液管といわれることもある．

4 術後に生じる問題

1. 身体機能面の問題

1) 肩関節可動域制限をはじめとする主な機能障害

乳がん術後は，創部の疼痛やドレーン留置による随意運動の減少に起因する肩関節可動域制限，創部の治癒過程や放射線療法後に生じる軟部組織の癒着および腋窩ウェブ症候群(AWS)に起因する肩関節や肘関節の可動域制限，術時の肋間上腕神経損傷による感覚異常，などの障害が出現することがある．入院中に問題がなかったケースでも，前胸部や腋窩の皮膚のひきつれ，

▶AWS
Axillary web syndrome
腋窩ウェブ症候群

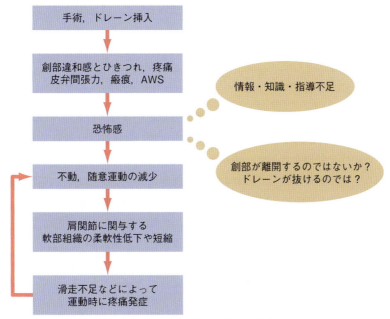

図1 随意運動の減少による肩関節可動域制限を生じる機序

漿液腫（seroma）などのために再び不安になり，動かすことを躊躇することで可動域制限をきたす可能性がある．

なお，統計学的には腋窩リンパ節の郭清を施行した患者のほうが，センチネルリンパ節生検のみで済んだ患者よりも，術後に後遺症を呈する可能性がはるかに高い．しかし，センチネルリンパ節生検後は後遺症がないというわけではない点には留意すべきである．

(1) 随意運動の減少による肩関節可動域制限（図1）

術直後は創部のひきつれを生じる．がんの切除時，皮膚に十分な余裕がない状態で縫合した場合に張力が生じ，無理な縫合では瘢痕が重度となる（皮弁間張力）．また，多くの患者がドレーンを挿入するために，運動制限や動かすことへの恐怖を感じる．このことから，随意運動の減少に起因する肩関節可動域制限がしばしばみられる．肩関節周囲の軟部組織の伸張性や柔軟性が欠如したり腱の滑走が低下したりすることで，さらに運動に制限が加わり，関節拘縮へとつながる悪循環をもたらす．肩関節は不安定な構造であることによりその多様な可動性を確保した複合体であり，多数の軟部組織がその安定性に寄与している．特に乳がん術後患者においては，患側上肢を使用せずに無意識のうちに三角巾で固定したような肢位で安静にすることが多い．このことで，軟部組織が柔軟性を失い，動作時に疼痛を引き起こしたり，癒着性肩関節包炎を生じたりする．その多くが，挙上，外転，回旋の可動域制限を呈する．

(2) AWSによる可動域制限

AWSは乳がんの手術後に発症することがあり，外科的侵襲によりリンパ管または表在静脈血管の凝固性が亢進して血栓や線維化を生じたものといわれる[6]．皮下に触れ，有痛性の索状物や皮膚陥没を認めるとともに，顕微鏡

漿液腫（しょうえきしゅ，seroma） 腋窩リンパ節郭清術後に腋窩部付近に貯留するリンパ液によって生じる腫脹

皮弁間張力 がんの切除時，皮膚に十分な余裕がない状態で縫合した場合に張力が生じる．無理な縫合では瘢痕が重度となる．

で確認すると肥厚した血栓性の物質が確認される[7]．診断基準が一定ではないため，発症率の報告には，0.6～72%とばらつきが大きい[6,8,9]．発症時期が術後数週間経過してからというように術直後に限定されていない[6]ことから，いったんROMが改善した退院後のタイミングで症状に気がつく例も多い．

> ▶ROM
> range of motion
> 関節可動域

臨床像としては，上肢のひきつれや伸張痛といった疼痛を伴うROM制限が主症状であり，それによって仕事や余暇を含む日常生活において上肢を使用する動作に問題をきたす．主に更衣や洗髪，洗濯物干し，調理動作，車の運転などと，それらを行うためのリーチ動作に関する訴えが多く聞かれる．

(3) 創部の治癒過程や放射線療法後に生じる軟部組織の癒着

術後2～3週で軟部組織の短縮が生じ，瘢痕拘縮が数か月持続する．そのため，胸部に圧痛を感じ，運動制限につながることがある．

また，放射線療法によって，開始後3～4週くらいに照射した部位が日焼けしたかのように赤くなり，かゆみを伴う場合がある．ひどい場合は皮膚がただれたり，水ぶくれになったりする．これらは一般的には急性反応と呼ばれ，その疼痛やひきつれ感からROM制限をおこすことがある．放射線照射時は，術側肩を外転外旋位に保持する必要があるために，ROM制限が治療の大きな妨げとなることに留意して，慎重に対応するべきである．加えて，晩期反応と称される放射線照射後半年以上が経過してからおこるものには神経障害や肺炎および骨折などがあり，機能面の回復に難渋する例もある．食道の一部にも放射線が当たる場合，一時的に喉の疼痛や嚥下時の違和感を訴えることもある．

(4) 手術時の肋間上腕神経損傷による感覚異常

手術時に肋間上腕神経を損傷することがあり，seromaと相まって，腋窩付近の感覚がない，しびれる，何か腋窩に挟まっているような気がする，などの訴えがある．

2) リンパ浮腫

乳がん術後のリンパ浮腫発症率は11%程度と推察されるものの[10]，かなり時間が経ってから生じる可能性があるために，正確な発症数をつかめていない．

乳がん術後におこるリンパ浮腫は続発性リンパ浮腫といわれ，原則は左右どちらか片方の上肢に生じる．よって，浮腫が悪化することで，片側のみ衣服の袖まわりが合わなくなり，患肢周径に合わせた着衣を選択することになる．上肢は重く感じられ，関節運動に違和感や不十分さを訴え，ADLの低下につながる．また，暑い季節に弾性着衣（スリーブ）の着用を要するのも患者にとって非常に苦痛である．疼痛こそないが，一度重症化すると治療に難渋し，QOL低下を招く．

リンパ浮腫については5章（➡191頁）で詳細に触れているため，併せて参照されたい．

2. 日常生活動作の問題

術直後は，主にROM制限とドレーンなどの治療管理物によるADL低下が

おこる．その後，基本的な病棟での ADL は比較的速やかに回復し Barthel Index などの一般的な ADL 評価ツールでは満点となり天井効果が生じる場合が多い．よって，医療関係者もその詳細を見過ごしがちである．

また，乳がん術後の患者には，退院後に家事作業や余暇活動に能力障害を感じる者が少なくない．客観的にはできているのに主観的には満足できていない，障害を負う前と同様の質とスピードと要領ではできないという感覚をもつ対象者が存在し，「日常生活は自立している」，つまり"できてはいる"もののそこには当事者なりの苦痛やもどかしさを伴う[11]．

よって，リハに携わる者は，定型的な評価ツールによる評価のみではなく，個々に求められる生活動作をその背景とともによく聴取し，評価していくことが重要となる．

後遺症には，掃除機をかける，重い荷物や買物袋を運ぶ，肩の高さより上の物に手を伸ばす，セーターを着る，ジッパーを上げる，などへの障害があり，わが国における調査では，退院後平均 5 年の対象者 485 人のうち，80％の人が生活上の能力障害が残存していると回答している[12]．

3. 精神心理面，QOL とその他への影響

乳がん術後は，早期乳がん術後患者でさえも，喪失感や機能障害が原因で生じる気分障害やうつ症状に悩む人が多い．

また，放射線療法による通院や，化学療法による副作用で，職場復帰の難しさに悩まされることも多い．乳がんはがんのなかでも若齢発症が多いため，働きざかりの夫や就学中の子どもが主たる介護者となることも珍しくない．その進行度によっては家族以外のサポートを要するが，介護保険の適用とならずに経済面での問題をかかえることもある．

⑤ 術後のリハビリテーションの効果

1. リハビリテーション介入効果

メタ分析をした国内外の文献より，術後の理学療法や運動プログラムは肩の ROM 改善に有用であり，かつ，リンパ浮腫の発症増加にはつながらないことが示されている[13]．また，適度な強度と頻度の有酸素運動や抵抗運動を取り入れた有酸素運動は，乳がん患者の QOL，心肺機能，身体機能，疲労を改善させ[14,15]，音楽療法は不安の軽減に有効とする報告がある[16]．

2. 乳がん術後のリハビリテーションプログラムについて

運動の早期介入群(術後 1～3 日)では，訓練開始を遅らせた群(術後 1 週)よりも短期的には肩屈曲 ROM の大きな改善が得られるが，ドレーンからの排液量が増加するためドレーン留置期間も長くなるという[13]．一方，リハの開始時期を術後 5～12 日に遅らせることで，seroma の発症率が減少したとされている[17]．つまり，早期にリハによる運動を開始することが上肢機能の改善には望ましいが，ドレーンの排液を考慮すると，術後 1 週くらいから開始するほうが同時に安全性の確保も可能であるといえる．

諸外国の計 17 機関の乳がんのリハガイドラインを使用した研究によれば，

> **メタ分析(メタ・アナリシス)** 同じ問題を扱う"定量的なデータ"が得られている過去の複数の研究結果のみを統合・分析し，結論を導くものを指す．なお，システマティックレビューとは，ある題材に対して網羅的にすべての関連文献を集めて検討することであり，メタ分析はその検討方法である．

術後の理学療法としては，手術翌日より緩やかなROM訓練を継続し，1週間後から自動ROM訓練を，ドレーン抜去以降は瘢痕組織のマッサージとともに最大ROMの獲得を目指して積極的に6～8週間訓練を継続するべきであるとしている[18]．また，リンパ浮腫予防のための生活指導も実施することが推奨されている[18]．

これらの報告が示すように，主に術直後のリハ専門職の徒手的療法や運動処方におけるリハの効果はすでに認められていることが明確であり，わが国のガイドライン上にも数々の知見が反映されている．

6 周術期リハビリテーションの実際(表1)(図2)

1. 術前～手術当日

術前には一般的な情報の収集とともに，術前評価を行う．患者は術前に大きな不安をかかえており，各職種からの説明がなされて疲労や混乱も予測される．わかりやすくかつ迅速に，説明と評価を実施するよう心がける．術前から浮腫を発症しているケース，もともと上肢機能に問題があるケースもある．それが，術後の症状であるのかどうか正確に判断するためにも，術前評価が必要となる．また，理解力の有無は訓練を進めていくうえで重要であるために，年齢や既往に応じて，必要があれば精神認知面の評価をすることもある．

術後からただちにリハを実施することを伝えると恐怖感を覚える患者も多いため，術後リハの目的やスケジュールと訓練内容の簡単な説明を行い，疼痛の自制内で徐々に実施していくことを伝え，不安を軽減するよう努める．手術当日におこりうる症状や，患者自身でできることの説明と指導をしておくことで，当日の疼痛や術直後からの浮腫にも必要以上にあせらずに対応しやすい．可能であれば，紙面に残しておくとよい．

2. 術翌日～ドレーン抜去前

術式や創縫合，ドレーン挿入部の状態によって，リハの注意点が変わることがある．ドレーンの場所や滲出液の量には個人差があり，特に乳房再建術後の場合は，挿入物のずれの予防が重要である．実際の手術記録と今後の治療方針の確認をし，術後リハを開始する．記録で情報収集できない際には主治医に確認をする．

疼痛の程度や術創部のチェックをするとともに，ドレーン挿入部の確認をしておくことで，リハによるトラブルが起こらないように注意を払う．術直後より浮腫が生じる場合もあるため，むくんだ感じがないか，指輪や時計の装着に違和感がないかをチェックし，適宜上肢の周径を計測する．必要に応じてリンパ浮腫の機序と日常生活上の注意点を説明指導する．

ドレーン挿入中は，肩関節は屈曲90°・外転45°程度までの自動ROM訓練（または自動介助ROM訓練）とするが，肘以遠のROM訓練は積極的に実施し二次的な拘縮を予防する．患者自身によるドレーンの抜去や創部離開を引き起こさないように指導する．手術後は疼痛や姿勢の崩れ，創部をかばうことに

表1 乳がん周術期のリハビリテーションの内容

時期	リハビリテーション実施内容	主な目的	注意点
術前	・一般的情報の収集(年齢,術式,術側,利き手,既往歴,家族構成,仕事内容,家事育児の内容,趣味など) ・機能面評価(上肢ROM,握力,筋力,周径*1) ・術後リハビリテーションのスケジュールと訓練内容の説明 ・術当日にできることの説明指導(手指の運動,肘手関節の運動,挙上位)*2	・不安の軽減 ・患者の把握	・術前は大きな不安をかかえており,各職種からの説明がなされて疲労や混乱も予測される ・わかりやすくかつ迅速に,説明と評価を行う ・術前から浮腫を発症しているケース,もともと上肢機能に問題があるケースもある ・年齢や既往に応じて,必要があれば精神認知面の評価をすることもある
手術当日	・原則的にリハビリテーションは実施しないが,挙上位をとれているかなどの確認をする場合もある	・不安の軽減	
術翌日～ドレーン抜去前	・手術記録の確認(術式,リンパ節郭清の程度,再建術の有無や方法,ドレーン挿入について) ・今後の治療方針の確認(放射線療法や化学療法の有無と種類,期間) ・機能面評価(疼痛,術創部のチェック,ドレーン挿入部確認,浮腫の有無,患部外の可動域) ・術後リハビリテーションの開始(胸を広げて深呼吸,手指の運動,肘の運動,挙上位,屈曲90°・外転45°程度までの自動運動/自動介助運動,頸部・肩甲帯・体幹のリラクゼーション)*2 ・ドレーン挿入部に影響がない範囲における,整容や食事における手の使用の促し ・必要に応じてリンパ浮腫の機序と日常生活上の注意点についての説明指導	・不安の軽減 ・上肢拘縮予防 ・浮腫軽減・予防 ・リスク管理指導 ・患者教育	・術式や創縫合,ドレーン挿入部の状態によって,リハビリテーションの禁忌点が変わる ・記録で収集できない際には主治医に確認する ・ドレーンの抜去や創部離開をしないように,患者本人にも指導する ・疼痛を生じない範囲内で徐々に行う
ドレーン抜去後	・肩甲帯の積極的ROM訓練,肘以遠のROM訓練,リラクゼーション*2 ・病棟内ADLおよびIADLの確認と指導 ・趣味や職場復帰に求められる機能の確認と指導 ・下着やパッド,かつらなどの情報提供 ・自主トレーニングの指導*2	・ROM改善 ・ADLやIADLへの対応 ・浮腫軽減・予防 ・患者教育	・体幹の左右対称性や,歩容もチェックする ・手を振って歩行できているかチェックする ・ROM訓練は自動介助運動から徐々に行う
退院後(外来)	・肩甲帯の積極的ROM訓練,肘以遠のROM訓練,リラクゼーション ・実際の生活上の問題の確認(仕事を含む) ・放射線療法による炎症やAWSに起因する問題の確認 ・自主トレーニングの実施確認と指導	・ROM改善 ・浮腫軽減・予防 ・患者教育 ・生活上の問題への対応	・退院後は実際のADLやIADLにおいて問題になったことを聴取し対応する ・家族や職場の理解や支援体制を確認する ・必要に応じて就労,スポーツや趣味活動への復帰における支援も実施する ・退院時には獲得していたROMが退院後数週～数か月経過後に低下することがある

*1 肘頭と肘内側皮線を結んだラインより,上腕・前腕ともに5cmと10cmの部分を計測するとともに,手関節部分の周径を計測する.計測部分を同じにすることで経時的変化を追える.必要に応じて遠位手掌皮線部を計測する場合もある.
*2 自主トレーニングとして可能な部分は印刷して患者に渡す(図2参照).

よる筋の緊張から,頸部や肩甲帯周囲,体幹に疲労感を感じることが多い.深呼吸を促し,血流を滞らせることがないようにリラクゼーションをはかり,術創部やドレーン挿入部に影響がない適度なストレッチを指導する.

リハはあくまでも疼痛を生じない範囲内で行い,引き続き患者の不安軽減に努める.

3. ドレーン抜去後

肩甲帯の積極的ROM訓練,肘以遠のROM訓練,リラクゼーションを実施する.ROM訓練は,自動介助運動から徐々に行うとよい.体幹の左右対称性や,歩容もチェックする.ホットパックなどの温熱療法を取り入れる場合,感覚障害がないか,術創部に影響がないか,放射線療法による皮膚の炎症がないかを確認して行う.

A. 手術当日からできること
※各5～10回を，朝昼晩の1日3回を目安に体調に合わせて実施しましょう

① グーチョキパー，指数えなどの手指の運動
　指は1本ずつ折り曲げたあとに伸ばしましょう

② ボール握り
　柔らかいボールをリズミカルに握ってみましょう

 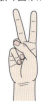 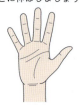
  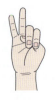

③ 肘と手関節の曲げ伸ばし
　手術直後はまだ肩を動かさないようにします．寝た状態で肘だけを動かしてみましょう

④ 挙上位をとる
　タオルを畳んだものや枕で手を心臓より高くしましょう．10 cmくらいで十分です

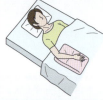 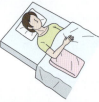 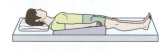

B. 術後リハビリテーションの開始
※大きく深呼吸をしてから始めましょう
※各5～10回を，朝昼晩の1日3回を目安に体調に合わせて実施しましょう
※ドレーンを抜く前は，大きく動かすことができません．担当療法士に運動範囲を確認して実施しましょう
※慣れてきたら，少し引っ張られている感覚がある所で，10秒程度保持してみましょう

① 肩すくめ
　慣れてきたら，肩甲骨の動きを意識して回していきます

② 首まわし
　リラックスを心がけてゆっくり行いましょう

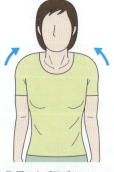 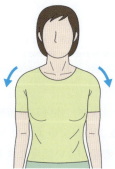 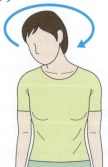

③ 肩の上げ下げ（横になってやりましょう）
　両手を軽く組んで，腕を上下させます．動かす範囲を徐々に大きくしていきます．肘は伸ばしたまま行いましょう

④ 腕の引き上げ運動
　手術したほうの手を反対側の手で握り，上のほうへ引き上げます

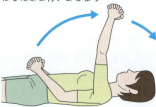 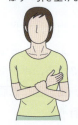 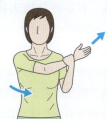

⑤ 滑車運動
手術したほうの腕は力を抜いてしっかりとロープの端を握ります．反対側のロープを引っ張ることで腕を上げていきます

⑥ 肩の開閉
両手を組んで頭の後ろに持っていき，肘を開くようにします．慣れてきたら，壁を背にして肘がしっかりとつくように心がけてみましょう

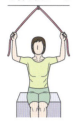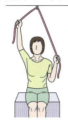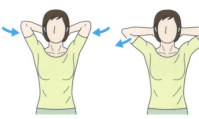

⑦ 棒体操
棒を両手で持ち，上げ下げします．手術したほうの腕を，反対側の腕の力で持ち上げるようにしましょう

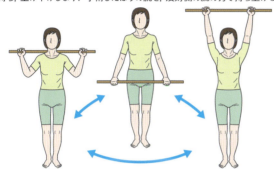

⑧ 壁を利用した運動
壁にテープなどで印をつけておくと目安になります

●前向き
壁に向かい腕を肩幅に合わせ，肘を伸ばしたまま手をつきます．指で少しずつたぐるように腕を上げます

●水平開き
手を壁につき横方向に広げます．肘は伸ばしたまま，反対側の手で胸を開くようにストレッチします

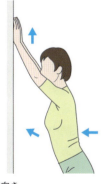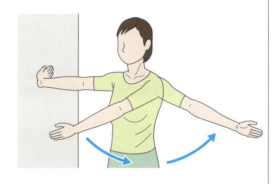

●横向き
壁に対して横向きに立ち，肘を伸ばしたまま手をつきます．指で少しずつたぐるように腕を上げます

●角を利用して
部屋の角に対して50～60 cm程度離れて立ち，手のひらと肘を左右の壁にくっつけます．胸が開き伸びるような感覚を意識しながら，ゆっくりともたれかかります

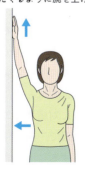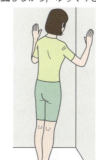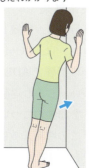

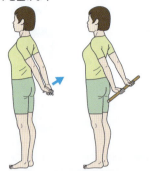
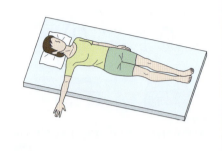

⑨ 後ろで手を組んでゆっくり上げる
または，両手で棒を後ろに持ち，ゆっくりと上げます

⑩ 寝た状態で腕を開く，重力の利用
仰向けになり，手術したほうの腕を体からゆっくり離していきます．腕の重さを利用して腕が床にしっかりつくように力を抜いてみましょう

無理のない範囲で進めましょう．
強い痛みを感じるなど異常がある場合は，すぐに担当療法士に相談しましょう

図2 乳がん術後のリハビリテーションの一例
(昭和大学江東豊洲病院リハビリテーション室患者向けパンフレットより一部抜粋)

▶IADL
instrumental activities of daily living
手段的日常生活動作

手段的日常生活動作（IADL）
調理，買物，洗濯などの家事動作，公共交通機関の利用や金銭の管理，就業や読書など，ADLの周辺に位置づけられる生活動作であり，在宅生活に関連した応用的で幅広い動作・活動を指す．

　同時に，病棟内 ADL および手段的日常生活動作(IADL)の確認と指導を実施する．乳がん術後患者の場合，その多くは術直後から歩行可能であり，院内で確認できる生活動作には早々に支障がなくなり退院することが多いために，ADL には問題がないと評価されがちである．しかし，他の内部障害の患者評価と同様に，患者背景から実際にその患者に求められている ADL の質やスピードの到達点がどこにあるのかを見極めて評価することが大切である．また，趣味や職場復帰に求められる機能の確認と指導も怠らないようにする．

　この時期，患者の治療方針によっては，下着やパッド，かつらなどの情報提供の実施をするとよい．ブラジャーは乳房再建の有無や術式，時期によって異なるタイプを推奨されることが多い．必要に応じて主治医に確認をとり，専門の業者から情報提供を受けるよう指導するとよい．かつらは，化学療法開始後に患者本人が店舗へ出向くとなると体力的にも審美的な観点からも負担が大きいと予測されるため，試着や説明のために入院中に来院してくれるサービスのある業者などを紹介することもよい方法である．すでに浮腫を呈している場合は，弾性着衣の試着相談も実施する．

　また，自主トレーニングの指導をし，居室でも無理のない範囲で取り組めるようにする．

4. 退院後外来

　外来移行後も，継続した ROM 訓練とリラクゼーションを実施する．外来でのフォローは，ROM 制限が残存している，もしくは浮腫が著明である，なんらかの影響で ADL が自立していない，などのケースに限って実施する場合が多い．しかし退院前に，ADL や IADL において問題になったこと，活動制限，参加制約について聴取し，必要な患者には十分に対応することが望ましい．この時期，放射線療法による炎症や ADL が原因で，退院時には獲得していた ROM が退院から数週〜数か月経過後に低下することもある．患

者によっては早々に職場復帰をするケースもあるため，個々の職業において要求される動作などの評価をする．家族や職場の理解や支援体制を確認するとともに必要となる支援をし，自主トレーニングの実施確認と指導を行う．

5. AWS へのアプローチ

AWS は自然治癒するとされるが，治癒を待つ間に関節拘縮をおこす例もあるほか，リハの阻害因子にもなりうる．リハにおける治療経験者間の有効対処法として，温熱，コード部分や皮膚および周囲筋のストレッチなどを実施することで，その後の運動機能面の障害や痛みの症状が改善したとの報告もあるが，治療中に血管やリンパ管が切れることもある[19]．介入効果に関するエビデンスには至っていないのが現状であるため，主治医と相談のうえ慎重に治療を進めるべきである．

6. 乳房再建術後のリハビリテーションの注意点

乳房再建術後は，特に形成外科医と詳細に連携をとりながらリハを進める．

腹直筋皮弁移植術後は，腹圧がかかると腹壁瘢痕ヘルニアが生じることがあるため，腹圧をかけずに起居動作や ADL の指導を実施する．抜糸後は体幹筋の筋力増強運動を段階的に取り入れる．広背筋皮弁移植術後およそ1週間は，腋窩圧迫や過度の肩挙上に気をつける．

ティッシュエキスパンダーを挿入した場合，1週間は大胸筋の積極的な伸張を控える目的で，肩屈曲外転は 90°程度にとどめ，過度の外旋を避ける[20]．しばらくはワイヤー入りのブラジャーは控えたほうがよいとされ，挿入位置のずれや破損を予防するよう運動や動作に留意する．インプラント挿入後も，そのずれを防止するために激しい運動は控えるよう指導する．

7. リンパ浮腫へのアプローチ

リンパ浮腫発症の機序および，用手的リンパドレナージなどの具体的な治療については，5章(➡191頁)を参照されたい．

術後には，リンパ浮腫を発症しないように，または発症後も早期に発見し対応することで悪化を防止するための指導を実施する．リンパ浮腫発症の仕組みを伝えるとともに，日常生活上の注意点を説明する．生活指導の内容は主に，感染や炎症を予防すること，頑張りすぎずに休憩をはさむこと，患側上肢の締めつけを防ぐことに加え，浮腫の早期発見方法および挙上位について，適正体重を維持すること，などが要点となる(図3)．また，状況に応じて弾性着衣の着用指導も実施する．

リンパ浮腫発症の機序からすると，リンパ節の郭清を行った患者がハイリスクであるのは明らかだが，放射線療法やセンチネルリンパ節生検ののちに浮腫を発症したという報告も皆無ではないことから，発症の可能性が少しでもある場合には念のため情報提供や生活指導を実施するとよい．

8. 乳がん術後のリハビリテーションを担う職種

乳がん術後のリハの中心は，理学療法士，作業療法士である．しかし，看護職が病棟でチームとなってかかわる施設もあり，リハ専門職がまったく関与できていない場合もある．また，リハの内容においてもばらつきがあり，部分切除の患者のリハや，下着やかつらの情報提供まではとても手がまわら

> **リンパ浮腫はどうしておこる？**
>
> 　脇の下のリンパ節はリンパ液が通過する関所のような場所であり，免疫に関与し悪い病原体などのろ過の役割も担っています．リンパ液には蛋白質が含まれていますが，乳がんの手術でリンパ節を切除することで，リンパの流れが悪くなることがあります．皮膚に近い場所で側副路をつくり，なんとか通常の働きを保とうとしますが，それでもリンパ管に入れなかったリンパ液の蛋白質は皮下組織に滞留し，膠質浸透圧という力によって水分を引きつけることでリンパ浮腫を発症します．
>
> 　リンパ浮腫は，リンパ節を切除したら100％発症するというわけではありません．逆に，リンパ節の切除がなくとも治療の副作用で症状が現れる患者さんもいます．また，手術から10年以上経過してから発症する患者さんもいるなど個人差があります．
>
> 　リンパ浮腫を発症し，重症化してからでは改善に難渋することが多いため，できるかぎり，リンパ浮腫がおこらないように注意することが大切です．
>
> **退院後の生活上の注意点**
> 1）感染や炎症を予防する
> ・日焼けややけどを予防しましょう．炎天下への外出時は日焼け止めクリームや日傘，帽子，手袋などの使用をする，長袖を着用するなどの工夫をしましょう．
> ・虫に刺されないように虫よけを使用しましょう．刺されても掻かずにかゆみ止めを使用しましょう．
> ・カミソリでの無理なムダ毛処理は避け，爪やささくれの適切なケア，あせもの予防を心がけましょう．
> 2）頑張りすぎずに休憩をはさむ
> ・長時間重い物を持たないようにしましょう．
> ・リュックサックに重い物を入れて長時間背負わないようにしましょう．
> ・PC操作や手作業など，同じ姿勢での作業を続けるときは休憩をはさみ，腕を上げて適度に動かしましょう．
> ・ゴルフやテニスなどの遠心力のかかるスポーツはほどほどにしましょう．
> 3）患側上肢の締めつけを防ぐこと
> ・点滴や注射，血圧測定は，手術をしていないほう，またはむくみのないほうで受けましょう．
> ・皮膚を締めつけるような衣服の着用は避けましょう．
> 4）浮腫の早期発見方法および挙上位
> ・腕や肩の重だるさ，一晩寝ると消失する軽度のむくみ，などが初期症状として現れやすいことを知り，早期発見に努めましょう．
> ・もし，上記のような症状が現れたときには，就寝時に腕と手を枕やクッションに乗せて心臓より少し高い位置を保ちましょう．極端に高くしなくても，10〜15cm程度で大丈夫です．また，挙上した状態で，手指や肘の曲げ伸ばしをすることで筋肉のポンプ作用によりリンパ液の流れが促進されむくみが改善されることがあります．
> 5）その他
> ・適正体重を保ちましょう
> ・明らかに浮腫を発症した，発赤がみられる，炎症をおこしている，などの場合は速やかにリンパ浮腫に対応している医療機関を受診しましょう．
> ・鍼やお灸，強い力でのマッサージは避けましょう．

図3　手術後のリンパ浮腫の予防と対策
（昭和大学江東豊洲病院リハビリテーション室患者向けパンフレットより一部抜粋）

ない，という施設もあると思われる．

　しかし，リハの目的はリハ専門職がすべてを実施することではなく，患者がすべての公平で有益な情報を受け取ることが重要であるために，多職種で乳がん術後に必要な項目を共有し，役割分担をし，隙間のないように連携しながら支援していくことが重要である．

症例

1. プロフィール：30歳代，女性．右利き．家族は夫と2歳息子の3人．職業はキャビンアテンダント
2. 診断名：左乳がん
3. 現病歴：X−2月，乳がん検診にて左乳がんの診断．X日，左乳房部分切

除術（乳房温存術），センチネルリンパ節生検後の迅速診で陽性のため腋窩リンパ節郭清術施行

4. 初期評価（術前評価）：

健康状態：

疾病；左乳がん

全体像；非利き手側の乳がん切除ではあるものの，職業上は荷物の上げ下げなど両手動作が必須で，移動も多く不規則である．育児においても頻繁に上肢を使用する．歩行も応用動作も可能．日常生活も問題なく遂行可能であり，周囲からは健康とみられているものの，がんという疾病のために予後を含めて不安は大きい

心身機能：

ROM；肩関節をはじめ既往による疼痛や可動域制限なし

筋力；肩周囲筋 MMT 5，握力 右/左 34/30 kg，上肢浮腫なし
　　　乳がんの診断を受けたことで精神的に不安定になることがある

活動：日常生活を送る能力は保たれている

参加：通院の影響で仕事を休みがちになっている

環境・個人因子：職場の理解が得られており，治療に専念できる．入院中の子どもの世話は実母が担当する．前向きで明るい性格

5. リハビリテーション計画：

基本方針：まずは家事育児への復帰を目指し，時期をみて職場復帰を果たすことを目標にリハを実施．心理面の変化にも留意し，適宜支援する

プログラム：ROM 維持向上訓練，筋力維持向上訓練，生活動作指導，リンパ浮腫予防のための生活指導，リラクゼーション，情報提供，自主トレーニング指導

6. 経過：

X＋1日：リハビリテーション開始．疼痛は自制内．術創部，ドレーン挿入部，浮腫が生じていないことを確認．頸部・肩および肩甲帯・体幹のリラクゼーションを施し，患部外の関節運動，肩関節屈曲 90°・外転 45° 程度までの自動運動を徐々に開始．恐怖感から自動運動が十分に促せないため，ごく緩やかな自動介助運動を追加．腋窩リンパ節郭清術施行後のため，リンパ浮腫の発生機序と日常生活指導を実施

X＋5日：ドレーン抜去．積極的に ROM 訓練を開始．自主トレーニングのプリントに沿って病棟でも1日2回程度の訓練を実施してもらう．病棟内 ADL は自立レベルへ改善したが，左術側をかばうように歩く姿がみられたため，引き続き頸部・肩・体幹を中心にリラクゼーションを促し，歩行における上肢の動きを評価，指導．下着やパッドの情報提供を実施

X＋7日：退院．肩関節自動屈曲 120°，外転 90°，最終域での疼痛あるも

　　　　　　自制内．MMT 4，握力 31/24 kg，浮腫は認めず
　　　X＋1月：肩関節自動屈曲 150°，外転 120°，筋力は術前の値まで改善．
　　　　　　職場を病欠中だが，仕事上重い物を持つ頻度が多く配置転換を
　　　　　　申し出たほうがよいか検討中．自主トレーニングの確認指導
　　　X＋2月：肩関節自動屈曲 165°，外転 160°，腋窩に腋窩ウェブ症候群
　　　　　　（AWS）発症．温熱療法と周囲組織のストレッチを追加．退院後
　　　　　　の ADL/IADL には問題なし
　　　X＋3月：ROM は術前と同程度に改善．上肢の浮腫認めず，AWS も消失
7. 最終評価：職場には配置転換を申請したとのこと．地上職として必要と
　　　　　なる機能を聴取し，動作の確認を実施．問題がないため，リハはいった
　　　　　ん終了となった

ポイント

　30歳代という比較的若年で，子育てと仕事を両立しているなかで，乳がんを発症し，手術が施行された症例である．リハの基本方針を，家事育児への復帰から職場復帰へと段階的に目標を定めて対応した．また，心理面にも配慮し，家人の支援や職場の理解を得ることができ，スムーズな経過をたどることができた．

　社会的な役割を担っている世代での発症は，精神心理的ダメージや先行き不安をいだきやすいので，術後に生じうる障害や回復過程について十分に説明し，社会復帰までのタイムラインを具体的にイメージしてもらうことが重要である．

Advanced Study　人工物による乳房再建術

　人工乳房再建術では，まずティッシュエキスパンダーと呼ばれる皮膚拡張器を挿入し，生理食塩液を注入しながら数か月かけて徐々に皮膚とその周辺の組織を伸張させる．そののちインプラント，すなわちシリコン製人工乳房を挿入する．自家組織による乳房再建と比べて，手術時間や入院期間が短く，手術による体への負担も小さいため，長期間の入院ができない人や早く社会復帰をしたい人に適している．2013年より乳房切除術を受けた患者がインプラントによる再建を行う場合，健康保険の適用となった．また，再発率の問題などをふまえて乳房切除術が再び増加傾向にあるとの報告もみられることから，今後再建術後のリハを必要とする患者が増加する可能性もある．

Topics 💡 乳がん検診

　乳がん検診は，一般的に視診，触診，超音波検査（乳腺エコー），およびマンモグラフィー（乳房X線検査）で行う．エコーは，人間の耳には聞こえない音を発し，臓器に音を当てて返ってくる反射の様子を画像にしている．マンモグラフィーは2次元で，乳房を挟んで潰して画像撮影する．若年，授乳中，非常に乳腺の濃度が濃く不均一である人などの場合は，質のよい撮影が行われても，約10～15％の乳がんがマンモグラフィーのみでは見落とされる恐れがあるといわれ，エコーを併用することがある．最近では，3Dマンモグラフィーという複数の方向から撮影し3次元的に再構成することにより，画像の重なりを排除して診断する装置や，PEM（乳房専用PET）検査と呼ばれる，がん細胞ができ始めの段階である1.5 mmという微小な腫瘍も発見できる装置も開発・導入されている．乳がん患者は年々増加しているものの，わが国の乳がん検診受診率は欧米に比べて低い．年齢やリスクによって，複数の方法での検診を実施し，検診の頻度を検討することなどが重要である．

文献

1) Hori M, Matsuda T, Shibata A, et al：Cancer incidence and incidence rates in Japan in 2009：a study of 32 population-based cancer registries for the Monitoring of Cancer Incidence in Japan (MCIJ) project. Jpn J Clin Oncol 45：884-891, 2015
2) 国立がん研究センター　がん対策情報センター：全国がん罹患モニタリング集計 2006-2008 年生存率報告．(http://ganjoho.jp/data/reg_stat/statistics/brochure/mcij2006-2008_report.pdf)
3) 野口昌邦：乳がんテキスト―正しい知識と理解のために．pp65-79，南江堂，2008
4) Morrow M, Harris JR：More mastectomies：is this what patients really want? J Clin Oncol 27：4038-4040, 2009
5) McNeely ML, Binkley JM, Pusic AL, et al：A prospective model of care for breast cancer rehabilitation：postoperative and postreconstructive issues. Cancer 118：2226-2236, 2012
6) Moskovitz AH, Anderson BO, Yeung RS, et al：Axillary web syndrome after axillary dissection. Am J Surg 181：434-439, 2001
7) Reedijk M, Boerner S, Ghazarian D, et al：A case of axillary web syndrome with subcutaneous nodules following axillary surgery. Breast 15：411-413, 2006
8) Bergmann A, Bourrus NS, Carvalho CM, et al：Arm symptoms and overall survival in Brazilian patients with advanced breast cancer. Asian Pac J Cancer Prev 12：2939-2942, 2011
9) Kepics JM：Physical therapy treatment of axillary web syndrome. Rehabilitation oncology. 2004 (http://www.highbeam.com/doc/1P3-626819761.html)
10) 辻　哲也：リンパ浮腫のリハビリテーション．臨床リハ 13：1002-1011, 2003
11) 大澤　彩，川間健之介：乳がん術後患者の生活上の障害とリハビリテーションの課題―文献研究を通じて．作業療法研究学会誌 16：19-29, 2013
12) 大澤　彩，千田直人，田畑　剛，他：乳がん術後患者のADLとQOL―作業療法の必要性の検討．作業療法 29：170-182, 2010
13) McNeely ML, Campbell KL, Ospina M, et al：Exercise interventions for upper-limb dysfunction due to breast cancer treatment. Cochrane Database Syst Rev 16, 2010
14) McNeely ML, Campbell KL, Rowe BH, et al：Effects of exercise on breast cancer patients and survivors：a systematic review and meta-analysis. CMAJ 175：34-41, 2006
15) Kirshbaum MN：A review of the benefits of whole body exercise during and after treatment for breast cancer. J Clin Nurs 16：104-121, 2007
16) Li XM, Zhou KN, Yan H, et al：Effects of music therapy on anxiety of patients with breast cancer after radical mastectomy：a randomized clinical trial. J Adv Nurs 68：1145-1155, 2012
17) Shamley DR, Barker K, Simonite V, et al：Delayed versus immediate exercises following surgery for breast cancer：a systematic review. Breast Cancer Res Treat 90：263-271, 2005
18) Harris SR, Schmitz KH, Campbell KL, et al：Clinical practice guidelines for breast cancer rehabilitation：syntheses of guideline recommendations and qualitative appraisals. Cancer 118：2312-2324, 2012
19) 大澤　彩，作田浩行，後藤美和，他：乳がん術後患者のAxillary Web Syndromeへの対応に関する実態調査．作業療法研究学会誌 17：19-24, 2014

20) 田尻寿子, 辻 哲也：乳がんの周術期リハビリテーション. 辻 哲也(編)：がんのリハビリテーションマニュアル. pp126-136, 医学書院, 2011

3 脳腫瘍

> **Essence**
> - 脳腫瘍においては腫瘍の局在により多彩な症状が出現するため，**機能予後**を判断してリハビリテーションを進める必要がある．
> - 腫瘍の悪性度により**生命予後**が限られてくる場合もあるので，予後不良の場合には患者の**生活の質（QOL）**を尊重したリハビリテーション目標を立案することが重要である．
> - 脳腫瘍のリハビリテーションは脳卒中や頭部外傷に準じて実施されるが，脳腫瘍では術後に放射線療法や化学療法が併用される場合があり，**副作用**の出現に注意しながら進める．

1 脳腫瘍による神経脱落症状の発生頻度

脳腫瘍の症状は頭痛や嘔気などのような頭蓋内圧亢進症状と巣症状に分類される．リハを実施するうえで特に問題となる神経脱落症状は，認知障害，運動麻痺，感覚障害，構音障害，摂食嚥下障害などである．これらの症状は重複することも多い．なかでも認知障害と片麻痺，四肢麻痺は約80％に生じるとされており，発生頻度が高い症状である．また，3種類以上の症状を合併している患者は7～8割程度存在し，5種類以上合併している場合も約4割存在すると報告されており（図1）[1]，複数の症状に適切に対応することが望まれる．

加えて，脳梗塞などの病巣によりある程度症状が推測できる場合とは異なり，腫瘍の発生した部位により，たとえば上肢中枢側だけの運動麻痺や拮抗失行などのような特徴的な症状を呈する場合もある．

頭蓋内圧亢進症状 腫瘍の増大などにより，頭蓋内圧が15mmHgを超える状態が持続すると，頭痛，嘔気・嘔吐，うっ血乳頭による視力障害などの症状をきたす．適切な治療を行わないと脳ヘルニアを起こして死に至る．

巣症状 腫瘍による神経の圧迫や浸潤により，圧迫部位に生じる神経脱落症状である．深部の腫瘍では意識障害が生じることが多く，視交叉部では経路障害としての視力，視野障害が生じる．

2 生命予後

脳腫瘍患者にリハを実施する場合には，運動麻痺の改善などのような機能的予後とともに生命予後に配慮する必要がある．

日本脳神経外科学会脳腫瘍全国統計委員会の2017年度版脳腫瘍全国集計調査報告[2]によると，原発性脳腫瘍である膠芽腫における術後生存率は，1年で60.3％，3年で15.9％，5年で16.0％，髄膜種では1年で98.7％，3年で

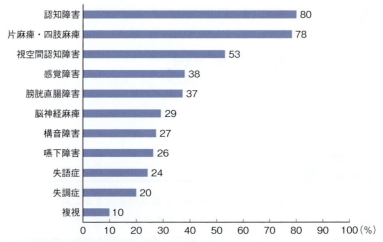

図1 脳腫瘍の神経脱落症状(原発性と転移性を含む)
認知障害と運動麻痺は約80%と発生頻度が高く,次いで視空間認知障害となっている.
(Mukand JA, Blackinton DD, Crincoli MG, et al : Incidence of neurologic deficits and rehabilitation of patients with brain tumors. Am J Phys Med Rehabil 80 : 346-350, 2001 より)

97.6%,5年で96.2%であり,腫瘍の悪性度に応じて,予後を考慮した介入が必要であることがわかる.また,転移性脳腫瘍においては,1年で58.2%,3年で32.1%,5年で23.9%であり,原発巣のコントロール状況に応じて差があるものの同様の考慮が必要である.

髄膜腫などのような生命予後の良好な脳腫瘍においては,長期間にわたり神経症状が改善する場合もある一方で,生命予後の悪い場合には,本人や家族の意向を尊重しながら介入する必要がある.

また,転移性脳腫瘍の場合には,原発巣が別にある遠隔転移であるため,病期分類としてはStageIVであり,生命予後が不良であることに加えて,たとえば原発巣が肺がんの場合には呼吸器症状を伴うなど,リハの進行に影響を与える症状を合併していることがある.

運動麻痺が重度で生命予後も限られており,本人・家族が早期の自宅療養を希望している場合には,残存機能を補うための自助具や福祉機器の導入を速やかに検討し,退院支援を行う.状況の変化に柔軟に対応し,機能訓練に終始することで退院の時期を逸しないように注意する必要がある.

また,予後が患者本人に告知されているかどうかもリハを進めていくうえでは問題となることがあるので,主治医から情報収集を行っておくとよい.

❸ 治療

脳腫瘍の代表的な治療には手術,放射線療法,化学療法がある.リハを実施する場合の多くは術後であるが,術後の後療法として放射線療法や化学療法が併用されることがあり,その副作用によりリハの実施に難渋する場合もあるため,注意点を述べる.

1. 手術療法

　一般的な頭蓋内腫瘍摘出術の適応は，全身状態が安定した単発で腫瘍径が3 cmを超える場合や中心偏位が1 cm以内の場合である．

　また，腫瘍の種類によって全摘出を目指す場合と，部分的に摘出し，腫瘍の容積を少なくすることで症状の改善を目指す場合がある．加えて，腫瘍の局在も重要であり，運動野や錐体路に浸潤している場合には，手術を行うことで，術前よりも症状が増悪することもある．

　原発性脳腫瘍のうち，髄膜腫のような実質外良性腫瘍では全摘出が基本とされるが，脳神経や血管との癒着が懸念される場合には部分摘出となる場合もある．一方で，膠芽腫のような悪性腫瘍は，脳実質に浸潤しながら増加するため，腫瘍周辺の機能温存を考慮して，完全に摘出することが困難である．そのため，術後に再発を認めることも多く，放射線療法，化学療法などの後療法が行われる．

　転移性脳腫瘍においては，患者のQOLが優先されるため，手術は一時的な手段として，神経症状の緩和や脳圧コントロール目的に行われる．手術適応も全身状態や転移巣が単発であること，重篤な神経脱落症状がないこと，原発巣の治療経過が良好で，さらなる臓器への転移がないことなどとなっている[3]．

　転移性脳腫瘍の予後予測因子としては，KPSや病巣のコントロール，年齢，脳以外への転移の有無があげられている．

▶KPS
Karnofsky Performance Scale

2. 放射線療法

　手術と組み合わせて放射線療法を実施する場合には，照射による合併症の出現に注意を払う．合併症は，照射開始後2週間以内に生じる急性期障害と照射終了後1～4か月以内に生じる遅発早期障害，照射終了後4か月～4年のうちに生じる遅発晩期障害に分類される．それぞれ表1に示すような特徴があるが，急性期症状が速やかに消失することが多いのに対して，晩期障害は残存することが多い．血液データや皮膚症状などを日々注意深く観察し，主治医に確認しながら進めるとよい．

　脳腫瘍における放射線療法では，正常組織への侵襲をいかに回避するかが課題となる．ガンマ線を用いたガンマナイフでは，照射野を3次元的に計測し，1回の治療で多方向から集中的に照射し，周辺組織への影響を最小限とすることができる．

　適応が腫瘍径3cm程度の小型の腫瘍であることが難点であるが，転移性脳腫瘍で手術の適応とならない場合に用いられることもある．

3. 化学療法

　代表的な副作用として，嘔気・嘔吐，骨髄抑制による白血球減少，血小板減少，貧血，末梢神経障害による手足のしびれなどがあげられる．

　原発性脳腫瘍においては，Grade3，4の悪性度の高い腫瘍が適応となり，放射線療法と併用される．一方，転移性脳腫瘍は原発巣が化学療法への感受性が高い乳がんや小細胞肺がんにおいて行われる．しかし，転移性脳腫瘍への単独治療としての化学療法は積極的には行われない．

表1 放射線療法の副作用

急性期障害
組織透過性の亢進による浮腫や粘膜などの細胞再生系で出現することが多い 急性の全身反応：食欲不振，倦怠感 急性の局所反応：① 浮腫，② 皮膚障害，③ 口腔咽頭粘膜の障害，④ 消化管症状，⑤ 喉頭の浮腫，⑥ 唾液腺の疼痛，腫脹
晩期障害
神経系：① 脳障害：白質脳症など，② 脊髄障害：下肢の脱力，③ 末梢神経障害：腕神経障害，視神経障害 皮下の硬結・リンパ浮腫 骨関節障害：拘縮 口腔，唾液腺の問題：耳下腺照射での唾液分泌低下，口腔乾燥など 喉頭，咽頭：浮腫が生じると嚥下困難や嗄声が続く

急性期障害の全身倦怠感とともに，摂食嚥下にかかわる粘膜症状の出現に注意を払う．

　リハ実施上の問題としては，点滴による訓練時間の制約や点滴ルート留置による活動制限などがある．定期的に血液データの変動を確認しながら，骨髄抑制が生じればベッドサイドリハに移行するなど柔軟に対応し，嘔吐が強い場合には無理をしない．訓練時に息切れが生じる場合，呼吸器の問題ではなく，赤血球の減少が原因であることもある．また，血小板の減少時には，過度な ROM 訓練などでの出血傾向に注意を払う．

❹ リハビリテーションの目的

　脳腫瘍患者へのリハビリテーション（以下リハ）の目的は，さまざまな機能障害に起因する能力低下に対して，その機能や活動を可能なかぎり回復または代償手段を用いて向上させ，QOL を高めることにある．

　その介入内容は，基本的に脳卒中や頭部外傷に準じて実施されることが多いが，疾患の特徴や術後に併用されることの多い各種後療法の副作用に配慮する必要がある．

　また，腫瘍の悪性度が生命予後に影響を及ぼすため，機能予後と併せて生命予後を考慮した支援が必要になる．生命予後が限られている場合には，患者・家族のニーズを尊重して速やかな退院支援を行う．その際には，回復モデルを中心に据えるのではなく，代償モデルの観点から，低下した能力を機器や住宅改修，人的な介助により補う視点が重要となる．

❺ 周術期リハビリテーションの実際

　脳腫瘍の症状は高次脳機能障害，運動麻痺，感覚障害，視空間認知障害，構音障害，摂食嚥下障害などさまざまである．また，働き盛りでの発症例もあり，心理的にも抑うつを認めることもあるので，偏りなく全体像を捉えることが重要である．

　以下に予防期，回復期，維持期，緩和期の介入について述べる（表2）．

表 2 脳腫瘍におけるリハビリテーションの概要

予防期	・術前評価を行い，術後リハビリテーションについて説明する ・術後は経過良好であれば終了も検討する
回復期	・心身機能障害，ADL障害を呈する場合には回復期リハビリテーションに移行する ・高次脳機能障害が高頻度に出現することや，放射線療法などが併用され症状が変動することもあるので柔軟に対応する ・生命予後が不良な場合には早期の退院が検討されることもあるので，機器などの導入による機能代償を視野に速やかに対応する
維持期	・現状の能力を十分活用し，廃用を予防することで，徐々に低下する機能を可能なかぎり維持，改善していく ・動作能力の低下を代償的手段で補いながら，自立度を高め，要介助の場合には介助量の軽減をはかる ・自宅療養の場合には入浴サービスなどの各種サービス活用の情報提供を行う
緩和期	・頭蓋内圧亢進や腫瘍の増大が避けられず，意識障害が出現し，身体機能も低下してくる ・拘縮予防などの二次的障害を避けるための介入が中心となるが，介助下でも車椅子に乗車できるようであれば，機能維持のために座位での活動を継続して支援する ・主治医らと相談してリハビリテーションの内容や適応の再検討が必要となる

表 3 脳腫瘍患者へのリハビリテーション評価

情報収集	診断名，ステージ，治療内容，告知状況（機能予後，生命予後），家族構成，家屋構造，職業，社会保障制度の利用など
高次脳機能評価	失語症，記銘力障害，注意障害，半側空間無視，失行，遂行機能障害など
運動機能評価	運動麻痺，筋力低下，運動失調の有無，筋緊張，関節可動域，上肢機能，坐位・立位バランス，歩行，移乗など
感覚機能評価	表在覚，深部覚，複合感覚，疼痛など
日常生活動作	セルフケア，家事，買い物，交通機関の利用，自宅での役割，職業関連活動など

1. 予防期

多くの患者に手術が施行されるため，術前評価により術後介入の方法を検討する．また，術後早期の歩行やADLの獲得を目的とした周術期のリハは重要である．

術前評価は，機能評価や患者の希望を把握し，腫瘍の悪性度から生命予後なども考慮したうえで，術後リハの目標設定に活用する．また，術後リハを多職種で支援していくことを説明し，信頼関係を構築しておくことも重要である．

具体的な評価項目は表3に示すとおりであり，脳卒中・頭部外傷に準じて，運動・感覚機能，高次脳機能，ADL・IADLなどの評価を実施するとよい．各種術前評価の合間に実施することもあるので，疲労に注意して簡便な内容に項目を絞って実施するなどの配慮が必要である．

術後早期は不要な安静を避けることで，筋力や心肺機能の低下などの廃用症候群を可能なかぎり予防していくことが必要になる．

脳腫瘍においては認知機能障害が高頻度で出現することから，特に転倒に注意しながら離床をはかる．また，栄養状態を考慮すると早期の経口摂取が望ましいが，意識状態が不良な場合には唾液などによる誤嚥性肺炎への注意が必要である．

嚥下障害が疑われる場合には，ベッドサイドにて嚥下の各期を評価し，必要に応じて嚥下造影検査を実施することにより，誤嚥のメカニズムを明らかにしたあとに，間接訓練，直接訓練へと進めていく．

高次脳機能障害は術後早期には意識障害の影響で顕在化しない場合もある．基本的には脳卒中・頭部外傷での対応に準じて評価，介入を行うが，まずはスクリーニング検査を行い，ベッドサイドで注意深く行動を観察する．

半側空間無視は食事場面で明らかになる場合もあるが，歩行開始後に左半身を物にぶつけるなどの行動で表面化することもあり，環境により出現の仕かたが異なるので注意を払う．

多くの場合は回復期リハに移行することになるが，機能状態が良好で移動や身辺動作が実施可能である場合は，評価にてフォロー終了となる場合もある．

2. 回復期

運動麻痺などの神経脱落症状を中心とした心身機能の低下や活動制限に対しては，回復期のリハとしてかかわる．

脳腫瘍の場合，術後の後療法として放射線療法や化学療法が併用される場合もあるため，前述したような倦怠感や骨髄抑制などの副作用に注意を払いながら進めていく．

症状に応じた介入が基本となるが，機能的予後や生命予後を考慮して進める必要がある．広範囲な腫瘍切除により生じた重度の片麻痺の場合には，機能的予後が不良のため，身体機能やADLの回復に時間を要する．そのため，代償モデルと回復モデルを併用しながら，利き手交換や下肢装具の作製による歩行訓練が導入されることが多い．

一方で生命予後が限られている場合には，各種制度を活用して退院後の生活環境を整えるために時間を要することもあるので，チームとしての方針を明確にしておく．

再発が避けられず，生命予後が不良の場合には，大掛かりな家屋改修を行う時間的ゆとりがない場合もあるため，速やかに生活環境の評価を行い，福祉用具での対応について検討する．福祉用具の活用については，年齢や予後により，介護保険の利用が見込める．

予後が良好な場合は復学や復職の支援に取り組むことができる．復職の場合には，通勤手段などを具体的に検討し，また職務内容に応じてパソコン操作などの直接訓練を行うことで，その実用性を判断し，場合によっては配置転換などを検討する必要もある．

退院時には，二次的障害予防のプログラムについて，患者自身または家族と実施するROM訓練や日常生活上の注意点の指導を行う．

3. 維持期

維持期のリハの主な対象は，手術後の放射線・化学療法などが終了した回復期リハを経た患者となる．この時期には自宅に退院し，社会復帰を果たせている患者がいる一方で，徐々に心身機能が低下している患者も存在する．

維持期のリハの目的は，廃用を防止しつつ，代償的なアプローチにより，

活動の維持・向上をはかり，QOL を維持することにある．その支援内容は，自宅で実施できるホームプログラムの提案や自助具，福祉用具の紹介，家族への介助指導などが中心となる．歩行訓練の際も転倒に注意しながら，体力維持へと目的を修正しながら継続するとよい．

廃用の予防については，運動麻痺により筋緊張が亢進している場合には，ROM 制限が出現することもあるので，ROM 訓練の指導を行うなど個別の対応が必要となる．

4. 緩和期

腫瘍の増大による頭蓋内圧亢進症状などにより，意識障害が出現する時期になると，主体的な活動の実施が徐々に困難となり，元々の症状に加え，廃用の要素が顕在化してさらなる活動の低下を示す．

この時期のリハは，患者自身の判断が困難となるため，家族や主治医とも相談のうえで，継続やプログラム内容の再検討が必要となる．機能維持を目的とした支持的なプログラム内容へ変更し，家族による愛護的な ROM 訓練の実施など，家族と過ごす時間についても配慮する．

症例

1. プロフィール：50 歳代後半の男性，右利き．家族構成は妻と二人暮らし．職業は会社員(デスクワーク)．家屋構造はマンションの 2 階，トイレ洋式，布団就寝
2. 診断名：転移性脳腫瘍
   障害名：右不全片麻痺，高次脳機能障害，嚥下障害
3. 現病歴：X 月，物忘れが出現し，洗面台で排泄しようとするなどの行動があり，近医を受診して脳腫瘍を指摘され，専門病院に紹介入院となった．入院後の胸部 CT にて右上葉に腫瘍病変を指摘され，肺を原発巣とする転移性脳腫瘍と診断された．脳腫瘍は左側脳室近傍に 4cm であり，入院 1 週間後に開頭腫瘍摘出術を施行されたが，全摘は困難であり部分摘出であった．術後から病棟内 ADL，嚥下障害の改善を目的に理学療法，作業療法，言語聴覚療法が開始された．原発巣の治療のために，経過中に呼吸器科に転科して肺がんに対する放射線・化学療法を並行しながら実施した
4. 初期評価：
   心身機能：挨拶や簡単な会話は可能であり，氏名は言えるが，日付，年齢とも不正解であった．MMSE は 12 点であり，見当識課題や遅延再生，算数，逆唱で失点した．身体機能においては，ROM 制限は特に認めず，運動麻痺は Br.Stage 右上肢 Ⅳ，手指 Ⅳ，下肢 Ⅳ であり，簡易上肢機能検査(STEF)は右 71 点，左 93 点であった．身の回りのことは自分で行いたいという希望が聞かれた

▶MMSE
Mini Mental State Examination

▶STEF
Simple Test for Evaluating Hand Function
簡易上肢機能検査

▶FIM
Functional Independence Measure
機能的自立度評価法

活動制限・参加の制約：FIM は 45 点で ADL 全般に軽度～中等度介助が必要であった．更衣場面では下衣を被ろうとするなど着衣障害を認めていたが，口頭指示や軽介助で修正が可能であった．歩行は見守りで可能だが，跛行を認めていた．現状では職場復帰は困難な状況にあった

5. リハビリテーション計画：
   基本方針：呼吸器科での原発巣の治療に合わせてリハを実施し，身辺動作の拡大，嚥下障害の改善を目指す．治療終了後は速やかに在宅復帰ができるように，住環境などの評価も行う
   訓練プログラム：PT；歩行訓練，下肢筋力増強運動，OT；上肢機能訓練，ADL 訓練，住環境評価，ST；嚥下訓練

6. 経過：
   X+1月：治療と並行してリハを実施したが，途中全身倦怠感の出現のために実施できない期間があった．しかし，FIM は 55 点となり経口摂取がむせなく可能となり，MMSE は 16 点となった
   X+3月：化学療法 1 クール終了後は FIM が 99 点まで向上し，STEF は右 72 点，左 90 点，MMSE は 18 点となった．しかし，その後，右半身に痙攣発作が出現して一時的な脱力を認めた．画像所見により，腫瘍摘出部後方の局所再発を指摘された．身辺動作はおおむね自立していたが，以降，徐々に右下肢の跛行が目立つようになり，本人も動きの悪化を自覚していた．身体機能は，右上下肢の Br.Stage は上肢Ⅳ，手指Ⅲ，下肢Ⅴとなり，STEF は右 47 点，左 81 点で巧緻動作を要する課題で低下した

7. リハビリテーション計画の変更：
   治療方針の変更：再発を認めたことから，治療方針が再検討された．余命は 3 か月程度であり，本人と家族の意向をふまえて，PT・OT を中心に住環境整備を行うことでの自宅療養へ移行する方針となった
   訓練プログラムの変更：PT；杖歩行練習，OT；住環境整備指導，ADL・IADL 訓練，MSW；介護保険の申請の助言

8. 最終評価：
   退院までの期間は，身体機能の維持目的でのプログラムを実施し，杖歩行は自立，ADL は入浴に軽介助が必要となった．
   介護保険の第 2 号被保険者の申請により，電動ベッド，車椅子をレンタルし，トイレには据え置き式の手すりを設置，浴室にはシャワーチェアと浴槽台を導入することで，家族の介助量を軽減して自宅退院に至った．
   退院時には家族に介助方法の助言，家族とともに実施する ROM 訓練などを指導し，訪問看護に申し送りを行い，リハ終了となった

> **ポイント**
> 転移性脳腫瘍は原発巣の治療と並行してリハが実施される．また，生命予後が不良であるために，本人・家族の意向をふまえて，治療終了後に速やかに在宅復帰できるような先を見越した対応が必要となる．

治療経過のなかで再発を認めたため，リハ方針が変更となった．介護保険を利用し，福祉用具を導入することで，円滑な自宅退院に結びつけることができた．

Topics 💡 介護保険の活用

介護保険の対象は原則的に65歳以上の第1号被保険者であるが，2006年度より「がん末期(治療が困難で，介護が必要になった場合)」と診断されれば，40～64歳までの第2号被保険者でも介護保険の利用が可能となった．

生命予後が限られている場合に，速やかに自宅に退院するためには，大掛かりな住宅改修を行う時間が取れず，それまでは活用できる社会保障制度も限られていた．

介護保険が活用可能になったことで，電動ベッドレンタルなどの福祉用具貸与，シャワーチェアの購入などの特定福祉用具販売を活用した円滑な退院支援が実現するようになった．また，介護負担の軽減に向けた訪問介護や訪問リハの活用も可能となった．

これにより，医療機関と介護保険サービスとの連携も重要になってきており，退院前カンファレンスなどを通じた情報交換を行う機会が増えてきている．

Advanced Study 柔軟なリハビリテーション計画の変更

一般的な脳卒中のリハが脳の可塑性による回復を見据えた介入となる点に比べ，悪性脳腫瘍の場合，生命予後を考慮するべき状況があることが明らかに異なる．

また，手術後の放射線，化学療法による副作用で，積極的なリハに取り組みにくい状況がある．これらの治療に一定の期間がかかることで，入院中に再発や急速な症状の増悪を認め，急にリハ方針が変更になること多々ある．

そのため，目標設定の際には腫瘍の悪性度から，安全性，実用性を念頭に，短期間で自宅退院する場合も想定しながら，現実的なリハ対応をイメージしておくとよい．本人には診断名のみで生命予後の告知をしていないこともあるので，医療スタッフの発言内容やリハ実施の説明の際には注意が必要である．

原発性脳腫瘍，転移性脳腫瘍ともに，50～60歳代に発症のピークがあり，患者自身の社会的な役割も大きな時期に重なることも多い．再発などによる種々の心理的反応を捉えて，支持的に介入することが重要である．

文献

1) Mukand JA, Blackinton DD, Crincoli MG, et al : Incidence of neurologic deficits and rehabilitation of patients with brain tumors. Am J Phys Med Rehabil 80 : 346-350, 2001
2) Brain Tumor Registry of Japan (2005-2008). Neurol Med Chir (Tokyo) 57 (Supplement-1) : 9-102, 2017
3) 児玉南海雄, 峯浦一喜 (監修) : 標準脳神経外科学 第14版. 医学書院, 2017

4 頸部リンパ節郭清術（頭頸部がん）

> **Essence**
> - **頸部リンパ節郭清術**は，頭頸部がんの腫瘍切除時に同時に行われる場合や，他臓器からの頸部リンパ節転移後に切除術を施行する場合などがある．
> - 頸部リンパ節郭清術時には，**副神経**を温存する場合，**副神経**を切除する場合，**副神経**切除後再建術を施行する場合がある．
> - いずれの場合も，一時的・あるいは永続的に**僧帽筋麻痺**が生じることが多い．
> - 僧帽筋麻痺を生じると，**肩甲上腕リズム**が乱れ，**肩関節外転・屈曲などの可動域制限**が生じ，日常生活動作（ADL）・手段的日常生活動作（IADL）に影響を及ぼす．
> - 頸部リンパ節郭清術後は，適切なリハビリテーションが必要である．

1 術式と対象となる疾患

1. 頸部リンパ節郭清術とは

原発巣からの頭頸部リンパ節への転移がある場合の治療として行われる手術療法である．原発巣切除と同時に行われる場合と，他臓器からのリンパ節転移に対する手術療法として，頸部リンパ節郭清術が単独で行われる場合がある．また，その前後に化学療法併用放射線療法が行われることもある．

2. 頸部リンパ節郭清術の術式

頸部リンパ節郭清術は，「頸部リンパ節」を手術によって切除することである．代表的な分類として，日本頭頸部癌学会（編）「頭頸部癌取扱い規約」とMemorial Sloan Kettering Cancer Center（MSKCC）のレベル分類があり，その対応を図1に示す．

頸部リンパ節郭清術の術式は，AAO-HNSの分類によると，根治的頸部郭清術（RND），保存的頸部郭清術（MRND），選択的頸部郭清術（SND）に分けられる．

根治的頸部郭清術では，Ⅰ～Ⅵすべての領域覚で郭清が行われ，胸鎖乳突筋・副神経・内頸静脈が合併切除される．保存的頸部郭清術では，すべての領域で郭清術が行われるが，胸鎖乳突筋・副神経・内頸静脈は1つ以上は温存される．選択的頸部郭清術では，頸部リンパ節領域の一部が温存され，胸鎖乳突筋・副神経・内頸静脈は温存されることが多い[1,2]．副神経が切除され

リンパ節郭清術 手術の際に悪性腫瘍を取り除くだけではなく，がんの周辺にあるリンパ節を切除すること．がんが転移している可能性がある場合に行われる．頭頸部がんの場合は単独で行う場合もある．

▶**AAO-HNS**
American Academy for Otolaryngology-Head and Neck Surgery

▶**RND**
radical neck dissection
根治的頸部郭清術

▶**MRND**
modified radical neck dissection
保存的頸部郭清術

▶**SND**
selective neck dissection
選択的頸部郭清術

頭頸部癌取扱い規約	MSKCC レベル分類
オトガイ下リンパ節 顎下リンパ節	レベルI
上内深頸リンパ節	レベルII
中内深頸リンパ節	レベルIII
下内深頸リンパ節 鎖骨上窩リンパ節	レベルIV
副神経リンパ節	レベルV
前頸部リンパ節	レベルVI

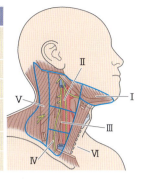

図1 頸部リンパ節の分類

た場合には，再建術が行われることもある．

3. 対象となる疾患

舌がん，口腔がん，咽頭がん，喉頭がん，歯肉がん，甲状腺がん，頸部食道がんなどの頭頸部がんの切除術に伴い施行されるが，原発巣不明がん，悪性黒色腫，有棘細胞がんなどの皮膚がんや，他臓器からのリンパ節転移が生じた場合も施行される．

> **遊離皮弁による再建** 原発巣切除後には，機能温存のために遊離皮弁による再建が行われることがある．再建材料として，遊離腹直筋皮弁，遊離前外側大腿皮弁，遊離前腕皮弁などが用いられる．創部への安静度も派生する場合があるので注意する．

2 術後の症状とリスク管理

頭頸部領域はさまざまな機能をもった臓器，重要な脈管系が密集しているため，頸部リンパ節郭清術や原発巣の摘出術後などにさまざまな症状が出現する場合がある．実際に頸部リンパ節郭清術後の患者に対応する際には，それらの症状の特徴とリスク管理方法を理解しておくとよい．

1. 僧帽筋麻痺

副神経が完全に切除された場合は，僧帽筋の動きが消失することが多いが，稀に運動障害が軽度の場合もある．

副神経が切除されたあとに再建される場合は，一定の期間ののちに回復してくる場合が多いが，回復にはやや時間がかかり，獲得される機能も温存例よりもやや低い傾向がある[3-5]．最終的に獲得される肩関節機能は，副神経が切除されたままの場合よりも良好な結果となることが多い[3]．

副神経が温存される場合には，僧帽筋麻痺がまったく出現しない場合もあるが，多くは僧帽筋麻痺が一時的に出現し，一定の期間ののちに回復することが多い．僧帽筋麻痺の回復までの期間は個人差があり，3か月ほどで回復したり，2年以上経過してから回復が得られたりする場合もあるが，半年〜1年くらいで回復することが多い[6]．さらには，手術は年々，必要な組織は少しでも温存を目指す傾向にあり，回復が早まることも期待される．

2. 嚥下障害

頸部リンパ節郭清術を伴う頭頸部がんに対する手術の際には，嚥下にかかわる器官や反回神経，迷走神経などの神経を切除することがある．

そのため，僧帽筋麻痺と同時に，嚥下障害，排痰困難などが生じることも多い．僧帽筋麻痺が生じている場合は，抗重力運動が行いにくいため，リク

ライニング角度を下げて行うことがあるが，嚥下障害のリスクの回避，排痰の行いやすさなどを考慮し，開始当初はヘッドアップ30〜60°程度から開始するなどの工夫が必要である．

3. 発声障害・構音障害

舌や喉頭などの摘出術を行っている場合，発声障害や構音障害を生じることがある．「痛い」「つらい」などが発声できない場合があるため，携帯用のホワイトボードなど，書字にて表現できるものを用意し，痛いときの合図が素早く療法士に伝わるように，ジェスチャーなどでルールを決めておく（痛い場合は机をたたくなど）とよい．

4. 知覚障害

同時に頸神経が影響を受けると，影響を受けた頸神経領域にしびれや知覚鈍麻などが生じることがある．特に頸神経が切除され，頰周囲の知覚鈍麻がある場合は，髭剃りのときには電気シェーバーを使用するなど皮膚の保護をするよう勧めるとよい．

5. リンパ浮腫

頭頸部がんの頸部リンパ節郭清術側の顔面・頭部におこるリンパ浮腫の発症率について調査した研究は少ないが，他の乳がんや婦人科がんと比較すると発症率はそれほど高くない．しかし，頸部リンパ節郭清術に加え，放射線療法や化学療法などを併用した場合に発症率が高まる[7,8]．また，四肢の浮腫とは異なり，早朝が最も顕著であるという特徴をもつ[9]．

周術期の場合は，術後の一時的な腫脹の場合も多く，また創部に対する安静度の確認も必要なため，医師の指示のもとにリンパ浮腫治療を開始する必要がある．

リンパ浮腫と診断された場合には，複合的治療（→203頁）を開始する．本格的に介入ができない場合でも，リンパ浮腫を発症している頭頸部を心臓よりも高い位置に置くため，日中の臥床時間を減らすように促す「ポジショニング」「顔面筋の運動」は，比較的セルフケアに結びつけやすいアプローチである．

③ 副神経麻痺（僧帽筋麻痺）による肩の症状と機能予後

1. 僧帽筋の役割

僧帽筋は，上部・中部・下部からなる大きな筋で，上部線維は肩甲帯の挙上，中部線維は肩甲骨の内転，下部線維は肩甲骨の引き下げ（下制）を行い，全体として肩甲骨の固定や回旋を行いながら上腕骨の動きを制御し，肩甲上腕リズムを形成する重要な筋である[1]．特に，肩外転60〜150°までは，僧帽筋が重要な役割を果たす[13]．

2. 僧帽筋の障害による症状（機能障害）

1）安静時にみられる症状

肩甲帯の下垂，外側変位，翼状肩甲骨がみられる．また，副神経損傷後しばらく脱神経の状態が続くと，僧帽筋の萎縮が目立つようになる．

> **肩甲上腕リズム(scapulo-humeral rhythm)** 1930年代にCodmanが提唱し，Inmanが「肩関節挙上の際に，肩甲上腕関節と肩甲胸郭関節の角度が2：1の割合で動く」と提唱した概念である[10-12]．

2) 運動時にみられる症状
(1) 肩関節外転可動域制限（肩関節外転時の肩甲骨上方回旋の消失）

外転90°に近づくにつれ，支点である肩関節への負荷が大きくなるため，上腕骨が前方へ変位しつつ外転を行うような「代償運動」が生じることが多い．

僧帽筋麻痺が重度の場合は，壁を背に立ち，壁から手を離さないように外転するよう指示すると，90°を超えられない場合が多い．しかし，その障害の程度はさまざまである．理由は，頸部リンパ節転移の状態，郭清範囲，胸鎖乳突筋をはじめとする非リンパ組織の保存方針，患者の体格（脂肪組織量や胸鎖乳突筋の発達具合，術者や助手の副神経への配慮の程度）などにより影響を受けるためと考えられている[6]．

(2) 肩関節屈曲可動域制限（肩関節屈曲時の肩甲骨上方回旋の消失）

外転運動よりも行いやすい場合が多いが，制限が生じる場合も多い．
- 肩甲上腕リズムの低下・消失
- 肩関節（肩甲上腕関節）外転時の肩甲骨外側変位

3. 僧帽筋の障害による症状（活動・参加）

僧帽筋が主に機能するのは，肩90～150°の範囲といわれており[13]，実際に観察されるADL・IADL上で困難あるいは過負荷となりやすい動作は，①高いところ（肩よりも上）に手を伸ばす動作，②長時間の上肢の下垂（上肢の重さだけでも過負荷となる場合もある）や重い物を持つ動作，③肩の高さで物品の操作や動きが必要な動作，などである．

過負荷となった場合は，動作ができないか，僧帽筋の痛みだけではなく，大胸筋なども過度に使用することで痛みを生じるなどの疼痛が出現することが多い．たとえば，ADL上では，髪を洗う動作，ドライヤーを持つ動作，更衣動作（かぶり服），背中を洗う動作，首の後ろでひもを結ぶ（ネックレスの留め金をはめる）動作などである．IADL上では，困難あるいは過負荷となりやすい動作は多いが，入院中は問題が顕在化しないため，見逃されることが多い．

家事動作の際は，高いところの調理道具をとる，重い鍋を運ぶ，洗濯物を干すなどの動作が行いにくい，あるいは努力して行ったのちに，僧帽筋上部線維や過負荷となる大胸筋に疼痛が出現することが多い．また仕事では，肩関節外転・屈曲90°程度の角度での長時間の動作や，重い物を持ち上げる動作などを行うことが困難であったり，無理に行い続けると疼痛が出現してしまったりする場合がある．困難な動作の例を表1に示す．

4 術後のリハビリテーションの目的

頸部リンパ節郭清術後のリハの目的は，大きく分類して，①離床，②僧帽筋麻痺に対するリハ，に分類される[14]．

離床に関しては，他疾患と同様に術後早期に進めていく必要がある．また，その際には，頭頸部などの原発巣に対する遊離腹直筋皮弁，遊離前外側大腿皮弁，遊離前腕皮弁を用いて再建している場合があるため，術創の安静度も

表1 副神経麻痺が出現しているとき過負荷・困難感が生じやすい動作と対処方法

項目	困難あるいは痛みが出現しやすい活動内容	対処方法の例
ADL	更衣動作：かぶり服，伸縮性のないジャケット，背広の着脱	着衣：術側より袖を通す 脱衣：術側は最後に外す 伸縮性のある衣類，前開きの衣類のほうが着脱しやすいことを伝える
	整容動作：ネックレスを首の後ろで留める，エプロンカバー，スカーフなどを首の後ろで結ぶ，ドライヤーで髪を乾燥させる	スカーフやネックレスなどは前で結び，後ろに回す．ドライヤーを使うときは椅子に座り，洗面台などに肘を乗せながら行う
	入浴動作：シャワーヘッドを持ちながら，頭を洗う（後頭部が洗いにくい）	シャワーヘッドは，シャワーヘッドハンギングにかけて洗う
家事	高いところのものを取る	足台などを利用して，高く手を上げなくてもよいようにする
	洗濯物を干す	ハンガーなどに掛けておき，非術側で上げる，もしくは肘をもう一方の手で支える
	術側でフライパンを持つ	フライパンの中身を返すのにフライ返しを利用する
学業	テニス，砲丸投げなど（就学中に頸部リンパ節郭清術を施行する人は多くはないが，行った場合は部活動や体育の授業に影響が出ることが多い）	術側肩に負荷のかからない運動から開始する
仕事・趣味など	パソコン操作・デスクワークなど，前方挙上位で操作する必要がある作業	テーブル上で腕枕などを利用し，肩に荷重をかけないようにする
	重いものを持つ必要がある仕事（例：スーパーの店員，大工，介護士など）	重い物は小分けに持つか，回復するまで別の仕事を行う
	上肢挙上位で行う仕事（例：教員の黒板の板書，窓ふきなどの清掃）	肘を黒板についた状態で字を書く，反対側の手で支えながら行う

併せて確認する必要がある．

　僧帽筋麻痺に対するリハの目的については，術後早期には，嚥下障害などの問題のほうが顕在化しており，患者が障害を自覚していない場合も多いため，今後復帰するであろう社会生活を想定しながら，長期的な視点でとらえる必要がある．また，最終的に僧帽筋麻痺の回復が予測される場合と回復しない場合とでは最終的な目標が異なるため，介入時点で医師に確認しておく．

　頸部リンパ節郭清術後に生じる症状の機能予後とリハの目的を表2に示す．周術期リハを導入する際に，肩の挙上困難感などの問題が顕在化していないことがあり，リハの必要性を理解してもらえない場合もある．しっかりと説明するためにも，僧帽筋麻痺に対するリハの目的の詳細を理解しておくことが重要である．

5 リハビリテーションの効果

1. リハビリテーションを行うほうがよいか，行わなくてもよいか？

　『がんのリハビリテーションガイドライン』（金原出版）においては，「頭頸部癌患者に対し，頸部リンパ節郭清術後に副神経麻痺（僧帽筋麻痺）が生じた場合にリハビリテーションを行う場合は，行わない場合に比べ，肩関節周囲の障害の改善につながるか？」というCQに対しては，推奨グレードAとされて

表2 頸部リンパ節郭清術後に生じる症状の機能予後とリハビリテーションの目的

	副神経温存	副神経切除
機能予後	半年前後で回復する場合が多い	僧帽筋麻痺は永続する場合が多いが、肩甲挙筋・菱形筋・前鋸筋などの同じ作用の筋の代償的な働きによってROMの拡大がはかれることもある
症状	術側の僧帽筋不全麻痺（ただし重症度はさまざまである） ① 肩甲上腕リズムの乱れによる肩外転・屈曲運動の制限 ② 長期間の放置による肩甲上腕関節の拘縮 ③ 長期間肩甲骨が外転変位を生じることによる，肩甲骨周囲筋の循環障害 　→筋硬結を伴う肩凝り症状を呈することが多い ④ 肩甲上腕関節のアライメントの崩れ（大胸筋筋力より僧帽筋筋力のほうが大きいため肩甲上腕関節が、非術側と比較し、前方変位しやすい） ⑤ インピンジメント（前方変位した状態で，肩関節屈曲・外転がおこると、運動時に筋などが関節に挟み込まれて疼痛を生じることがある） ⑥ 大胸筋への過負荷による疼痛 ⑦ 結髪動作など外転動作を伴うADL/IADLの動作困難	術側の僧帽筋完全麻痺
リハビリテーション目的	副神経が温存されている場合は、回復が期待できるため、回復までの間に過負荷とならないような生活指導、リハビリテーションを行う ① 痛みや肩甲帯の凝りなどの症状緩和 ② 不動による二次的な癒着性関節包炎の予防 ③ 肩甲上腕関節のアライメントの崩れの修正 ④ 大胸筋などへの過用症候群の予防 また、早期に上肢に負担がかかる仕事などに復帰する必要がある場合は、 ⑤ 負荷がかからない範囲での協同筋（同じ作用をもつ筋）・代償筋の筋力を増強する	根治的頸部リンパ節郭清術により副神経が切除され再建がなされていない場合には，副神経の回復が見込めず，僧帽筋の障害が永続するため，以下のリハビリテーションを行う ⑥ 肩関節拘縮予防 ⑦ 肩甲上腕関節のアライメントを整え，安定性を高める ⑧ 協同筋（同じ作用をもつ筋）・代償筋の筋力を増強したり，動作の代償方法などを検討し，ADL・IADLで必要な動作の自立度を上げる

いる．また，頸部リンパ節郭清術後の僧帽筋麻痺に対する術後からのリハ介入は，「肩関節周囲の疼痛・筋力・可動域を改善し，QOLを向上させるので行うよう強く勧められる[15]」とされている．

選択的頸部リンパ節郭清術後の患者をリハ施行群と非施行群に分けた後方視的調査では，術後6か月の時点でリハ施行群のほうが，有意に肩関節の自動・他動関節可動域や疼痛が改善し，仕事や余暇における活動性に優れていた（よくデザインされた非ランダム化比較研究）[15,16]．また，根治的頸部リンパ節郭清術により副神経が切除された対象者に対して，術後平均49日（10〜263日）に作業療法を開始し，肩関節可動域へのアプローチだけではなく，疼痛やADL・IADL，心理的側面へのアプローチを含めたプログラムを実施したところ，終了時には自動・他動運動ともに有意に改善し，ADLが自立した（よくデザインされた非実験的記述研究）[15,17]．

2. リハビリテーションの内容の比較検討

① ROM訓練（他動）を行うことにより，自動・他動関節可動域が改善し，疼痛も軽減した（よくデザインされた非ランダム化比較研究）[15,16]．
② 頸部リンパ節郭清術後の患者を標準的リハビリテーション群と漸増的抵抗運動群に無作為に分けた研究において，漸増的抵抗運動群のほうが上肢筋力・持久力，肩関節外転・外旋可動域，肩関節の自覚的な疼痛と障害度の評価で有意改善を認めており，ROM訓練に加えて，筋力増強運動を行うことの重要性を示唆している[18]．ただし，この文献におけるリハは，頸部リンパ節郭清術後のアジュバント療法を終了した人を対象としており，周術期に筋力増強運動を取り入れる際には，脱神経筋へのアプローチ

> **アジュバント療法** 一次治療の効果を高めるために，一次治療の実施後に補助的に行われる治療のこと

に関しては十分な検討が必要である．

3. リハビリテーションを行う時期の検討

リハを行う時期については，術後30日以内にリハを実施した症例と半年以上経過したあとにリハを実施した症例との比較研究がある（非ランダム化比較研究）．

リハ施行後の肩関節の自動可動域制限は，術後30日以内にリハを施行した群のほうが，30日以降にリハを開始した群よりも有意に肩関節屈曲・外転の自動運動が改善した[19]．

6 リハビリテーションの実際

1. 担当職種

「理学療法士が行う」「作業療法士が行う」「主治医が口頭で説明する」「看護師が行う」「パンフレットの配布のみ行い自主トレーニングとする」などそれぞれの施設の事情による対応が考えられる[14]が，主治医，リハ科医の指示のもと，理学療法士や作業療法士などのリハ専門職が，パンフレットを用いながら一緒に行うことが望ましい．

2. 時期・リハ内容

問題が顕在化してからよりも，周術期から予防的に介入することが望ましい．

1) 時期

(1) 術前

術前より，表3に示す評価を実施するとよい．特に術後は話すことが困難となる場合もあり，社会的背景などの情報は術前に得ておくとよい．

(2) 術後

術後僧帽筋麻痺に対するリハは，術後2〜5日目に開始する施設が多い．

2) リハ内容

離床を進める場合は，遊離皮弁部分の状態や安静度も考慮する必要がある．

副神経麻痺に対する評価とアプローチは，通常，頸部ドレーン挿入中は，挿入部に刺激を与えない程度に行う，もしくはドレーン抜去後に開始する．いずれの場合も，僧帽筋麻痺の有無を評価して（表2），僧帽筋麻痺が生じていることが確認されたら開始する．

アプローチ方法として重要なのは，リハを行うことによって，アライメントの崩れを増長させないこと，過負荷により疼痛などの症状を誘発しないことなどである．アジュバント療法後には，漸増的な筋力増強運動の導入を勧める報告もある[18]が，周術期リハはあくまでも，「僧帽筋麻痺」という麻痺筋に対するアプローチであると認識すべきである．

副神経が温存，あるいは切除後に再建され，僧帽筋麻痺がいずれは回復すると思われる場合の具体的なアプローチ例を表4に示す．

3. 退院時ホームプログラム指導および生活指導

頸部リンパ節郭清術前後の周術期における入院期間中に副神経麻痺が改善

表3 頭頸部がんに対する評価

	評価項目 (*必ず実施したほうがよい項目)	方法・内容	備考 (僧帽筋麻痺がある場合の症状など)
情報収集	基本情報	がん種,病期(ステージ),治療経過,現在の治療内容,社会的背景(家族構成,家事の必要性,仕事の有無と内容,復帰への気持ち,想定している時期,趣味,運動習慣など)	頭頸部がんではないこともあるため,他のがんと同様に,病期や治療経過,現在の治療内容を把握しておく
	手術内容*	原発巣切除などの他の手術が同時に実施されているか,また遊離皮弁による再建が実施されているかなどの確認	
	頸部リンパ節郭清術の有無* 手術内容*	術側(両側,右,左),切除されている神経(頸神経),筋(胸鎖乳突筋)など	
	副神経の状態*	副神経温存,副神経切除,副神経切除後再建	
自覚症状	痛み*	疼痛の有無,場所	僧帽筋や肩甲骨周囲筋の痛み,大胸筋の痛み,肩外転時のインピンジメントによる痛みなど
	挙上困難感*	生活上での挙上困難感の確認	肩外転方向の制限が生じやすい
	肩凝り症状*	肩凝り症状の有無	特に僧帽筋上部線維あたりの肩凝りを訴える患者が多い
他覚的所見	僧帽筋筋萎縮	視診・触診	僧帽筋の筋萎縮は,術後しばらく経過してからのほうが目立ちやすい
	肩甲骨の位置*	脊柱からの距離を計測する(肩甲棘の内側縁など計測ポイントを決めて行う)	軽度:安静時は左右差がみられず,肩関節外転時に術側が外側変位する 重度:安静時にも肩甲骨の術側外側変位がみられる
	肩甲骨の動き* (肩外転時の肩甲骨の上方回旋の有無)	立位もしくは座位にて,肩関節自動外転運動を依頼する	術側は肩関節外転困難もしくは,外転している際に肩甲骨が脊柱より外側へ離れ(肩甲骨の内転が得られず),健側と比較すると外側の位置で回旋する
	肩甲上腕関節の位置*	患者は座位,評価者は立位をとり,上方から観察する	非術側と比較すると,前方へ変位していることが多い
	肩関節可動域 肩関節外転・屈曲(自動・他動)*	立位で計測する場合は,(肩甲面よりもさらに前方へと術側が変位した状態での外転動作になるなどの)代償動作が出現しないように注意する	臥位(重力を除いた状態)では,自動・他動ともに屈曲・外転角度は良好である.重力をかけた状態(座位・立位)では,特に外転運動が90°を超えられないなど制限がみられる
ADL*	BI(Barthel Index),FIM(Functional Independence Measure:機能的自立度評価法)など		表1参照
IADL	FAI,DASH(Disabilities of the Arm, Shoulder and Hand)など	家事の必要性,仕事の有無・内容,趣味の有無・内容	表1参照
QOL	EORTCQLQ-C30,H&N35,SF-36V2など		

することはほとんどないため,退院時にホームプログラムを実施することとなる.副神経麻痺が回復していない,あるいは回復途中におけるホームプログラム指導および生活指導の例を表5に示す.

表4 頸部リンパ節郭清術後のリハビリテーションの流れ
保存的・選択的頸部リンパ節郭清術(副神経麻痺は一時的でいずれ回復が見込める場合)

経過日数	情報収集・評価	アプローチ	配慮点
手術前	社会的背景,既往歴,精神心理面,肩関節可動域,僧帽筋の評価など(表3)	医師:術前に起こりうる病態を説明 医師または理学療法士,作業療法士:リハビリテーションの概要説明	過度の不安を与えないよう配慮する
頸部ドレーン抜去後	①手術内容・禁忌事項の確認.創部の状態も不安定であるため,介入にあたっては,医師や病棟看護師から情報収集を行い,禁忌事項や安静度を確認する ②疼痛の有無 ③肩甲上腕関節のアライメントの評価 ④疼痛などが落ち着いたら,僧帽筋麻痺の評価	①リハビリテーションの必要性などの説明〔副神経が温存されている場合には,術後に生じる僧帽筋麻痺は一時的なもの(通常は半年前後~1年程度)で,いずれ回復の可能性があること,回復するまでの間,関節の拘縮などの廃用症候群を予防し,神経の回復に備えること〕 ②疼痛の緩和 ③肩甲帯(肩甲帯挙上,肩回し)の自動運動 ④肩関節ROM運動(屈曲・外転・水平内外転・内旋・外旋などの動作) ⑤伸張訓練(ストレッチ):大胸筋(過緊張や短縮をおこしやすい)(図2) ⑥必要時応じて,肩甲上腕関節のアライメントの修正(外旋運動)(図2)	嚥下機能・排痰状況により,可能な範囲で除重力位で肩の運動を実施する.頸部の運動は,過度の後屈は避け,再建術に伴い血管吻合や神経縫合が行われる場合もあるので創部(吻合側)と反対側への過度な伸展や回旋は避けたほうがよい
退院前	退院時評価(表3) 僧帽筋麻痺の回復状況の評価(まだ回復していないことが多い)	ホームプログラム指導 抗重力運動での屈曲・外転運動が困難な場合(特に外転90°程度になると,前方へ変位傾向がみられる場合など)は,肩甲上腕関節のアライメントの悪化防止やインピンジメント,大胸筋の過用防止のため,自宅での運動は臥位を勧める	自宅では臥位で就寝する人がほとんどと思われるため,臥位でできるようにしておく
退院後(筋電図所見*や視診・触診など臨床的評価により,僧帽筋麻痺の回復を認めない時期)	僧帽筋麻痺の回復状況の評価(表3)	①疼痛が出現していたら,疼痛の原因を確認し,疼痛緩和,疼痛を引き起こさないような生活を提案する ②肩のROM(除重力位での自動・他動)訓練など ③退院後の生活に応じたADL・IADL指導,ホームプログラム再指導	僧帽筋麻痺の回復がみられない場合は,臥位で行うと疼痛を引き起こしにくく安全である.回復状況により徐々にリクライニング角度を上げていく(リクライニング椅子などの利用).退院後早期に仕事に復帰する場合や,家事・育児などが必要な場合は,過負荷に注意する
退院後(疼痛が消退し,筋電図所見や視診・触診により,僧帽筋麻痺の回復が認められる時期)	適宜評価(家庭での生活状況,疼痛が出現していないかなど)	上記プログラムに加え,僧帽筋に対する抗重力位での筋力増強運動やバイオフィードバック開始.漸増的に行う	脱神経筋は疲労しやすいので,訓練強度や回数には注意を払い,翌日に疲労や痛みが残らない程度までとする.日常生活での負荷量も漸増的になるよう指導する
終了時	最終評価(表3) 必要に応じて徒手筋力テスト(MMT)を実施	最終の到達目標を再度確認 ①抗重力運動が可能となり,ADL上問題とならないレベル ②重い物を持つ,上肢の使用頻度が高い場合は,それらの動作で過負荷となっていないことを確認 ③さらなる筋力増強が必要な場合は漸増的に負荷量を増やす	社会生活に必要なレベルまで回復が得られたら,リハビリテーション終了とする

*筋電図評価は実施しない施設が多い.その場合は,僧帽筋麻痺の臨床的評価に基づき判断する.

目的 僧帽筋麻痺が生じた際には，肩甲上腕関節が前方変位しやすいため，肩甲上腕関節を良肢位に戻すことを目的とした運動のなかで，比較的安全・簡便に行うことができる運動．大胸筋の伸張としても有効である．

肩関節外旋自動(介助)運動

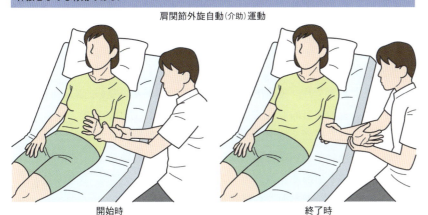

開始時　　　　　　　　　　　　終了時

実施上のポイント 座位などの抗重力位で行うと，僧帽筋麻痺がある場合，肩甲上腕関節が前方へ変位したままで外旋運動を行ってしまう．
可能なかぎり，重力を除く(リクライニングベッドのヘッドアップ角度を下げる)，あるいは，療法士がアライメントを修正しながら，大胸筋の伸張を同時に行うことができるとよい．

図2 肩関節(肩甲上腕関節)のアライメントを整えるための自動(介助)運動

表5 生活指導の例

創部への過負荷を避ける
① 起居動作
　起き上がるときに，臥位で頸部を屈曲する(頭部を起こす)ことが困難なので，しばらくは側臥位になってから起き上がる方法を指導するとよい
② 頸部の運動
　頸部リンパ節郭清術に伴い，腫瘍摘出術，咽頭喉頭摘出術，再建術などの手術を受けていることもある．そのため，術後間もないときの頸部の運動は，創部の安静度を医師に確認して開始する．特に配慮が必要な例として，咽頭喉頭摘出術を受けた場合の過度の後屈や，組織再建術に伴って血管吻合や神経縫合が行われた場合の創部(吻合部)と反対方向への過度の伸展(伸張)や回旋，などがあげられる

術側上肢への過負荷を避ける(開腹するまでの間，麻痺筋である僧帽筋への過負荷を避ける)
① 術側に関して，長時間に及ぶ上肢の下垂を避ける，重い物を持つことを避ける
　・買物は，カートなどを利用する
　・洗濯物を入れるかごには一度に多量の衣類を入れずに，分割して軽い状態で運ぶ
② 術側での，高いところへ手を伸ばした状態での作業，90°外転に近い場所でのリーチなどは避ける
　・動作は非術側で行う
　・更衣動作が行いにくい場合は，術側から袖を通し，非術側から外す
③ 生活歴を確認し，動作が困難あるいは危険であると予測される場合は，僧帽筋麻痺が出現している間は避けるように指導する，または工夫しながら行うように指導する(表1参照)．

頸神経が切除あるいは温存されても影響を受けている場合は，危険な動作は避ける
① 頸神経が切除あるいは影響を受けていると，耳介〜頸部・肩にかけての知覚鈍麻や脱出，しびれが認められる場合がある
② 髭を剃る動作は鏡を見ながら行うなど，他の感覚器官を利用しながら行い，できれば電気シェーバーのほうが安全であることを伝える

僧帽筋麻痺の重症度や生活歴により柔軟に指導内容を変更する．

> **症例**

1. プロフィール：50歳代，男性．右利き．家族構成は妻と2人暮らし．職業は一級建築士であり，仕事はコンピュータでの製図業務が中心．家事は妻が行っている．趣味は野球
2. 診断名：喉頭がん
3. 現病歴：X年7月，嗄声出現，他院にて喉頭がんの疑い．X年8月，精査加療目的で当院受診．喉頭がんcT4N1M0の診断．X年9月2日，喉頭全摘出術，右頸部リンパ節郭清術を予定されていたため，リハ科に依頼あり．リハ科医，言語聴覚士，作業療法士により術前オリエンテーションおよび評価を実施．X年9月3日，喉頭全摘出術，右頸部リンパ節郭清術施行
4. 初期評価：

    健康状態：喉頭全摘出術，右保存的頸部リンパ節郭清術施行（領域：右Ⅰ～Ⅳ，脈管，神経系はすべて温存，副神経も温存）

    心身機能：失声，嚥下障害，右僧帽筋麻痺，右肩甲上腕リズムの消失（肩関節自動外転運動時の肩甲骨の上方回旋の消失），肩甲骨外側変位，翼状肩甲骨の消失，肩自動屈曲100°，自動外転60°

    活動：コミュニケーション能力が低下（筆談が中心）し，食事はNGチューブによる栄養，入浴動作は介助が必要であり，更衣動作はかぶり服で軽介助が必要であった

    参加：仕事休職中，趣味（野球動作）困難

5. リハビリテーション計画：

    基本方針：右僧帽筋不全麻痺に対して，肩関節他動ROMの維持，僧帽筋回復に準じた肩関節段階的抗重力運動．早期復職を目指した生活指導，協同筋の筋力増強運動など

    プログラム：リハ室，温熱療法，リクライニング機能つきベッドにて，他動ROMおよび自動介助運動，ホームプログラム指導

6. 経過：

    X年9月7日〔4POD（頸部ドレーン抜去後）〕，リハ科医が診察時に右僧帽筋麻痺の出現を確認，作業療法開始．その日は，改めて作業療法の目的などのオリエンテーションを実施した．疼痛・困っている動作などの主訴を確認（はい/いいえによる表出か，ホワイトボードによる書字にてコミュニケーションを促した）．

    座位にて，肩回し，肩甲帯挙上，肩外旋運動，屈曲・外転運動を実施．肩甲帯の挙上困難感もあり，自動介助にて実施した．

    週5日作業療法実施．嚥下・排痰機能が改善し，リクライニング角度を徐々に下げ，肩関節にかかる負荷を軽減しながら運動を継続した．約3週間後には食事摂取が可能となり，代用音声による会話が可能となり退院した．

    退院時には，僧帽筋麻痺はまだ持続していたため，外来でのフォロー

▶POD
postoperative day
術後__日目

を継続することとした．

　できるかぎり早期の仕事復帰の希望があった．上肢を机上に浮かせた状態では，肩が過負荷になると予測され，腕枕（タオルを丸めたもの）などに手を乗せてパソコン操作を行うことを提案した．

　1か月後の受診時に作業療法を実施したところ，右肩の凝りと疼痛が出現していた．当初は痛みがなかったため，腕枕をせずにパソコン操作をしていたら，肩凝りと僧帽筋上部線維の疼痛が出現したとのことであった．

　僧帽筋の動きの評価をしたところ，肩外転時の右肩甲骨の上方回旋は出現しておらず，外側変位著明，肩甲骨内側の翼状肩甲骨あり，僧帽筋の萎縮が目立ち始めていた．僧帽筋麻痺の現状を伝え，重力を除いた状態での運動（肩甲帯挙上，肩まわし，外旋運動，屈曲・外転運動）をホームプログラムとして再指導．肩甲骨周囲筋の循環を促すこと，僧帽筋に過負荷とならない状態で仕事をすること，休憩時に手の重みを軽減したり，循環を促したりする運動を行うことを勧めた．その後徐々に疼痛は軽減し，仕事を継続できた．

　術後6か月には立位での自動運動は左右差が軽度残存したものの，右肩外転時の肩甲骨の上方回旋が出現し，肩屈曲・外転ともに150°程度となり，他動ROMは制限なし，僧帽筋などの疼痛もなく，仕事も上肢にかかわる内容は，ほぼ術前の状態に戻ったため作業療法は終了となった．

　終了時には，「今後回復の可能性があること，神経の回復にやや遅れて僧帽筋の萎縮もさらに改善する可能性があること，そのため，もうしばらくはホームプログラムを継続してもらうこと，趣味の野球はキャッチボールなどから始め，実施時間や強度を段階的に上げてもらうことを勧めた．

ポイント

　50歳代の働き盛りの世代の男性で，家庭や仕事などの社会的役割を担っているなかで，喉頭がんを発症し，喉頭全摘出術・頸部郭清術が施行された症例である．右副神経麻痺による僧帽筋の筋力低下を生じたが，早期の職場復帰を目標に，退院後も外来フォローを行い，スムーズな復職につなげることができた．

　副神経麻痺を呈した場合には，不動による癒着性関節包炎を予防するとともに，過用による大胸筋などの代償筋群や肩関節へのダメージを生じさせない生活指導も重要である．社会復帰を焦り，自己流のトレーニングや生活動作を実施しがちなため，外来では自宅での状況を聴取しつつ，ホームプログラムの指導や生活面での問題点の拾い上げとアドバイスを実施していくことが重要である．

文献

1) 辻 哲也, 里宇明元, 木村彰男(編)：癌のリハビリテーション. pp137-164, 金原出版, 2006
2) 近藤晴彦(監修), 鬼塚哲郎(編)：頭頸部癌. 多職種チームのための周術期マニュアル 4. pp276-279, メヂカルフレンド社, 2006
3) 朝倉光司, 本間 朝, 計 良宗, 他：副神経再建手術の術後機能評価. 日耳鼻 117：20-25, 2014
4) 川人龍夫, 中川雅裕, 成田圭吾, 他：頸部郭清後の副神経切除に対する神経再建と機能回復について. マイクロサージャリー学会誌 21：180, 2008
5) 梅本 明, 廣田隆一, 森 徹, 他：頸部郭清術と副神経再建術を施行した症例における肩関節運動障害について―副神経温存例と切断例との比較より. 第 47 回日本作業療法学会抄録集：96, 2013
6) 鬼塚哲郎, 海老原充, 飯田善幸, 他：副神経保存した頸部郭清における僧帽筋麻痺の経時的回復. 頭頸部癌 34：67-70, 2008
7) ヨアヒム・E・ツター・スティーブ・ノートン(著), 加藤逸夫, 佐藤佳代子(監修・監訳)：リンパ浮腫マネジメント―理論・評価・治療・症例. pp46-126, pp191-210, ガイアブックス, 2016
8) 季羽倭文子, 志真泰夫, 丸口ミサエ(監訳)：リンパ浮腫―適切なケアの知識と技術. 中央法規出版, 2003
9) 佐藤佳代子(編)：リンパ浮腫の治療とケア 第 2 版. pp96-99, 医学書院, 2010
10) Codman EA, Akerson IB：The pathology associated with rupture of the supraspinatus tendon. Ann Surg 93：348-359, 1981
11) Inman VT, Saunders JB, Abbott LC：Observations on the function of the shoulder joint. J Bone Joint Surg 26：1-30, 1944
12) 皆川洋至, 井樋栄二：肩甲帯障害リハビリテーション実践マニュアル 肩甲帯の機能解剖. MB Med Reha 17：1-8, 2002
13) A. I. KAPANDJI(著), 塩田悦人(訳)：カラー版 カパンジー機能解剖学 Ⅰ上肢 原著第 6 版. pp66-67, 医歯薬出版, 2006
14) 日本がんリハビリテーション研究会(編)：がんのリハビリテーションベストプラクティス. pp79-83, 金原出版, 2015
15) 日本リハビリテーション医学会 がんのリハビリテーションガイドライン策定委員会(編)：がんのリハビリテーションガイドライン. pp47-49, 金原出版, 2013
16) Salerno G, Cavaliere M, Foglia A, et al：The 11th nerve syndrome in functional neck dissection. Laryngoscope 112：1299-1307, 2002
17) 島田洋一, 千田聡明, 松永俊樹, 他：医原性副神経麻痺に対するリハビリテーション. 別冊整形外科 No. 49, pp222-227, 南江堂, 2006
18) McNeely ML, Parliament MB, Seikaly H, et al：Effect of exercise on upper extremity pain and dysfunction in head and neck cancer survivors：a randomized controlled trial. Cancer 113：214-222, 2008
19) 春日井滋, 渡辺昭司, 赤澤吉弘, 他：頸部郭清術後早期の肩関節リハビリテーションの有効性. 耳鼻臨床 108：229-235, 2015

5 原発性骨軟部腫瘍・脊髄腫瘍

> **Essence**
> - **原発性骨軟部腫瘍**は，腫瘍の発生部位や病態，治療によりその障害像は大きく異なり，患者ごとにリハビリテーションの介入方法も異なる．
> - 治療は，手術による切除と再建を主体とし，術前後の化学療法や放射線療法などの補助療法も含めた集学的治療が行われる．
> - 病巣部位や治療侵襲による機能障害の程度，生活環境などを評価し，残存機能を最大限に活かすことで日常生活動作（ADL）を維持・向上させ，術前レベルの日常生活をできるだけ早期に取り戻すことが生活の質（QOL）の向上につながる．

1 疫学

　原発性骨軟部腫瘍のうち，悪性腫瘍は，原発性骨腫瘍の約21％，原発性軟部腫瘍の約30％を占める．原発性悪性骨軟部腫瘍とは，骨，血管，神経，脂肪，筋肉，線維組織などの非上皮性組織から発生する悪性腫瘍を指し，皮膚や内臓などの上皮性組織から発生するがんと区別され，「肉腫」と呼ばれる．

1. 原発性悪性骨腫瘍

　原発性悪性骨腫瘍（悪性骨腫瘍）の発生頻度は人口10万人あたり約0.8人である．骨肉腫が約半数を占め，次いで，軟骨肉腫，Ewing（ユーイング）肉腫の順となる．好発年齢は比較的若く，骨肉腫やEwing肉腫は10～20歳代，軟骨肉腫は30～50歳代である．好発部位は下肢が多く，骨肉腫は大腿骨遠位や脛骨付近の膝関節周囲，Ewing肉腫は長管骨の骨幹部で発生が多い．

　悪性骨腫瘍の分類，好発年齢・部位を表1に，発生割合を表2に示す[1]．

2. 原発性悪性軟部腫瘍

　原発性悪性軟部腫瘍（悪性軟部腫瘍）は，幅広い年齢層に認められ，発生頻度は人口10万人あたり2～3人と，悪性骨腫瘍より3～4倍高い．脂肪肉腫や未分化多形肉腫（悪性線維性組織球腫）が多く，発生部位は四肢や体幹だけでなく，頭頸部や内臓，後腹膜腔などにも発生する．

　悪性軟部腫瘍の分類，好発年齢・部位を表3，発生割合を表4に示す[1]．

3. 脊髄腫瘍

　脊髄腫瘍の発生頻度は人口10万人あたり1～2人である．脊髄腫瘍はその

表1 悪性骨腫瘍の分類・好発年齢・部位

分類	好発年齢(歳)	好発部位
骨肉腫	10～30	膝周囲,上腕近位
軟骨肉腫	30～60	腸骨,肋骨,長管骨
Ewing肉腫	5～20	腸骨,肋骨,長管骨
脊索腫	30～70	仙骨,頭蓋骨
未分化多形肉腫（悪性線維性組織球腫）	40～70	膝周囲,腸骨
多発性骨髄腫	50～80	全身骨

〔高木辰哉：運動器がん（骨軟部腫瘍・転移性骨腫瘍）の病態と治療．井上順一朗，神津 玲（編）：理学療法MOOK21 がんの理学療法．pp61-68,三輪書店，2017より一部改変〕

表2 悪性骨腫瘍の発生割合

分類	発生割合(%)
骨肉腫	45
軟骨肉腫	24
Ewing肉腫	8
脊索腫	7
未分化多形肉腫（悪性線維性組織球腫）	5
その他	7
分類不能	4

〔高木辰哉：運動器がん（骨軟部腫瘍・転移性骨腫瘍）の病態と治療．井上順一朗，神津 玲（編）：理学療法MOOK21 がんの理学療法．pp61-68,三輪書店，2017より一部改変〕

表3 悪性軟部腫瘍の分類・好発年齢・部位

分類	好発年齢(歳)	好発部位
脂肪肉腫	30～80	四肢,後腹膜
未分化多形肉腫（悪性線維性組織球腫）	40～70	四肢,体幹
平滑筋肉腫	40～70	四肢,体幹
滑膜肉腫	15～45	四肢,手足,頭頸部
粘液線維肉腫	50～80	四肢,体幹
悪性末梢神経鞘腫瘍	20～50	四肢,体幹
骨外性Ewing肉腫	10～30	四肢,体幹
横紋筋肉腫	0～25	頭頸部,四肢,骨盤部
線維肉腫	30～55	四肢,体幹
隆起性皮膚線維肉腫	25～65	体幹,四肢
類上皮肉腫	10～35	四肢,手足
明細胞肉腫	20～40	四肢,手足
胞巣状軟部肉腫	15～35	四肢,頭頸部

〔高木辰哉：運動器がん（骨軟部腫瘍・転移性骨腫瘍）の病態と治療．井上順一朗，神津 玲（編）：理学療法MOOK21 がんの理学療法．pp61-68,三輪書店，2017より一部改変〕

表4 悪性軟部腫瘍の発生割合

分類	発生割合(%)
脂肪肉腫	32
未分化多形肉腫（悪性線維性組織球腫）	21
平滑筋肉腫	7
滑膜肉腫	5.5
粘液線維肉腫	5
悪性末梢神経鞘腫瘍	4.5
骨外性Ewing肉腫	2
横紋筋肉腫	2
線維肉腫	1.5
隆起性皮膚線維肉腫	1.5
類上皮肉腫	1.5
その他	8.5
分類不能	8

〔高木辰哉：運動器がん（骨軟部腫瘍・転移性骨腫瘍）の病態と治療．井上順一朗，神津 玲（編）：理学療法MOOK21 がんの理学療法．pp61-68,三輪書店，2017より一部改変〕

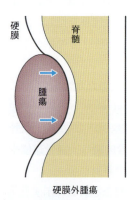
硬膜外腫瘍

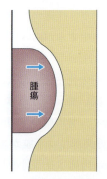
硬膜内髄外腫瘍

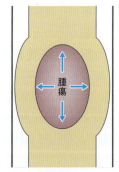
髄内腫瘍

図1 脊髄腫瘍の分類

発生部位により硬膜外腫瘍と硬膜内腫瘍に分類され，硬膜内腫瘍はさらに硬膜内髄外腫瘍と髄内腫瘍に分類される（図1）．

　硬膜外腫瘍で最も頻度の高いものは転移性腫瘍であり，硬膜内髄外腫瘍では神経鞘腫と髄膜腫が多く，髄内腫瘍では上衣腫と星細胞腫が多くを占める．硬膜内髄外腫瘍は良性のものが多く予後は比較的よい．上衣腫および星細胞腫は脳にも発生するが，脊髄では上衣腫の割合が高く，5年生存率は

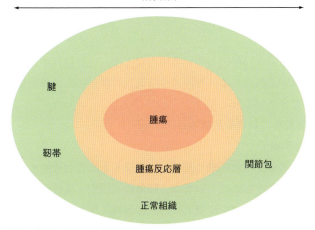

図2 広範切除術の切除範囲
腫瘍の外側には腫瘍の被膜とその周囲の腫瘍反応層があり，広範切除術では腫瘍＋腫瘍反応層を健常な組織で覆うように切除する（未分化多形肉腫のような悪性度の高い腫瘍では被膜が存在しないことがある）．

80％以上と悪性度も低い．転移性腫瘍では，脊椎などに転移した腫瘍が硬膜外腔に進展して脊髄障害を生じさせる．強い疼痛のため原発巣よりも先に発見されることもある．

② 基本的な治療体系

悪性骨軟部腫瘍の治療の目的は根治である（進行症例は除く）．治療は基本的には手術が主体となるが，手術，化学療法，放射線療法を組み合わせた集学的治療が行われる．

悪性骨腫瘍のうち，骨肉腫では術前化学療法＋手術＋術後化学療法が行われる．軟骨肉腫では手術単独，Ewing肉腫では化学療法＋手術±放射線療法が行われる．

悪性軟部腫瘍は基本的には手術単独が選択されることが多いが，悪性度や感受性に応じて化学療法が行われる場合や，再発予防を目的に放射線療法を行う場合もある．

1．手術

悪性骨軟部腫瘍の根治を目指すための最も有効な手段は手術である．腫瘍周囲には腫瘍反応層と呼ばれる毛細血管増生や腫瘍性出血が認められる部分があり，腫瘍のみならず反応層も含めて確実に切除する広範切除術が局所の再発を予防するためには必要である（図2）．

1）悪性骨腫瘍に対する手術

(1) 患肢温存手術

一般的には罹患部位から3～5cm離して罹患骨を切離するが，最近では化学療法を術前に行い，効果が得られた場合には切除縁の縮小が可能な場合もある．罹患骨を切除した場所には腫瘍用人工関節，血管柄つき骨移植，同種

> **集学的治療** 以前は骨軟部腫瘍が四肢に生じた場合には切離断術が行われていたが，現在では化学療法や放射線療法などを組み合わせた集学的治療が標準治療で行われるようになり，可能なかぎり切離断術は避け，患肢温存手術が行われている．

骨移植，自家処理骨移植，創外固定を用いた仮骨延長術・移動術などの再建術を施行して支持性を再建する．

(2) 切離断術

腫瘍が神経血管束に浸潤している場合などで，患肢温存手術が困難な場合には切離断術が選択される．義肢の機能改良に伴って，切離断術後の患肢機能は向上してきている．

2) 悪性軟部腫瘍に対する手術

(1) 患肢温存手術

一般的には腫瘍を健常組織で被包して切除する広範切除術を行う．どの程度正常組織で被包するかについては，腫瘍の組織型・悪性度などを考慮して判断する．切除後に生じた皮膚欠損，軟部組織欠損に対しては，一期的閉創ができない場合には種々の皮弁術や皮膚移植が行われる．最近は化学療法＋放射線療法，温熱療法などを併用して切除縁の縮小がはかられている．

(2) 切離断術

大血管・神経骨への浸潤があり広範切除術では対応できない場合や，患肢を温存しても機能的に不良な四肢となる場合に切離断術が適応となる．

2．化学療法

悪性骨軟部腫瘍に対する化学療法の意義は，微小の転移を伴う高悪性度の肉腫に対する根治を目指した集学的治療としての全身化学療法，微小の転移を伴う可能性のある肉腫に対しての転移予防と局所の腫瘍の縮小を目的とした補助化学療法，根治が見込めない状態に対する症状緩和・生命予後の延長を目的とした緩和的化学療法に分けられる．

また，悪性骨軟部腫瘍で使用される抗がん剤は，シスプラチン(CDDP)，ドキソルビシン(DOX)，メトトレキサート(MTX)，イホスファミド(IFM)，ビンクリスチン(VCR)，アクチノマイシン D(Act-D)，エトポシド(VP-16)，シクロホスファミド(CPM)，カルボプラチン(CBDCA)などがあり，いくつかの薬剤を組み合わせて使用することが多い．

1) 集学的治療(標準治療)としての全身化学療法

Ewing肉腫，横紋筋肉腫，骨悪性リンパ腫では全身化学療法が必須である．これらに対しては多剤併用のレジメンが確立されており，効果を最大限に発揮するためにもできるかぎり短い間隔で投与し，副作用対策を十分に行うことが重要である．

一方，骨肉腫や一部の高悪性度の悪性軟部腫瘍に対して手術前後に補助化学療法が行われる．標準的なレジメンが完全には確立されておらず，原発腫瘍の種類や全身状態に応じて単剤から多剤併用までさまざまな治療方法が選択されている．

2) 緩和的化学療法

転移が存在する場合や切除が不可能な腫瘍に対して行われる．患者のADLの低下につながらないように抗がん剤の種類・用量を選択する．高齢者や併存疾患を有する症例に対しては，強力な化学療法は副作用の発生頻度も高く，場合によっては生命に危険を及ぼす可能性もあることから，その適応は

> **レジメン** がん治療で投与する薬剤の種類や用量，期間(スケジュール)，手順などを示す計画書のこと．

慎重に見極めなければならない．

3．放射線療法

悪性骨軟部腫瘍に対する放射線療法の適応は，放射線療法を主体に根治を目的とするもの（根治的放射線療法），切除の補助療法として行われるもの（補助的放射線療法），症状の緩和を目指すもの（緩和的放射線療法）の3つに大きく分けられる．適応については，一般的に年齢，発生部位，組織型，病期（サイズ，表在性か深部か，組織学的な悪性度など），切除縁の評価結果などを統合して決定する．若年者，特に思春期前の患者における適応については，成長障害，二次性発がんなどについて十分な説明が必要である．

1）根治的放射線療法

Ewing肉腫，横紋筋肉腫，骨悪性リンパ腫に対して行われる．手術の代用として局所の根治を目的に行われる．また，切除困難な脊索腫などの肉腫に対して，粒子線を照射して，局所のコントロールを行うこともある．

2）補助的放射線療法

高悪性度の悪性軟部腫瘍に対して，手術前，手術中，手術後に行われる．手術と組み合わせて，局所の根治性を高めることを目的に行われる．

3）緩和的放射線療法

切除不能な腫瘍に対して，腫瘍の増大を抑えたり，疼痛などの症状を緩和したりすることを目的に行われる．

3 リハビリテーションの目的

悪性骨軟部腫瘍では，腫瘍の発生部位や病態，治療によりその障害像は大きく異なる．治療は，手術による切除と再建が主体であるが，術前後の化学療法や放射線療法などの補助療法が行われることも多い．

1．術前のリハビリテーションの目的

術前では，病巣部位に過度な負荷をかけることで病的骨折や病巣の増悪を引き起こすリスクがある．特に病的骨折は，患者に苦痛を与えるだけでなく，出血により腫瘍細胞の播種が進展する可能性があり，治療方針や生命予後にも大きな影響を与える．また，安静による身体活動性の低下のため，病巣周囲だけではなく全身的な筋力低下や呼吸・循環機能の低下など，廃用症候群を生じるリスクが高い．特に，術前化学療法を行っている場合には，抗がん剤により嘔気・嘔吐，全身倦怠感，骨髄抑制などさまざまな副作用が生じるため，患者の全身状態を評価し，リスク管理を行う必要がある．したがって，術前では病的骨折予防の対策を行いながら，廃用症候群を予防・改善することがリハビリテーション（以下リハ）の主な目的となる．

2．術後のリハビリテーションの目的

術後の障害像は，正常組織の欠損および再建の程度（骨，筋，腱，神経，血管など）により患者ごとに大きく異なる．術後の主な機能障害として，神経や筋切除による運動麻痺，筋力低下，ROM制限などがあげられる．また，歩行障害やその他のADL制限などの能力障害も認められる．さらに，術後補助

> **骨髄抑制** 抗がん剤の副作用の1つで，白血球（好中球）の減少による感染・発熱，血小板の減少による出血傾向，赤血球（ヘモグロビン濃度）の減少による貧血症状が出現した状態のこと．

表 5 CTCAE ver4

グレード	一般的基準
1	軽症：症状がない，または軽度の症状がある，臨床検査または検査所見のみ，治療を要さない
2	中等症：最小限/局所的/非侵襲的治療を要する，年齢相応の身のまわり以外のADLの制限
3	重度または医学的に重大であるが，ただちに生命を脅かすものではない，入院または入院期間の延長を要する，活動不能/動作不能，身のまわりのADLの制限
4	生命を脅かす，緊急処置を要する
5	有害事象による死亡

療法として化学療法や放射線療法が施行される場合には，その副作用により身体活動性の低下が生じ，廃用症候群を引き起こすリスクもある．

したがって，術後のリハの目的は，病巣部位や侵襲による機能障害の程度，生活環境にもよるが，残存機能を最大限に維持・向上させ，短期的にはセルフケアや実用歩行を獲得し，ADLを維持・向上させることであり，長期的には術前レベルの日常生活をできるだけ早期に可能な範囲で取り戻し，QOLを向上させることである．

4 手術症例に対するリハビリテーションの実際

悪性骨軟部腫瘍では，腫瘍の発生部位や病態，治療の侵襲の程度により，患者ごとにリハの介入方法は大きく異なる．治療は切除と再建を含む手術が主体であるが，術前後の化学療法や放射線療法などの補助療法が行われることも多く，特に骨肉腫では，術前後の化学療法が長期間にわたる場合が多い．以下に，下肢の悪性骨軟部腫瘍に対する広範切除術（患肢温存手術）を例にリハの実際について述べる．

1．術前リハビリテーションの実際
1）術前評価

悪性骨軟部腫瘍では，広範囲にわたる骨破壊により骨強度が低下した状態で発見されることが多いため，病的骨折の予防が非常に重要である．そのため，術前には全身状態と患肢の状態の把握を最優先で行う必要がある．以下に術前の評価項目を提示する．

■評価項目

医学的情報：現病歴，画像検査（単純 X 線検査・CT など），血液検査，安静度指示（特に患肢への免荷指示），予定術式，治療スケジュールなど

理学療法評価：ROM（健肢，患肢），筋力（健肢，可能であれば患肢，両上肢，握力），疼痛の有無（部位，程度），姿勢，バランス，ADL の状況など

術前化学療法を行っている場合には，抗がん剤により嘔気・嘔吐，全身倦怠感，骨髄抑制などさまざまな副作用が生じるため，患者の全身状態の評価を行う必要がある．副作用の評価には有害事象共通用語規準（CTCAE ver4）を用いるとよい（表 5）．

▶CTCAE ver4
Common Terminology Criteria for Adverse Events version 4.0
有害事象共通用語規準 v4.0

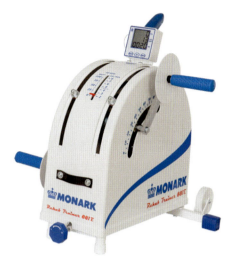

図3 上肢エルゴメータ（Model：881E, MONARK社）

2) 術前リハビリテーション内容

　術前では病的骨折予防の対策を行いながら，患肢の筋力低下や関節拘縮を予防するとともに，健肢を含め全身的な廃用症候群を予防・改善することが重要である．

(1) ADL指導

　主科からの安静度指示に基づき，患側下肢の免荷方法の指導（起居動作，車椅子移乗動作，トイレ動作，両松葉杖免荷歩行など）を徹底する．動作指導はリハ室だけではなく，実際の生活の場である病棟でも行い，看護師など病棟スタッフとも連携し，術前の入院生活にて病的骨折を予防するように指導を行う．

(2) 運動療法

　患肢の著明な筋力低下や関節拘縮を予防するためにROM訓練，筋力増強運動を行う．下肢の手術の場合，患肢免荷期間には，健肢や両上肢への依存度が高まることから，健肢および両上肢の筋力増強運動を行う．特に術後には，プッシュアップ動作など上肢筋力に依存する動作を移動時に行う必要があるため，上肢筋力の強化は必須である．また，術前に身体活動性が低下し，運動耐容能も低下することから，可能であれば，上肢エルゴメータを用いた有酸素運動も体調に応じて実施する（図3）．

　術前後の安静に伴い深部静脈血栓症のリスクが高まるため，筋ポンプ作用を促すための下肢エクササイズ（ストレッチや足関節底背屈運動など）をリハ時間だけでなく，病室でも行えるよう自主トレーニングメニューを作成し，指導する．

　化学療法の副作用などで身体活動性が低下している場合や骨髄抑制のために防護環境（無菌室）管理されている場合には，全身状態，バイタルサイン，血液データなどを確認のうえ，リスク管理を行いつつリハを行う必要がある．

(3) リスク管理

　術前リハにおけるリスク管理は，主に病的骨折予防，および化学療法に関連する点滴ルート管理や副作用の把握が中心となる．

術前においては病的骨折のリスクを伴うことから，患肢への荷重や病巣部に捻転・回旋力が生じる動作は禁忌であることを指導する．

化学療法期間中は点滴ルートやポンプの電源コードなどが装着されているため，リハを行う際には，点滴の事故抜去や電源コードに引っかかることによる転倒がおこらないように細心の注意を払う必要がある．また，リハ実施前には最新の血液データを確認し，骨髄抑制の状況を把握する．白血球減少時には感染対策として，防護環境(無菌室)管理となる．リハ専門職は訪室時にマスクの装着や手洗いなどの感染対策を徹底する．特に好中球が500/μl以下となると重篤な感染症を引き起こすリスクが高まるため注意が必要である．また，血小板減少時には，過度な抵抗運動を行うことで出血のリスクが高まる．赤血球(ヘモグロビン濃度)減少時にはめまい，頻脈，息切れなどの貧血症状が生じるため，転倒に注意して過度な負荷の運動を避ける必要がある．

2. 術後リハビリテーションの実際

1) 術後評価

手術による欠損および再建の程度により悪性骨軟部腫瘍患者の障害像は大きく異なる．そのため，術後には手術記録を確認するとともに，手術による機能障害の程度を把握する必要がある．以下に術後の評価項目を提示する．

■評価項目

医学的情報：手術記録〔術式，手術による欠損の程度・再建方法(骨，筋，神経，血管など)〕，画像検査，血液検査，安静度・禁忌肢位指示，術後補助療法の予定など

理学療法評価：創部の状況確認(ドレーン留置部位，皮弁の緊張・圧迫の状況など)，疼痛の部位・程度，神経や筋切除に伴う運動障害の程度，ROM，筋力，ADLの状況，自宅環境など

そのほかに，骨軟部腫瘍治療後の患肢機能評価方法として，MSTS score (表6)[2]やTESS[3]などがある．MSTS scoreは「疼痛」「機能」「自己満足度」「支持性」「歩行能力」「歩容」の6項目を各5点満点で総合スコアを求め，最高得点で除した％表示で評価する方法である．先行研究では，術後のMSTS scoreは大腿骨近位人工関節置換術では60〜80％，大腿骨遠位人工関節置換術では70〜80％，下肢悪性軟部腫瘍切除術では平均84.9％と報告されている[4]．

▶MSTS score
Musculoskeletal Tumor Society score

▶TESS
Toronto Extremity Salvage Score

2) 術後リハビリテーション内容

(1) 術直後の肢位

術直後は創部・再建部位の保護が優先されるため，創部の安静度や禁忌肢位をまず確認する．術直後は，遊離植皮や遊離血管柄つき筋皮弁の安定のため患肢が固定される．遊離植皮では1週間程度，遊離血管柄つき筋皮弁では2〜3週間程度の固定が必要となる．患者により異なるが，皮弁や血管に過度な緊張や圧迫がかからないように肢位を調整する．

(2) 運動療法

術後はまず深部静脈血栓症予防を目的に，足関節の自動底背屈運動や足趾の自動運動，等尺性筋収縮を利用した筋力増強運動を行う．

表6 Musculoskeletal Tumor Society(MSTS)score

スコア	疼痛	機能	自己満足度	支持性	歩行能力	歩容
5	疼痛なし	制限なし	非常に満足	問題なし 補装具の使用なし	制限なし 術前と同様である	正常 跛行なし
4	intermediate	intermediate	intermediate	intermediate	intermediate	intermediate
3	軽度，断続的に非麻薬性鎮痛薬使用	レクリエーションに制限，生活にわずかに影響あり	満足	装具の使用	制限あり	軽度の跛行
2	intermediate	intermediate	intermediate	intermediate	intermediate	intermediate
1	中等度，断続的に麻薬性鎮痛薬使用	仕事に部分的制限，生活に重大な影響あり	許容できる	1本の松葉杖または杖の使用	屋内のみ 屋外は歩行不可	重大な跛行 軽度の機能障害
0	持続的な疼痛，継続的に麻薬性鎮痛薬使用	仕事に全面的制限，自活の喪失	不満足	2本の松葉杖または杖の使用	介助歩行 車椅子が必要	重度なハンディキャップ，機能障害

intermediate：上下の中間的な状態
各項目5点満点で総合スコアを求め，%表示で評価する．
〔Enneking WF, Dunham W, Gebhardt MC, et al：A system for the functional evaluation of reconstructive procedures after surgical treatment of tumors of the musculoskeletal system. Clin Orthop Relat Res 286：241-246, 1993 より〕

　術創部が安定し安静度が増せば，ヘッドアップ，座位保持，車椅子移乗，平行棒内立位保持，歩行練習へと段階的に離床を進める．主科に患肢への荷重スケジュールを聴取し，体重計で荷重量を確認しながら立位，歩行練習を行う．

　大腿骨近位人工関節置換術では，股関節の運動に重要な筋の停止部が切離される．外転筋である中殿筋，小殿筋，屈曲・外旋筋である腸腰筋，伸展筋である大殿筋の停止部が切離され，股関節の安定性と運動機能が失われるため，術後の患肢の安静度に応じて，股関節可動域訓練や外転筋力の強化を目的に筋力増強運動を行う．大腿骨遠位人工関節置換術では，大腿四頭筋の一部を切除し，膝のROM制限や膝関節伸展筋力低下が認められるため，膝のROM訓練や膝関節伸展筋力強化を目的に筋力増強運動を行っていく．また，脛骨近位部人工関節置換術では，膝蓋腱付着部の切離・再建により膝のROM制限や膝関節伸展筋力低下が生じる．術直後は等尺性筋収縮による筋力増強運動から開始し，患肢の安静度に応じて，膝のROM訓練や等張性筋収縮による筋力増強運動へ進めていく．

(3) 装具療法

　大腿骨近位人工関節置換術では，腸腰筋・中殿筋付着部の切除により股関節が不安定となり，術後2か月程度は脱臼や転倒のリスクが高いため，股関節外転装具を着用する．大腿骨遠位人工関節置換術では，大腿四頭筋の一部切除により筋力低下が生じる．大腿四頭筋筋力低下による膝崩れ現象(giving way)予防のため膝装具の着用が必要となる．また，脛骨近位部人工関節置換術では，膝蓋腱付着部の切離により膝伸展機能が障害されるためニーブレースを着用し，前脛骨筋・腓骨神経切除により足関節背屈障害が生じた場合は，下垂足予防のためのプラスチック短下肢装具を着用する．

(4) 退院時・退院後支援

　入院治療が終盤を迎え，全身状態が安定すると退院に向け外出や外泊が許可される．自宅環境や復学・復職後の環境に応じた動作練習を行い，安全に退院後の生活を送れるように支援する．退院時は，患肢への荷重制限や装具の装着など，日常生活に制限が残っている場合が多い．退院後も外来診察時に，患肢への荷重量や杖などの補装具の安静度について変更に応じて指導を行う．

(5) リスク管理

　術直後では，ドレーンの事故抜去や創部離開，血管・皮弁への過度な緊張・圧迫が生じないように禁忌肢位の遵守を徹底する．安静度がアップし，離床を進める際には，術後の安静により起立性低血圧を呈する可能性があるため，血圧の低下や気分不良，冷汗などの症状を確認しながら実施する．

　術後創部が安定してくると化学療法や放射線療法が開始される．術前化学療法と同様に，抗がん剤による副作用の評価や点滴ルート類の管理を徹底し，全身状態や安静度に応じてリハを継続する．

5 リハビリテーションの効果・エビデンス

　悪性骨軟部腫瘍においては，治療後の機能障害や能力障害が確実に生じるためリハは臨床上必要不可欠である．しかし，稀な疾患であることや，患者ごとに機能障害の程度が大きく異なること，また，評価方法が統一されていないことから明確なエビデンスは得られていない．

　『がんのリハビリテーションガイドライン』(金原出版)においても，「原発性骨軟部悪性腫瘍患者に対して，手術(腫瘍摘出術，下肢切断術)，放射線療法・化学療法中もしくは治療後にリハビリテーションを行うと，行わない場合に比べて機能障害の改善やADL，QOLの向上が得られるか？」とのCQに対して，「骨軟部腫瘍症例では腫瘍摘出術や下肢切断術などの外科的治療，化学療法・放射線療法により機能障害や能力障害を高率に生じる．したがって，治療中・治療後にリハビリテーションを実施することを考慮してもよいが，リハビリテーションの効果，適応症例，具体的な介入方法について，十分な科学的根拠はない」(推奨グレードC1)とされている．患者が希少かつ多様なため十分なエビデンスは認められていないが，悪性骨軟部腫瘍の治療により生じる機能障害や能力障害などの問題は，一般的な整形外科疾患に対する手術により生じる障害と，がんに対する化学療法や放射線療法による副作用が混合していると考えられ，それぞれに対するエビデンスが明らかになっていることを考慮すると，悪性骨軟部腫瘍に対するリハも効果があるものと考えられる．

> 症例

1. プロフィール：15歳，男子．両親と同居．高校1年生
2. 診断名：左腓骨近位端骨肉腫（Stage ⅡB）
3. 現病歴：X−1年，左母趾背屈困難，誘因のない左膝外側の腫脹および疼痛を主訴に発症．画像所見にて，左腓骨近位端の骨破壊像および骨膜反応があり骨肉腫と診断された．X−3月，広範切除術施行目的に入院し，術前補助化学療法開始．AP療法（シスプラチン，ドキソルビシン併用療法）2コースおよびメトトレキサート（MTX）大量療法4コース施行し，化学療法終了後に広範切除術および外側側副靭帯再建術を施行された．その際，腓骨神経を切除された．切除標本病理より致死率90％以上として治療反応良好群と判定．術後3日目より理学療法を開始．X+1月より術後補助化学療法開始．AP療法2コース，MTX大量療法6コース，ドキソルビシン単独療法2コースを施行した．X+4月に術後補助化学療法終了し，自宅退院となった

▶MTX
methotrexate
メトトレキサート

4. 初期評価（術後3日目）：
心身機能：患肢荷重制限，術後補助化学療法施行予定，腓骨神経麻痺による左下垂足
活動：移乗・移動動作困難，身体活動性低下，荷重制限解除後の移動時不安定性
参加：病院内ADL低下，退院後復学困難

5. リハビリテーション計画：荷重制限中の健肢強化および患肢足関節底屈拘縮予防，術後補助化学療法中の全身筋力および身体活動性の維持，荷重制限解除後の患肢筋力強化および装具療法

6. 経過：術前補助化学療法終了時の体重48.2kg，術後3日目より理学療法開始．患肢は非荷重，挙上のうえ，シーネおよびニーブレースによる固定を行い，腓骨神経切除による左下垂足に対しては短下肢装具装着にて拘縮予防を実施．術後1週までは平行棒内歩行を行い，2週目より持続的他動運動（CPM）を左膝関節屈曲50°までの設定にて開始．同時に患肢非荷重での松葉杖歩行も開始した．3週目からはシーネ除去，創部治癒の経過を確認し，術後補助化学療法を開始．この時点での体重は41.7kg，握力は右18.0kg，左24.7kgであった．5週目にCPM終了．CPM終了時の左膝のROMは135°．ニーブレースが除去され，1/3荷重を開始．6週目よりCX2K膝装具短下肢装具装着下で疼痛自制内での患肢への荷重練習および松葉杖歩行練習を開始した．7週目より松葉杖をロフストランド杖に変更し，階段昇降練習開始．化学療法中であったが，徐々に身体活動性が拡大したため，19週目に足部装具を短下肢装具からゲイトソリューションへ変更し，速歩および小走り練習を開始した．24週

▶CPM
continuous passive motion
持続的他動運動

目では左膝関節の動揺性，不安定性が認められなくなったため膝装具を除去し，ゲイトソリューションおよびロフストランド杖での歩行を基本とし，身体活動性を拡大．

7. **最終評価**(退院時)：体重43.7kg，握力；右19.9kg，左16.3kg．通常歩行速度1.1m/秒，最大歩行速度1.4m/秒．X＋1年から復学し，再発，転移はなく経過は良好であり，杖歩行にて日常生活を送っている．

ポイント

広範切除術＋再建術は骨肉腫の主な治療法である．しかし一方で，広範切除術による軟部組織の消失および術前および術後補助化学療法による体組成減少は関節不安定および筋力低下とそれに伴う身体機能低下，ADL制限，身体活動性低下のリスク要因であった．術前および術後の治療中における全身体力，筋力の維持を基本に理学療法を進めていく必要があった．また，腫瘍発生部位により靱帯再建および神経切除が選択されるため，治療後の生活もふまえて個々の症例の状態に応じた装具療法が必要であった．

Topics 💡 ERASプロトコル

"Enhanced Recovery after Surgery"の略．術前・術中・術後にかけて，回復促進に役立つ各種のケアをエビデンスに基づき導入し，安全性と回復促進効果を強化した「集学的リハビリテーションプログラム」のこと．侵襲の大きい手術後においても，多職種の連携によりリハを強化することで，できるかぎり早い機能回復や日常生活への復帰を目指す．近年，悪性骨軟部腫瘍手術においても，ERASプロトコルを導入することにより，術後の入院期間が短縮できるなどの報告がなされている[5]．

文献

1) 髙木辰哉：運動器がん(骨軟部腫瘍・転移性骨腫瘍)の病態と治療．井上順一朗，神津 玲(編)：理学療法MOOK21 がんの理学療法．pp61-68, 三輪書店，2017
2) Enneking WF, Dunham W, Gebhardt MC, et al：A system for the functional evaluation of reconstructive procedures after surgical treatment of tumors of the musculoskeletal system. Clin Orthop Relat Res 286：241-246, 1993
3) Davis AM, Wright JG, Williams JI, et al：Development of a measure of physical function for patients with bone and soft tissue sarcoma. Qual Life Res 5：508-516, 1996
4) 川井 章：術後患肢評価．越智隆弘，他(編)：最新整形外科学体系 第20巻 骨・軟部腫瘍および関連疾患．pp161-167, 中山書店，2007
5) Michot A, Stoeckle E, Bannel JD, et al：The introduction of early patient rehabilitation in surgery of soft tissue sarcoma and its impact on post-operative outcome. EJCO 41：1678-1684, 2015

第3章

化学療法・放射線療法

1 化学療法・放射線療法中・後のリハビリテーション

> **Essence**
> - **化学療法・放射線療法**は，手術と並んでがん治療の柱となる．治療前，中，後の患者にリハビリテーション目標を設定し，行う際には，まず現在のがんの病状・病期や治療の目的を確認することが重要である．
> - がんそのものやがん治療による負担や障害に対して，適切なリハビリテーションを行うことで患者に利益や効果をもたらすことができる．リハビリテーションの効果としては，身体活動性や身体機能(筋力，運動耐容能など)，倦怠感，精神心理面(抑うつ，不安など)，生活の質(QOL)の改善などがエビデンスとして示されている．
> - 治療による副作用は，**過敏反応**や**嘔気**のように，治療開始早期に生じるものから，治療後数週間以降に生じるものまでさまざまな発生時期のものがある．副作用のなかで，リハビリテーション施行時に注意が必要となるものとして，**骨髄抑制(血球減少)**や**心合併症**などがある．
> - がん患者は，**静脈血栓**を生じるリスクが高いので，症状や血液データなどの変化に注意する．また，**胸水**や**腹水**がある場合には，自覚症状を確認することと呼吸循環への影響の程度をみることが重要である．

1 リハビリテーションのポイント

化学療法や放射線療法を予定している，または治療中・治療後である患者にリハビリテーション(以下リハ)を行う際には，まずDietzのがんのリハビリテーション分類(表1)でどの病期になるのかを知る必要がある．そのために，現在のがんの病状・病期や，行われている治療の目的を確認する．

1. 化学療法と放射線療法の目的

化学療法と放射線療法は，手術と並んでがん治療の柱となるものである．治療の目的としては，根治治療として治癒を目指すことが第一とはなるが，治癒が難しい場合も多く，その場合には延命や症状緩和を目的とすることになる(表2)．何を目的として治療を行うかは，がんの種類や病状・病期をもとに検討される．がんの種類によっては，化学療法が効果的なものや，放射線療法が有効なものがある(表3, 4)[1,2]．ほかにも，年齢，合併症の有無，社会的背景(サポート体制，社会的年齢，経済的状況)なども考慮される．

> **抗がん剤と化学療法** 抗がん剤は，作用方法によっていくつかの種類に分けられる．一般的に「抗がん剤」と呼ばれるものは，化学物質によってがん細胞の増殖を抑え，破壊する種類の薬剤で，この薬剤を用いた治療を「化学療法」という．抗がん剤には，ほかにも「分子標的薬」や「ホルモン剤」などが含まれ，それぞれ用いる治療を「分子標的治療」や「ホルモン療法(内分泌療法)」と呼ぶ．

表1 Dietz のがんのリハビリテーション分類

分類	時期	目的
予防的	・がん診断後の早期．手術，放射線・化学療法の前から ・機能障害はまだない	機能障害の予防
回復的	・基本的に，再発・転移はまだない時期 ・機能障害，能力低下が存在	最大限の機能回復
維持的	・腫瘍が増大している時期．再発，転移など ・機能障害が進行しつつある	セルフケア，運動能力の維持・改善
緩和的	・終末期	QOL改善

ここでの「緩和」の言葉の使いかたは，WHOの緩和ケアの定義とは異なる．

表2 がん治療の目的

- 根治，治癒
- 生存期間の延長（治療を行うことにより，生存期間が3か月以上延長される可能性）
- 症状の緩和，QOL向上
- 術前・術後の補助療法・照射（術前の腫瘍縮小，術後の再発予防）

表3 各悪性腫瘍に対する化学療法の有効性

A群：治癒が期待できる	B群：症状緩和や延命の効果が十分に期待できる*	C群：延命効果・症状緩和が期待できる*
急性骨髄性白血病，急性リンパ性白血病，Hodgkin（ホジキン）リンパ腫，非Hodgkinリンパ腫（中・高悪性度），胚細胞腫瘍，絨毛がん	乳がん，卵巣がん，膀胱がん，小細胞肺がん，非小細胞肺がん，大腸がん，胃がん，多発性骨髄腫，慢性骨髄性白血病，慢性リンパ性白血病，非Hodgkinリンパ腫（低悪性度），悪性黒色腫	骨肉腫，軟部組織腫瘍，頭頸部がん，食道がん，子宮がん，腎がん，肝がん，胆道がん，膵がん，脳腫瘍，甲状腺がん，前立腺がん

*B群は化学療法による治癒は難しいが，予後の延長が認められ，かつ50%以上の奏効割合が期待できるがん種が含まれている．化学療法の効果がそれ以下のがん種はC群に含まれているが，同じがん種でもサブタイプにより化学療法の有効性は異なる．
（須藤一起：がん薬物療法の基本概念．国立がん研究センター内科レジデント（編）：がん診療レジデントマニュアル 第7版．pp12-33，医学書院，2016 より）

表4 各悪性腫瘍に対する放射線の感受性

A群：放射線療法で治癒可能な腫瘍	B群：放射線療法に感受性が高い腫瘍	C群：放射線療法に感受性が低い腫瘍
頭頸部がん，食道がん，肺がん，子宮頸がん，前立腺がん	胚芽腫，セミノーマ，悪性リンパ腫，小細胞肺がん	膠芽腫，肉腫

（中村和正：放射線療法と副作用対策．田村和夫（編）：がん治療副作用対策マニュアル 改訂第3版．pp163-194，南江堂，2014 より改変）

2. リハビリテーションによる利益とリスクのバランス

がんそのものやがん治療によって，身体や精神心理面への負担や障害を生じることが多い．そのため，リハを行うことによってその負担や障害を悪化させる可能性も考えておかなければならない．しかし，当然ながらリハによって得られる効果や利益もある．

過度にリスクを恐れることは，リハを進める際の障害となり，不動による廃用を進行させる．身体機能が低下すると，本来であれば可能であった治療継続が困難となることもある．しかし，リスクを軽視することで，リハの効果を生まないか，かえって生活の質（QOL）を低下させることもある．

リハを行うことによって得られる効果・利益（ベネフィット）とリスクをしっかり見極めたうえで，どのようにバランスをとるかということを考え，リハの目標を設定することが重要である（図1）[3]．

▶QOL
quality of life
生活の質

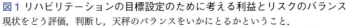

図 1 リハビリテーションの目標設定のために考える利益とリスクのバランス
現状をどう評価、判断し、天秤のバランスをいかにとるかということ．
〔がんのリハビリテーション研修会 CAREER（Cancer Rehabilitation Educational program for Rehabilitation teams）テキスト：一般財団法人ライフ・プランニング・センター（http://www.lpc.or.jp/reha/）より〕

② 化学療法・放射線療法に伴う患者の負担や障害

1．がん治療による身体の負担や障害

　がん患者は，がんそのものによる身体や精神心理面への影響を受けるだけでなく，治療によっても負担を受けたり障害を生じたりする．また，その負担や障害は治療中のみならず，治療後まで続くこともあり，患者の生活に大きな影響を及ぼす．

　Schmitz ら[4]は，がん治療中や治療後に行うエクササイズを推奨するために行ったレビューのなかで，治療による影響が多岐にわたることについて述べている（表 5）．

2．化学療法と放射線療法による有害反応（副作用）

　身体や精神面の負担や障害のなかには，治療の副作用も含まれる．特に化学療法や放射線療法は，効果的である反面，有害反応（副作用）も大きい．

　化学療法に使われる抗がん剤の投与方法は，静脈内注射や内服など薬の種類によって異なるが，いずれも薬剤が全身に作用する全身療法である．抗がん剤は，他の疾患への薬剤に比べて，副作用を生じる頻度が高い．それは，抗がん剤では，効果を生じる量と副作用を生じる量の差が小さいため，効果を得ようとすると副作用も生じてしまうことが多いためである．

　放射線療法は，細胞の DNA に直接作用して細胞の分裂を阻害したり，細胞のアポトーシス（自ら死んでいく過程）を増強したりして細胞を死に至らしめる．基本的には，放射線療法は腫瘍がある部分のみに照射する局所療法である．しかし，照射部位にはがん細胞だけでなく，正常細胞も含まれてしまうことが多いため，正常細胞への障害（副作用）も生じる．正常細胞はがん細胞より障害の程度が軽く，可逆性であることが多いが，残存することもある．

③ リハビリテーションの効果

　がんそのものや治療によって生じる障害に対し，改善を目的としてリハを行う．治療中や治療後には，前述のようにさまざまな負担や障害を生じているため，リハを行うことのリスクが心配される．しかし，十分にリスク管理を行い，身体の状況に応じたリハを行うことは安全で有用であると『がんの

表5 がん治療の影響

	手術	化学療法	放射線療法	ホルモン療法（卵巣・睾丸摘出）	分子標的治療
疲労	●	●	●	●	●
疼痛	●	●	●	●	●
心血管機能障害		●	●	●	●
肺機能障害	●	●	●		
神経障害					
末梢神経障害		●			
認知機能障害	●	●		●	●
内分泌機能障害					
生殖機能障害	●	●	●	●	
体重変化		●		●	
脂肪量増加・除脂肪量低下		●		●	
骨量減少		●		●	
筋骨格・軟部組織障害	●				
免疫機能低下もしくは貧血		●	●	●	●
リンパ浮腫	●		●		
消化器機能障害	●	●	●	●	●
皮膚障害			●		●

（Schmitz KH, Courneya KS, Matthews C, et al：American College of Sports Medicine roundtable on exercise guidelines for cancer survivors. Med Sci Sports Exerc 42：1409-1426, 2010 より一部改変）

リハビリテーションガイドライン』[5]においても示され，行うよう強く勧められている（表6）．

　がんの治療中・後に有酸素運動などの運動療法を行うことは，筋力・持久力などの筋骨格系・心肺系機能を改善し，患者の活動性やQOLの向上にもよい影響を及ぼすだけでなく，疲労感の減少，自信や自尊心の保持，ボディイメージの改善といった精神心理面へも効果をもたらすというエビデンスも数多い．体力の改善が疲労感の減少，日常生活動作（ADL）の改善，生活が自立することによる自尊心の向上，活動範囲の拡大，社会的交流の増加，QOLの向上につながるという好循環が考えられる．

　がんの治療中・後に身体運動を行った研究についてのレビューを行ったSpeckらは，運動による身体面，精神心理面への効果を示した．介入の内容はさまざまであったが（表7），身体面では，運動耐容能の改善や上下肢筋力の増強，体重や体脂肪率の減少などを認め，精神心理面でも，不安，抑うつ，自尊心の改善などの効果が認められた[6]．Brownらは，がん治療中の運動による効果について，SpeckらやCraftらの報告も含めてレビューを行っている（図2）[7,8]．

　また，疲労の改善も示されている．治療中に疲労を感じ，治療後やがん治癒後にも疲労が続く患者も多いとされ，それらの疲労はCRFと称されている．NCCNの倦怠感軽減のための実践ガイドラインでは，非薬理的治療方法

▶ADL
activities of daily living
日常生活動作

▶CRF
cancer-related fatigue
がん関連疲労

▶NCCN
National Cancer Comprehensive Network

表6 ガイドラインに示された化学療法・放射線療法中もしくは治療後の患者におけるリハビリテーションの効果

Q.	化学療法・放射線療法中もしくは治療後の患者に対して運動療法を行うと，行わない場合に比べて身体活動性や身体機能（筋力，運動耐容能など）を改善することができるか？
【推奨グレードA】	化学療法・放射線療法中，治療後の乳がん，前立腺がん，血液腫瘍患者に運動療法は安全に実施でき，エルゴメータやトレッドミルを用いた有酸素運動，ストレッチングや筋力トレーニング，また，それらを組み合わせた運動療法を実施することは，運動耐容能や筋力などの身体機能の改善がみられるため，行うよう強く勧められる．
Q.	化学療法・放射線療法中もしくは治療後の患者に対して運動療法を行うと，行わない場合に比べてQOLを改善することができるか？
【推奨グレードA】	化学療法・放射線療法中，治療後の乳がん，前立腺がん，血液腫瘍患者に，エルゴメータやトレッドミルなどを用いた有酸素運動や筋力トレーニング，ストレッチングなどの運動療法を実施することは，それらを行わない群に比べてQOLの改善がみられるため，行うよう強く勧められる．
Q.	化学療法・放射線療法中もしくは治療後の患者に対して運動療法を行うと，行わない場合に比べて倦怠感を改善することができるか？
【推奨グレードA】	化学療法・放射線療法中，治療後の乳がん，前立腺がん，血液腫瘍患者に，エルゴメータやトレッドミルを用いた有酸素運動や筋力トレーニング，それらを組み合わせた運動療法を実施することは，それらを行わない群に比べて倦怠感の改善がみられるため，行うよう強く勧められる．
Q.	化学療法・放射線療法中もしくは治療後の患者に対して運動療法を行うと，行わない場合に比べて精神機能・心理面（抑うつ，不安など）を改善することができるか？
【推奨グレードA】	化学療法や放射線療法中，治療後の乳がん，血液腫瘍患者に，エルゴメータやトレッドミルを用いた有酸素運動や筋力トレーニング，それらを組み合わせた運動療法，また運動療法とカウンセリングを併用したリハビリテーションを実施することは，それらを行わない群に比べて，精神機能，心理面の改善がみられるため，行うよう強く勧められる．
Q.	化学療法・放射線療法中もしくは治療後の患者に対して，運動療法または物理療法を行うと，行わない場合に比べて，有害事象，その他のアウトカムを改善することができるか？
【推奨グレードA】	化学療法・放射線療法中，治療後のがん患者に，有酸素運動や筋力トレーニングを実施することや鍼治療，物理療法を実施することは，有害事象の軽減，倦怠感の改善，免疫機能の改善が認められるため，行うよう強く勧められる．

〔日本リハビリテーション医学会　がんのリハビリテーション策定委員会（編）：がんのリハビリテーションガイドライン．金原出版，2013より〕

表7 運動の介入内容（がん治療中・後に身体運動を行った82研究のレビューより）

		%
介入の期間	4週間以下	9
	5週間〜3か月	48
	3か月以上	40
	記載なし	4
介入の種類	有酸素運動（＋他種の運動）	80
	有酸素運動以外のみ	11
	指定なし	9
介入の強度	軽度	11
	中等度以上	60
	指定なし	29
介入の頻度	週3回未満	13
	週3〜5回	59
	＞週5回	20
	指定なし	8
介入の時間（1回あたり）	20〜30分	18
	30〜45分	40
	＞45分	23
	指定なし	18

(Speck RM, Courneya KS, Mâsse LC, et al：An update of controlled physical activity trials in cancer survivors：a systematic review and meta-analysis. J Cancer Surviv 4：87-100, 2010 より改変)

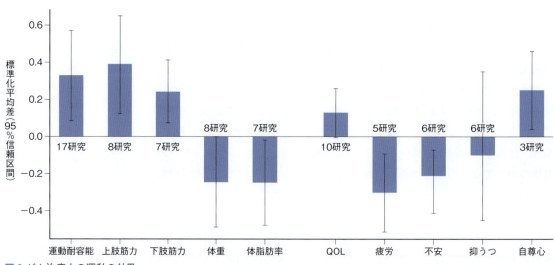

図2 がん治療中の運動の効果
(Brown JC, Winters-Stone K, Lee A, et al：Cancer, physical activity, and exercise. Compr Physiol 2：2775-2809, 2012 より改変)

表8 がん関連疲労(CRF)に対する運動療法の効果・実施方法

1. 活動の強化の重要性
・治療の副作用と治療中の活動レベル低下が身体能力を低下させ，日常生活動作において消費エネルギーが増大し倦怠感につながる
・身体能力を維持する活動強化が必要である
2. 運動の効果
・運動訓練→身体機能増大→活動時の労力軽減→倦怠感軽減
・がん治療中の運動→精神的苦痛が軽減し QOL が向上
3. 運動開始時期
・治療中に開始するとより効果が高い(カテゴリー1)
4. 奨励される運動の内容
・有酸素運動(ウォーキング，自転車エルゴメータ)
・レジスタンストレーニング
・最大心拍数の 60〜80%で 20〜30 分間を週 3〜5 日
・年齢，性別，がんのタイプ，がん治療，運動能力に基づいた個別プログラム
・低レベルの強度と持続時間から始め，ゆっくり漸増

〔がんのリハビリテーション研修会 CAREER(Cancer Rehabilitation Educational program for Rehabilitation teams)テキスト：一般財団法人ライフ・プランニング・センター(http://www.lpc.or.jp/reha/)より〕

として運動療法を推奨している(表8)[3,9]．CRF はさまざまな要因が重なって生じるといわれるが，運動療法により筋力・心肺機能などの身体機能が改善し，その結果，ADL での消費エネルギーが軽減し，倦怠感が改善することが考えられる．

Topics　CRF(がん関連疲労)

NCCN のガイドラインによると，CRF とは「がんやがん治療に伴う永続的，主観的な疲れであり，肉体的，精神的，感情的な側面をもっている感覚で，エネルギーが少なくなっている状態」と定義される．70%のがん患者が治療中(放射線療法・化学療法・骨髄移植・手術)に疲労を感じたという報告があり，治療終了後も数か月〜数年続きうる．また，がん治癒後(cured from cancer)でも，1/3 の患者が治療終了後 5 年間の疲労を経験していたという報告もある．

CRF の原因としては，がん治療，貧血，ホルモン不足あるいは過剰，低酸素状態，心機能障害，感染症，痛み，ストレス，食欲低下，脱水，筋力低下，睡眠障害などさまざまある．CRF によって，がん患者の QOL や身体・精神機能は大きな影響を受けるため，改善可能な原因については，適切な治療や対応を行うことが望ましい．

4　有害反応

1. 有害事象と有害反応(副作用)

病気の治療に通常用いられる用量でおこる，薬剤による好ましくない反応で，薬剤との因果関係があるものを有害反応(adverse reaction)という．前述のように，化学療法に用いられる薬剤や放射線は，がん細胞だけではなく正常細胞にも毒性をもつために有害反応が発生する．しかし，患者に生じる症状は薬剤との因果関係がはっきりしない場合も多く，がんそのものの進行に

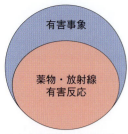

図3 有害事象と有害反応
〔がんのリハビリテーション研修会 CAREER（Cancer Rehabilitation Educational program for Rehabilitation teams）テキスト：一般財団法人ライフ・プランニング・センター（http://www.lpc.or.jp/reha/）より〕

▶CTCAE
Common Terminology Criteria for Adverse Events

▶NCI
National Cancer Institute

▶CTEP
Cancer Therapy Evaluation Program

▶JCOG
Japan Clinical Oncology Group
日本臨床腫瘍研究グループ

伴って生じる症状と区別しにくいことがある．そのため，薬剤を投与された患者に生じたあらゆる好ましくないあるいは意図しない徴候，症状，または病気を，有害反応も含めて有害事象（adverse event）という（図3）[3]．

2. 有害事象の評価スケール（CTCAE）

有害事象の評価や報告には，有害事象共通用語規準のスケール（CTCAE）を用いる．CTCAE は，米国の国立がん研究所（NCI）の CTEP が公表したもので，JCOG が日本語訳したものをウェブページで公開している[10]．

CTCAE にあげられている有害事象は，アレルギー反応から各臓器障害まで，26 の器官別大分類に分けられ，さらにその下位の項目が示されている（表9）[10]．有害事象の重症度については，グレード1の「軽症」から，グレード5の「有害事象による死亡」まで5段階に分類されている（➡96頁）．

Advanced Study 「有害反応」と「副作用」

一般的には「有害反応」よりも「副作用」という言葉が使われることが多い．しかし，もともと「副作用」という言葉は，薬の「主作用」に対して使われる言葉であり，有害な副作用だけでなく無害なものや有益なものも含まれる．そのため JCOG など医薬臨床試験の分野では，「有害反応」という言葉と「副作用」という言葉は学術的には区別するべきで，本来は「有害反応」を使うことが勧められるとされている．しかし，実際の臨床現場では「副作用」が使われることが多いため，本項でも「副作用」を用いることとする．

3. 副作用の発生時期

副作用は，過敏反応や嘔気のように，治療開始早期に生じるものから，治療後数週間以降に生じるものまでさまざまである．化学療法では，使用する薬剤の種類や組み合わせによって，副作用の発生時期も異なるが，一般的なものについて図4[11]と表10に示す．放射線療法の副作用も，治療中から治療後数か月で出現する急性副作用と，治療後数か月以降に出現する晩発性副作用がある（表11）．治療が繰り返されることで，副作用が増強・遷延することがある．副作用はある程度予測可能であり，予防，早期対応管理が重要であるといわれる．また個々の患者に合ったセルフケアの指導も大切である．

リハは副作用の発生に応じて，一時的に中止する，負荷量を調整するなどの対応を行う．その際には，その副作用がどれくらい続きそうか，どういった点に注意するかなどを，医師や看護師に確認しながら行う必要がある．また，セルフケアの指導においては，リハも有用な役割を果たすことができる．

表9 CTCAEの器官別大分類と下位項目数

分類	項目数
血液・リンパ系障害	11
心臓障害	36
先天性，家族性・遺伝性障害	1
耳・迷路障害	9
内分泌障害	11
眼障害	25
胃腸障害	117
一般・全身障害・投与部位の状態	24
肝胆道系障害	16
免疫系障害	6
感染症・寄生虫症	76
傷害，中毒・処置合併症	78
臨床検査	38
代謝・栄養障害	24
筋骨格系・結合組織障害	41
良性，悪性・詳細不明の新生物（嚢胞・ポリープを含む）	5
神経系障害	63
妊娠，産褥・周産期の状態	5
精神障害	20
腎・尿路障害	20
生殖系・乳房障害	51
呼吸器，胸郭・縦隔障害	57
皮膚・皮下組織障害	34
社会環境	2
外科・内科処置	1
血管障害	17

〔有害事象共通用語規準 v4.0 日本語訳 JCOG版（JCOGホームページ http://www.jcog.jp）より一部改変〕

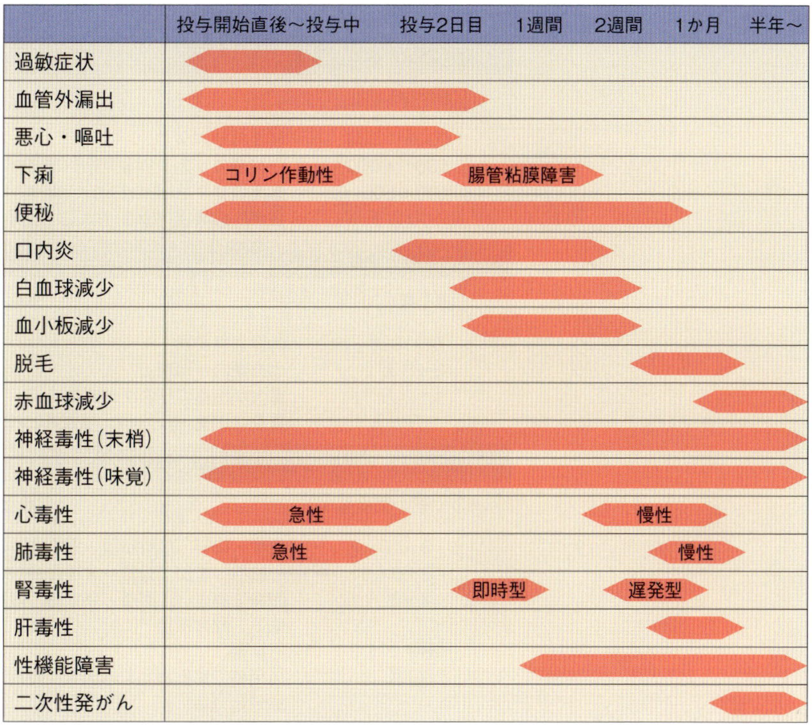

図4 化学療法による副作用の発生時期
（がんサポート情報センターより）

表10 化学療法による副作用発生時期

早期（投与後〜数週間で発生）	嘔気・嘔吐，発熱，過敏症，不整脈，血管外漏出，腫瘍崩壊症候群，便秘，倦怠感，食欲不振，下痢，発疹，口内炎，白血球減少，肝障害，腎障害，間質性肺炎
中後期（投与後数週間以降に発生）	神経毒性，心毒性（蓄積性），貧血，脱毛，色素沈着，肺線維症，二次性発がん

表11 放射線療法による副作用発生時期

急性〜亜急性（治療中〜治療後数か月で発生）	放射線宿酔，浮腫，皮膚症状（紅斑，びらん，脱毛，潰瘍形成），粘膜症状（味覚の低下・消失，口腔咽頭粘膜の発赤，びらん，白苔形成），唾液腺症状（腫脹，疼痛，唾液分泌減少），脳浮腫，傾眠症候群，眼症状（結膜炎，角膜炎），放射線肺炎，急性心内膜炎，消化管症状（消化管粘膜炎，下痢，嘔気・嘔吐），放射線肝炎，膀胱炎，尿道炎
晩発性（治療後か月以降に発生）	皮膚症状（毛細血管拡張，色素沈着），脳障害（白質症，脳壊死，脳萎縮），脊髄障害（脊髄脱髄：亜急性期，脊髄症：半年以降），末梢神経障害，皮下硬結（頭頸部がん・乳がん照射後の運動制限），眼症状（白内障，放射線網膜症，視神経障害），リンパ浮腫，骨脆弱化，関節障害，唾液分泌減少，喉頭・咽頭浮腫，甲状腺機能低下，放射線肺線維症，遅発性心内膜疾患，血管障害（血栓，狭窄，放射線誘発血管障害），消化管障害（消化管狭窄，潰瘍・穿孔），膀胱萎縮，尿道狭窄

❺ 血球減少とリスク，対応のポイント

　副作用のなかで，リハ施行時に注意が必要となるものとして骨髄抑制（血球減少）がある．血球の寿命は，好中球が8時間，赤血球は約120日，血小板は約7日と，血球によって異なるため，血球減少の時期も異なる．それぞれの

表12 血球減少時のリスク

1. 好中球数と感染リスク

好中球(/μl)	感染リスク
1,000〜1,500	軽度のリスク
500〜1,000	中等度のリスク(感染の頻度が高くなる)
100〜500	重度のリスク(重症感染症が増加する)
100以下	致命的感染症(敗血症)をおこしやすくなる

2. 血小板数と出血リスク

血小板(/μl)	出血リスク
5〜10万	通常は無症状
2〜5万	出血傾向が出現
1〜2万	重大な出血のリスクが上昇
1万以下	重篤な出血(頭蓋内出血,重症消化管出血,気道出血など)のリスクが上昇

3. ヘモグロビン濃度と貧血症状

ヘモグロビン濃度(g/dl)	貧血症状
9〜10	皮膚・口唇・口腔粘膜・眼瞼粘膜の蒼白
8〜9	心拍数の増加,動悸,息切れ
7〜8	頭痛,めまい,耳鳴,倦怠感,四肢冷感,思考能力低下,心拍出量の低下,酸素不足
6〜7	心雑音
3〜6	口内炎,筋肉のこむら返り,食欲不振,嘔気,便秘,低体温(全身の酸素欠乏による)
3以下	心不全,浮腫,昏睡(生命にとって危険な状態)

血球減少について特徴や注意点をまとめる(表12).

1. 好中球減少と感染症発症

骨髄抑制のなかでは,白血球減少,特に好中球減少が早期にみられる.化学療法による血球減少は,レジメンによっても異なるが,おおむね10日前後で最低値(nadir,ネイダー)となる.

好中球が減少すると感染症の発症リスクが高くなる.好中球数500/μl以下で感染症発症率が上昇し,100/μl以下では敗血症のリスクが増す.1966年にはBodeyらが,好中球減少期間1週間における好中球数と重症感染症発症率を発表した(図5)[12].

血球の減少期間など,他の要因によってもリスクは異なるが,前述のように500/μl以下では感染症発症率が高くなるため,感染対策を行っている病院が多い.リハでも,施行場所の検討,感染予防策などが必要である.

2. 血小板減少と出血

血小板減少は,化学療法開始から約1〜2週間後に出現する.血小板が減少すると出血のリスクが高くなる.50,000/μl以下では粘膜出血や皮下出血をおこしやすくなり,歯肉出血や鼻出血,皮下の点状出血や紫斑を認めることがある.20,000/μl以下では消化管出血や関節内出血など,臓器出血を生じるリスクが高くなる.10,000/μl以下では頭蓋内出血や重症消化管出血など重篤な出血をおこす危険がある.リハでは転倒に気をつけるべきである.また,血小板減少の程度によっては筋肉や関節内出血のリスクがあるため,負荷量の調整を行う必要がある."Cancer Rehabilitation Principles and Prac-

---

発熱性好中球減少症(FN)
日本臨床腫瘍学会のガイドラインでは,発熱性好中球減少症(febrile neutropenia;FN)は,好中球数が500/μl未満,あるいは1,000/μl未満で48時間以内に500/μl未満に減少すると予測される状態で,腋窩温37.5℃以上(口腔内温38℃以上)の発熱を生じた場合と定義されている.

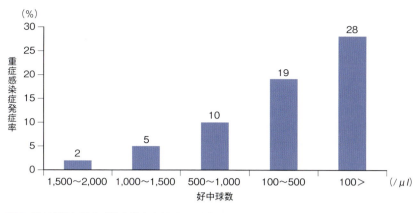

図5 好中球数と重症感染症発症率（好中球減少期間1週間のとき）
〔Bodey GP, Buckley M, Sathe YS, et al：Quantitative relationships between circulating leukocytes and infection in patients with acute leukemia. Ann Intern Med 64：328-340, 1966 より一部改変〕

表13 血小板数と推奨される運動

血小板数（μl）	推奨される運動
15～45万	制限なし：普段どおりの活動
5～15万	中強度～高強度の運動・活動：漸増抵抗運動，水泳，自転車など
3～5万	低強度～中強度の運動・活動：関節可動域運動，低負荷での筋力増強（約0.5～1 kg，重くない抵抗・等速性），歩行，水中運動など
2～3万	低強度の運動・活動：セルフケア，低負荷運動（自動・他動），基本動作
＜2万	最小限の運動・活動：必要最小限のADLのみ，医師許可のもと，歩行・セルフケア（必要に応じて介助）

〔Stubblefield MD, O'Dell MW（eds）：Cancer Rehabilitation：Principles and Practice. p401, Demos Medical Publishing, 2009 より一部改変〕

tice" において推奨されている，血小板数に応じたリハプログラムを示す（表13）[13]．これはあくまで一般的な基準であるが，出血のリスクが高くなる血小板数 20,000～30,000/μl 以下ではリハを積極的に施行しない内容となっている．

3. 赤血球減少と貧血

化学療法に伴う貧血としては，骨髄抑制による赤血球数減少のほかにも腎機能障害に伴う腎性貧血，血栓性微小血管症による溶血性貧血などがある．また化学療法以外でも，出血や栄養失調，慢性炎症や腎機能不全などによって貧血を生じうる．

一般的に，Hb値が8 g/dl未満で組織への酸素運搬能が低下するといわれ，心拍数・呼吸数の増加や動悸，息切れなどの症状を生じる．酸素運搬能が低下した状態で負荷をかけると，狭心症状や心不全症状などを生じるリスクもある．Hb低下のスピードが緩やかで，徐々に貧血が進んでいる場合には，自覚症状に乏しいこともあるので注意する．

Hb値が低下した状態でリハを行う際には，どのくらいのスピードで貧血が進行しているのか確認し，運動負荷量の軽減，自覚症状や脈拍数のチェックなどを行う必要がある．

> **Topics　がん患者の就労状況**
>
> 　厚生労働省の調査では，がん診断後に勤務先を退職した，または退職せざるをえない状況となった患者は，全体の25％を超える．また抗がん剤投与を行いながら就労することが難しいと考えたがん患者は，全体の75％以上であるという結果も出ている．そして，がん診断後に退職した患者の再就職率は約9％にとどまっており，がん患者が退職したのち再就職するのは非常に困難である．
>
> 　近年，化学療法や放射線療法を外来で行うことが増えており，入院して治療を行うことに比べると就労を継続しやすくなっているといえる．また，社会保険労務士を配置する医療機関も増えてきており，治療の種類や経過に応じた休職や勤務方法，経済的支援などについて助言を受けられる体制も整ってきている．患者自らが治療が生活に与える影響を知ること，また病気や治療，副作用について職場に理解してもらうことによって，早まった退職を予防できる．また，そのための支援を医療機関で行うことも重要である．

4．血球減少への対応

　同じ血球数でも，年齢，他の合併症，心機能，肺機能，治療内容，どのくらいの期間その血球数が続いているかなど，他の要因によってリスクは異なる．これまでに提示した数値は，あくまでも目安であるので，これらを参考として個々の患者に対応する必要がある．

　現在の血球数がどのような意味をもつのかについて，チーム内で情報交換を行い，統一した対応をとることが重要である．

6　がん治療に伴い生じる心合併症とその対応

1．心毒性を有する抗がん剤[14]

　心毒性を有する抗がん剤としては，アントラサイクリン系薬，白金化合物，アルキル化薬，タキサン系，ビンカアルカロイドなどがある．そのなかでも特にアントラサイクリン系薬は，使用頻度も高く，最も原因となりやすい．投与中または投与後短期間で急性毒性，投与後2〜3週間で亜急性毒性，投与後1年以上経過して慢性毒性が出現する（**表14**）．また，ボリノスタット，三酸化ヒ素，低分子チロシンキナーゼ阻害薬などの薬剤は，QT延長から致死性の心室頻拍をおこしうる．

　心毒性を生じる可能性のある薬剤を投与する際には，心電図，心エコー，シンチグラフィ，胸部X線などを施行し，心機能の評価を行う必要がある．

2．心合併症への対応

　前述のような心毒性を生じる薬剤を投与したとき以外にも，臥床に伴う心肺系および筋骨格系の廃用，Hb値の低下，水分負荷などの影響により，心機能の軽度低下を生じることもある．

　心機能の軽度低下を生じた場合のリハ施行時のリスク管理や心臓リハの方法については，がんによらない心疾患に対して行うものと変わらない．

　不整脈をきたしうる薬剤の投与中・後など，モニター指示のある場合は，

表14 アントラサイクリン系薬の心毒性発症時期

分類	時期	循環器障害
急性毒性	投与中，投与後短期間	不整脈，心不全，心膜炎-心筋炎症候群，非特異的ST-T変化，QT延長など
亜急性毒性	投与後2〜3週間	心筋炎，拡張不全など
慢性毒性	投与後1年以上	心不全，左室機能障害

急性毒性は可逆性であるが，慢性毒性はアントラサイクリン系薬の総投与量と関連し不可逆性である．

リハ時も心電図変化がないよう注意する．心エコーでの心機能評価は有用であるが，あくまでも安静時の心機能であるので，運動時については自覚症状やバイタルサインの変動をみる必要がある．安静時よりも10〜20回/分多い心拍数を目安に，少しずつ負荷量を増加していく．

7 進行がん患者のリスク管理

ここまでは，治療の副作用に伴うリスクについて述べたが，進行がん患者では，がんそのものの進行も加わって，さまざまなリスクが生じる[3,15]（表15）．

1. 静脈血栓塞栓症（venous thromboembolism；VTE）

がん患者は臥床しがちであり，高齢者が多い．また，がん細胞から凝固系活性化物質や炎症性サイトカインが分泌される．血栓を誘発しやすい薬剤（サリドマイド，レナリドミド，抗エストロゲン薬）の投与，中心静脈カテーテル留置なども血栓発生リスクを高める．がん患者は，常に血栓準備状態にあるといわれる．がん患者の静脈血栓発生リスク評価スコア（Khorana Score）で3点以上は特にリスクが高いとされる（表16）[16]．血栓発生リスクが高く，かつ出血のリスクが高くない場合には，予防的な抗血栓療法が考慮される．

2. 体液貯留

がん性胸膜炎などの炎症，心不全，血漿蛋白の減少，薬剤の影響などによって胸水を生じる．がん性胸膜炎は，悪性腫瘍の10〜50％に出現するといわれる．少量の胸水貯留や慢性的な胸水貯留では症状を伴わないこともあるが，量が多くなってくると呼吸困難や胸部圧迫，胸背部痛を生じる．呼吸困難などの症状が強い場合には，症状緩和を目的として，利尿薬投与，胸腔穿刺や持続ドレナージ，胸膜癒着術などを行うことがある．

腹膜炎，悪性腫瘍の腹膜播種，肝硬変，血漿蛋白の減少，心不全，ネフローゼ症候群などによって腹水を生じる．胸水と同じように，初期には無症状のこともあるが，貯留量が増加すると，腹部膨満感や腹痛，食欲不振，嘔気・嘔吐，呼吸困難などの症状を生じる．これらの症状に対し，薬物療法や穿刺，シャント造設などの治療が行われる．

リハを行う際には，自覚症状を確認することと呼吸循環への影響の程度をみることが重要である．改善傾向なのか増悪傾向なのか，また，体重増加や

表15 進行がん患者に必要なリスク管理

- 自覚症状（疼痛，呼吸困難感，疲労感）
- バイタルサイン
- 血液所見（ヘモグロビン，血小板，白血球，電解質など）
- 血栓・塞栓症
- 脳転移・骨転移（脊椎や上下肢長管骨など）
- 胸水・腹水
- 悪液質症候群（倦怠感，食欲不振，体重減少）

静脈血栓塞栓症（VTE） 下肢および骨盤内などの深部静脈に血栓が生じた状態を深部静脈血栓症（deep vein thrombosis；DVT）という．この血栓が遊離して静脈血流により肺に運ばれ，肺動脈を閉塞し，呼吸循環障害を生じた病態を肺血栓塞栓症（pulmonary thromboembolism；PTE）という．両者を合わせて「静脈血栓塞栓症」と称す．いわゆる「エコノミークラス症候群」と呼ばれているものはこの病態である．

表16 Khorana Score

危険因子		点数
腫瘍の発生場所	超高リスク：胃，膵臓	2
	高リスク：肺，リンパ腫，婦人科，膀胱，精巣，腎臓	1
化学療法前血小板数≧350,000/μl		1
ヘモグロビン（Hb）＜10 g/dl あるいはエリスロポエチン製剤の使用		1
化学療法前白血球数＞11,000/μl		1
BMI≧35 kg/m²		1

合計点	静脈血栓の発生率
0点	1.5%
1～2点	4.8%
3点以上	12.9%

〔小山右文，岡元るみ子：第2章 既往症をもつ患者治療で注意すべきこと 1. 主要臓器合併症—A. 循環器疾患．岡元るみ子，佐々木常雄（編）：改訂版 がん化学療法副作用対策ハンドブック．pp216，羊土社，2015 より〕

尿量をチェックする．リハ施行時には，自覚症状，酸素状態や血圧などのバイタルサインの変化に気をつける．

8 リハビリテーションの実際

化学療法・放射線療法中・後のリハビリテーションでは，リスク管理を行いながら，ストレッチ，筋力増強運動，有酸素運動，生活指導を中心に行う．

1. ストレッチ・他動運動

身体機能を向上させる効果は十分ではないが，化学療法中・後の低体力者の運動意欲を向上させ，筋力増強運動や有酸素運動前後のウォーミングアップ・クールダウンとして行うことができる（図6）．リハ専門職が徒手で行う場合には，関節を動かし，最終可動域で気持ちよく伸張感が生じる程度の力を加えながら，1回につき5～10秒を1～3回行うことが多い．肩甲帯などの伸張運動が難しい部位や倦怠感が強い部位では，局所の循環を促し，筋緊張を整えるように苦痛のない範囲で大きく他動的に関節を動かす他動運動を行うこともある．関節運動に伴う感覚刺激の増加が，局所や心理的なリラクゼーション効果をもたらすとも考えられている．

2. 筋力増強運動

頻度は週に3～5回程度がよいといわれるが，近年ではリハを年間を通して毎日行っている施設も多い．そのような場合は1日あたりの運動量を少なくしたり，週に何回かはプログラムを変更することで運動量を減らす日をつくったりして疲労をためないように，また緩急をつけることで意欲を高めるようにするとよい．

強度は，最大筋力の60～70％の運動が最も効果的であるといわれるが，化学療法中・後で体力が著しく低下している患者では，強い疲労感，心理的な

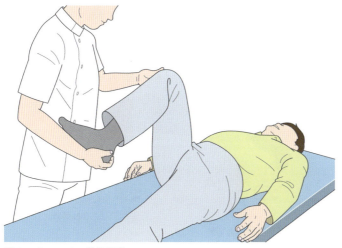

図6 ストレッチ・他動運動
低体力者の運動の意欲向上やウォーミングアップのために用いられる．

意欲の減退などを抱えていることが多く，最大筋力の60〜70％に固執しないほうがよいこともある．運動は継続することが重要であるので，最終的には本人の意欲や希望を優先する．筆者の経験では，最大筋力の30〜50％程度から開始するほうが意欲を減退させずに運動を継続できると感じている．

　時間は，筋力増強運動では回数として設定する．最大筋力の60〜70％の強度であれば連続した8〜10回の運動を1セットとして1〜2セット行う．12回続けて運動ができるようになれば運動強度を10％程度上げるとよい．最大筋力の40〜50％で運動を行う場合は，10回の運動を2〜3セット行う．最大筋力の測定が困難である場合には，連続した運動を8〜10回以上続けて行うことができないときの強度を最大筋力の60〜70％として，10回の運動を3セット以上できないときの強度を最大筋力の40〜50％として考えるとよい．いずれにせよ，これらの回数はあくまでも目安であり，強度と同様に最終的には本人の希望を優先する．

　内容は，下肢を中心とした大きい筋群で行うとよい．化学療法中・後では歩行量が減少することから上肢よりも下肢筋群のほうが萎縮しやすいためである．また，低栄養や悪液質に対しても，大きな筋群のほうが改善効果が大きい．手軽にできる運動として実際には，手すりや壁を利用した起立運動やスクワットが推奨される．スクワットでは，臀部の筋群も使うようにするために体幹を前傾して行うように指導するとよい(図7)．なお，スクワットの場合には，運動強度の設定は膝を曲げる角度で調整する(図8)．体力が著しく低下している化学療法中・後の患者では，ノーマルスクワットかハーフスクワットを行うことが多い．手は頭の後ろでも胸の前でも，腕を前方に伸ばしてもよいが，体力がない場合には転倒を予防するためにベッドの手すりや壁を利用するとよい．

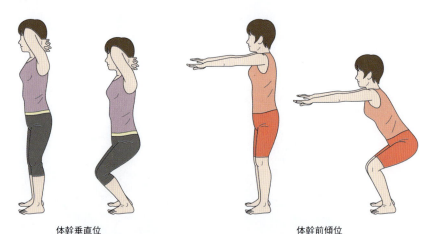

図7 スクワットにおける体幹の姿勢
通常は，臀筋が働きやすくなる体幹前傾位が推奨される．

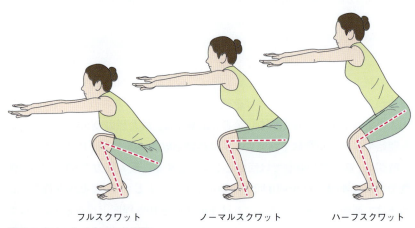

図8 スクワットでの強度の調整
スクワットでの強度の調整は膝を曲げる角度で行う．

> **Topics** 💡 **FITT**
>
> 運動の実施に際しては，頻度（frequency），強度（intensity），時間（time），内容（type）の4つの要素を考えながらプログラムを立案するとよい．これら4つの要素は欧米では英語の頭文字からFITTとも呼ばれる．

3. 有酸素運動

　有酸素運動とは，酸素を使って体内に貯蔵された糖質や脂質を燃焼させることでつくり出したエネルギー源（有酸素性エネルギー）を使って行われる運動のことである．病院では有酸素運動を効率的に行うためにエルゴメータやトレッドミルが使われることが多い（図9）．

　頻度としては，週に3～5回行う．筋力増強運動と同様に毎日行う場合には，1日あたりの運動量を少なくしたり，週に何回かはプログラムを変更することで運動量を減らす日をつくったりするとよい．

　強度は，エルゴメータやトレッドミルを使う場合には心拍数や自覚的運動

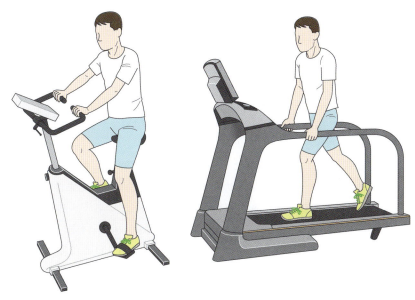

エルゴメータ　　　　　　　　　トレッドミル
図9 有酸素運動で用いるトレーニング機器

強度を用いて設定することが多い．心拍数では，目標心拍数から強度を設定するカルボーネン法が簡便でよく用いられている．なお，目標心拍数を算出する際の運動強度は50〜70％が推奨されている．自覚的運動強度ではBorg Scaleが用いられることが多く，点数でいうと11〜13，すなわちややきついか，その手前を目安に強度が設定されることが多い．

時間は，15〜30分が推奨されている．どのような運動でも，一般的には開始したときには酸素を使わない無酸素性エネルギーが主体であるが，数十秒で有酸素性エネルギーが使われるようになり，2分で約50％，10分で約88％を占めるようになる．したがって，有酸素運動の効果を上げるために15分以上の持続した運動が推奨されている．

内容は，前述したようにエルゴメータやトレッドミルが使われることが多いが，体力が著しく低下した患者に適した運動や自宅で行う運動としては，歩行が簡便でよい．そのような患者であれば，通常の歩行だけでも心拍数が上がり十分な運動強度になることもある．一方，日常生活が自立している患者では，通常の歩行では心拍数は上昇せず，十分な効果が得られにくいため，早歩きを指導するとよい．最近では歩行中でも脈拍を測定できる器具が販売されているが，そのような器具がない場合には息切れせずに会話ができる程度に速く歩いてもらうと，目標値をほぼ達成できる．

> **カルボーネン法** 最大心拍数を220−年齢としたうえで，目標心拍数＝運動強度×（最大心拍数−安静時心拍数）＋安静時心拍数という公式を使って計算する方法である．たとえば，50歳で安静時の心拍数が60，強度50％の運動をしたい場合には，0.5×〔(220−50)−60〕＋60＝115となるので心拍数が115となるような運動をするとよい．

Advanced Study　最大心拍数を予測するGellishの式

カルボーネン法による最大心拍数の予測値は誤差が大きいという指摘も多い．Gellishの式は，最大心拍数＝206.9−（0.67×年齢）となり，より正確に最大心拍数を予測できるといわれている．

4. 生活指導

　どれほど適切な運動をしても残りの生活時間を寝て過ごせば，活動性の低下に伴う機能障害は避けられない．病院での生活はもちろん，自宅でも化学療法中・後には倦怠感や意欲の低下などから活動が低下しやすいので，活動量を上げるような促しが重要である．近年では，安価な歩数計（歩数や歩行距離を測定する器具），活動量計（歩数や歩行距離に加えて消費カロリーなどを測定できる器具）が販売されているので可能であれば積極的に活用したい．

　厚生労働省は，日本人の歩数は1日平均で男性8,202歩，女性7,282歩であり，身体活動量と死亡率などとの関連をみた疫学的研究の結果から「1日1万歩」の歩数を確保することが理想であると報告している[17]．しかし，化学療法中・後の患者では，平均歩数を大きく下回る例も多く「1日1万歩」を目標とするのには無理がある．まずは，現状の歩数を1,000歩程度増加させることを目標にするとよいであろう．1,000歩は約10分の歩行で得られる歩数であり，距離としては600～700 mに相当する．そのような説明により，十分に達成可能な目標であると認識する人が多い．

　歩数計などを利用できない場合は，質問票を使って評価を行い，フィードバックする方法もある．質問票にはさまざまなものがあるが，国際的に使用されているものではIPAQ日本版やPASE日本版などがある．

Advanced Study　1日1万歩の根拠

　1日に約300 kcalのエネルギー消費に相当する身体活動が推奨されている．米国スポーツ医学会が提示する式を用いると，体重60 kgの人が時速4 kmで10分歩くと消費エネルギーが30 kcalになるので，1日当たり300 kcalのエネルギー消費は1万歩に相当することとなる．

Advanced Study　IPAQ日本版とPASE日本版

　International Physical Activity Questionnaire（IPAQ）日本版は，WHOワーキンググループが世界各国における身体活動量の現状を把握し，国際比較をするために開発した質問票の日本語版である．活動量計との相関係数は0.19～0.39と高くはないが，級内相関係数は0.88～0.96と高く，同一個人の活動量の変化を評価するには十分な評価法であるといえる．

　Physical Activity Scale for Elderly（PASE）日本版は，IPAQとともに世界的に普及している質問紙による活動評価法の1つであるPASEの日本語版であり，高齢者用に開発されたという特徴をもっている．日本人高齢者を対象とした研究では対象数が少なく，十分な結果が出ていないが，オランダの研究では酸素と水素の安定同位体を用いて求めた1日のエネルギー消費量との相関係数が0.68と高い結果となっており，高齢者などの低体力者の評価に適していると考えられている．

> 症例

1. プロフィール：80歳代，男性．職業は無職(元調理師)．戸建て住宅で配偶者と2人で生活．趣味は自宅庭での園芸活動
2. 診断名：大腸がん
3. 現病歴：X−1月，大腸がん開腹切除術，リンパ節郭清術．手術翌日から理学療法開始．X月より抗がん剤(5-フルオロウラシル)開始．週に1回，点滴で6か月間投与する予定
4. 中間評価(化学療法開始2週間後)：

   健康状態：明かな再発・転移なし．食欲不振あり(食事は手術前の約半分)．ヘモグロビン 9.3 g/dl，白血球 2,500/μl，アルブミン 2.4 g/dl (いずれも中等度減少)

   心身機能：身長 165 cm，体重 54 kg(手術前から約 12 kg 減少)．利き手握力は 28 kg．関節可動域・感覚に明らかな機能障害なし．筋力は徒手筋力テスト(MMT)で 3〜4．起立性調節障害なし．明らかな高次脳機能障害を認めないが，意欲の減退が著明

   基本動作：病棟生活における基本動作は手すりや歩行器を使用してすべて修正自立

   活動：ADL は促しで自立しているが，生活に必要なこと以外の活動はほとんどなく，理学・作業療法(80分/日)以外の時間はほとんどベッド上で何もしないで過ごしている

5. リハビリテーション計画：

   基本方針：今後，化学療法の有害事象として白血球減少の進行が予想されるので，本人に手洗いやマスクなどの感染予防対策の習慣化をはかる一方で，生活に対する意欲の向上と筋力増強をはかる

   理学療法：①感染予防行動の習慣化，②ストレッチ，③筋力増強運動，④歩行

   作業療法：①感染予防行動の習慣化，②外泊計画(日時，外泊したときに行うこと，それまでの課題などを相談)，③離床時間の増大(看護師と協力)

6. 経過：感染予防行動の習慣化では，理学・作業療法前後に手洗いやうがいなどを最初は促しで実行，徐々に促しなしで実行する習慣化が進んだ．また，最初は意欲の低下が著明で，会話・運動・活動は促しが必要な状態であったが，根気強く趣味との関係で庭の様子を聞き出すことで自発的な会話がみられるようになり，具体的な外泊の計画を進めるに伴い離床時間は増大し，運動意欲の向上もみられるようになった．リハ開始2週間後には外泊ができ，その後はさらに意欲と食欲の向上がみられた
7. 最終評価：リハ開始6週間後には促しがなくても病棟生活が自立，時間になると自分からリハ室に来るようになった．歩行も歩行補

▶MMT
Manual Muscle Testing
徒手筋力テスト

助具なしで連続10分可能となった．その時点で退院となった．その後の化学療法は外来で行うことになった

🔴ポイント

　がん患者は高齢者が多く，手術や化学療法などの治療を行っている患者では著しい体力・意欲の低下をきたしていることが多い．そのような場合は，生活に対する意欲づけと運動機能の回復をはかるリハ専門職の果たす役割が大きい．意欲づけでは，病前の生活・趣味を参考にしながら会話が増える話題を探し，見つかったら，より具体的にできること，したいことなどを探していくとよい．今回は，病前の趣味である園芸をきっかけに円滑に外泊へと話を進めることができたが，必ずしもこのような方法で毎回円滑に進めることができるとは限らない．一方的な押しつけにならないように，相手のペースに合わせてできること，したいことを一緒に探すという気持ちで接することが大切である．食思不振も化学療法による避けられない有害事象であるように思われがちであるが，生活の意欲向上とともに改善する例は少なくない．意欲向上をはかる一方で，運動後には少し食べられるという患者も多いので，運動後に軽い飲食を促すような工夫も効果が得られることがある．離床時間の増大については，リハ専門職だけでなく看護師と一緒に，チームで協力して対応することが重要である．目標時間を決めて達成したときは褒めることで意欲を上げるようにするとよい．また，感染予防行動は説明するだけでは習慣化に至らないことが多い．病棟での生活はもちろんのこと，リハ前後にも手洗いやうがいなどを励行し，習慣化を促していきたい．

文献

1) 須藤一起：がん薬物療法の基本概念．国立がん研究センター内科レジデント（編）：がん診療レジデントマニュアル 第7版．pp12-33, 医学書院，2016
2) 中村和正：放射線療法と副作用対策．田村和夫（編）：がん治療副作用対策マニュアル 改訂第3版．pp163-194, 南江堂，2014
3) がんのリハビリテーション研修会CAREER (Cancer Rehabilitation Educational program for Rehabilitation teams) テキスト：一般財団法人ライフ・プランニング・センター (http://www.lpc.or.jp/reha/)
4) Schmitz KH, Courneya KS, Matthews C, et al：American College of Sports Medicine roundtable on exercise guidelines for cancer survivors. Med Sci Sports Exerc 42：1409-1426, 2010
5) 日本リハビリテーション医学会 がんのリハビリテーション策定委員会（編）：がんのリハビリテーションガイドライン．金原出版，2013
6) Speck RM, Courneya KS, Mâsse LC, et al：An update of controlled physical activity trials in cancer survivors：a systematic review and meta-analysis. J Cancer Surviv 4：87-100, 2010
7) Brown JC, Winters-Stone K, Lee A, et al：Cancer, physical activity, and exercise. Compr Physiol 2：2775-2809, 2012
8) Craft LL, Vaniterson EH, Helenowski IB, et al：Exercise effects on depressive symptoms in cancer survivors：a systematic review and meta-analysis. Cancer Epidemiol Biomarkers Prev 21：3-19, 2012
9) National Comprehensive Cancer Network Practice Guidelines in Oncology (http://www.nccn.org)
10) 有害事象共通用語規準v4.0 日本語訳 JCOG版 (JCOGホームページ http://www.jcog.jp)
11) がんサポート情報センター
12) Bodey GP, Buckley M, Sathe YS, et al：Quantitative relationships between circulating leukocytes and infection in patients with acute leukemia. Ann Intern Med 64：328-340, 1966
13) Stubblefield MD, O'Dell MW (eds)：Cancer Rehabilitation：Principles and Practice. p401, Demos Medical Publishing, 2009

14) 川崎智広, 岡元るみ子：抗がん剤の副作用と治療 循環器障害. 岡元るみ子, 佐々木常雄（編）：改訂版 がん化学療法副作用対策ハンドブック. pp85-91, 羊土社, 2016
15) 辻　哲也：がんのリハビリテーション総論. 辻　哲也（編）：がんのリハビリテーションマニュアル—周術期から緩和ケアまで. pp12-37. 医学書院, 2011
16) 小山右文, 岡元るみ子：第2章 既往症をもつ患者治療で注意すべきこと 1. 主要臓器合併症—A. 循環器疾患. 岡元るみ子, 佐々木常雄（編）：改訂版 がん化学療法副作用対策ハンドブック. pp216, 羊土社, 2015
17) 厚生労働省：平成9年度国民栄養調査. 1997（http://www1.mhlw.go.jp/houdou/1011/h1112-1_11.html）
18) 辻　哲也：悪性腫瘍（がん）. 千野直一（編）：現代リハビリテーション医学 第3版. pp493-504, 金原出版, 2009

2 造血幹細胞移植前後のリハビリテーション

> **Essence**
> - 造血幹細胞移植は，造血幹細胞の採取元，ドナー，移植細胞，前処置治療により種類が分かれており，治療経過や有害事象が異なるが，移植前後のリハビリテーションでは，廃用症候群の予防と身体機能，精神心理機能の改善が目的とされる．
> - 移植前後のリハビリテーションにおいては，移植前処置治療による副作用，移植後のGVHD（移植片対宿主病）に加え，無菌室入室による活動範囲の制限など各時期に応じた身体機能および精神機能の評価と身体症状の把握が重要となる．
> - リハビリテーションの実施においては，血液データと身体症状の確認が重要であり，低強度〜中強度の運動が安全かつ有効であるとされている．重大な有害事象は骨髄抑制であり，感染対策や運動負荷の調整といったリスク管理については，医師，看護師を含めた多職種で連携して対応する必要がある．

表1 造血器腫瘍におけるWHO分類（2008）

1. 骨髄増殖性腫瘍
2. 好酸球増多症およびPDGFRA，PDGFRBまたはFGFR1遺伝子異常を伴う骨髄性/リンパ性腫瘍
3. 骨髄異形成/増殖性腫瘍
4. 骨髄異形成症候群
5. 急性骨髄性白血病および関連前駆細胞性腫瘍
6. 系統不明な急性白血病
7. 前駆リンパ球性腫瘍
8. 成熟B細胞腫瘍
9. 成熟T細胞およびNK細胞腫瘍
10. Hodgkin（ホジキン）リンパ腫
11. 免疫不全関連リンパ増殖性疾患
12. 組織球性および樹状細胞性腫瘍

▶HSCT
hematopoietic stem cell transplantation
造血幹細胞移植

1 移植の対象となる疾患とその治療法

　主な造血器腫瘍の種類としてWHO（World Health Organization）分類第4版（2008年）を表1に示す．代表的な疾患としては，白血病，悪性リンパ腫，多発性骨髄腫があげられる（表2）．これらの造血器悪性腫瘍は，化学療法や放射線療法に対する感受性が高い（治療効果が期待できる）．そのため，強力な化学療法や放射線療法を行うことでがん細胞を死滅させ，造血幹細胞の移植により正常な造血機能を回復させる造血幹細胞移植（HSCT）の適応となり，長期生存や社会復帰を獲得できる患者も多い．また，造血機能の回復を目的とすることから，再生不良性貧血や骨髄異形成症候群などの造血機能に低下を認める疾患も適応となる．

1. 造血幹細胞移植の対象

1）急性白血病

　急性白血病は骨髄に芽球や白血病細胞が異常増殖し，正常な造血機能を障害するものである．特徴的な症状としては，貧血に伴う倦怠感や易疲労感，労作時の息切れや動悸など，血小板減少に伴う皮下や口腔内の出血傾向な

表2 全国部位別・性別推定罹患率および死亡率(対人口10万人)

	罹患(2012)			死亡(2015)		
	男性	女性	合計	男性	女性	合計
白血病	11.76	7.50	9.58	8.36	5.49	6.89
悪性リンパ腫	24.71	17.26	20.89	10.93	8.08	9.47
多発性骨髄腫	5.75	5.06	5.39	3.33	3.27	3.30

(国立がん研究センターがん情報サービス:がん登録・統計. http://ganjoho.jp/reg_stat/index.html より)

ど,白血球(特に好中球)減少に伴う発熱や感染症状などである.悪性リンパ腫と比較し他臓器へ浸潤する頻度は低い.

2) 悪性リンパ腫

悪性リンパ腫はリンパ球あるいは免疫担当細胞(B細胞,T細胞,NK細胞など)が腫瘍性に増殖するものである.特徴的な症状としては,腫瘍形成に伴うリンパ節の腫脹,肝脾腫などがある.また,消化管,皮膚,肺,脊髄などリンパ節以外の臓器の病変を認める例もあり,臓器圧迫による気道閉塞,血流障害,脊髄麻痺などを呈することがある.その他の全身症状としては発熱,体重減少,盗汗(著明な寝汗)などがある.

3) 多発性骨髄腫

多発性骨髄腫は血液細胞の1つである形質細胞ががん化し,骨髄腫細胞として異常増殖するものである.特徴的な症状としては,造血機能の障害による貧血や息切れ,倦怠感や免疫機能の低下,出血傾向に加え,免疫グロブリン(M蛋白)の増加による血液粘稠度の上昇や臓器沈着,サイトカイン分泌による破骨細胞の活性化(骨破壊,病的骨折など)がある.

2. 造血幹細胞移植による治療

造血幹細胞移植は,強力な化学療法や放射線療法により,がん細胞を死滅させたのちに造血幹細胞を移植することで,正常な造血機能を回復させる治療である.造血幹細胞移植の種類としては,造血幹細胞の採取元による分類,ドナーによる分類,移植細胞による分類,前処置治療による分類といくつかの特徴から分けられている.

造血幹細胞の採取元による分類のうち,自家造血幹細胞移植(自家移植)は,あらかじめ採取・保存しておいた患者自身の造血幹細胞を移植する方法である.自家移植は,患者自身の造血幹細胞を利用するため,移植後の免疫反応を引き起こさないことやドナーを探す必要がないといった特徴をもつ.

もう1つは,同種造血幹細胞移植(同種移植)である.同種移植は,ドナーから採取・提供された造血幹細胞を移植するが,白血球の血液型であるヒト白血球抗原(HLA)の一致が必要となる.なお,同種移植については,造血幹細胞を提供するドナーにより,HLA適合か非適合か,血縁者か非血縁者かという点で分類される.

また,造血幹細胞の採取方法の違いによる分類では,骨髄移植,末梢血幹細胞移植,臍帯血移植の3種類に分類される.骨髄移植は,ドナーの腸骨から骨髄液を採取し,患者の静脈へ点滴で注入する方法である.末梢血幹細胞移植は,ドナーの血液に白血球を増加させる薬剤を投与して血液中の造血幹

> **造血幹細胞** 骨髄に存在する.「自己複製」と「分化」により血球成分である赤血球,白血球,血小板がつくられる.

▶HLA
human leucocyte antigen
ヒト白血球抗原

表3 移植細胞の違いによる特徴

	末梢血幹細胞移植	骨髄移植	臍帯血移植
生着	早い	中間	遅い
生着不全	少ない	中間	末梢血幹細胞移植より多い
GVHD	慢性GVHDが多い	中間	比較的軽い

GVHD：移植片対宿主病

細胞を増殖させたのち，造血幹細胞を採取し，患者の静脈へ点滴で注入する方法である．臍帯血移植では，造血幹細胞が多く含まれる臍帯血（母体と胎児を結ぶ臍帯および胎盤に含まれる血液）を保存し，移植の必要な患者に提供する．

移植細胞の種類により長所や短所があげられている（表3）．同種移植では，造血幹細胞移植前治療という大量の化学治療および放射線療法が行われるが，移植前治療は強い治療関連毒性を有しており重篤な有害事象が生じることがある．同種免疫反応による抗腫瘍効果による有害事象を軽減させた移植前治療である骨髄非破壊的前治療を用いた同種移植（ミニ移植）と，従来の移植前治療である骨髄破壊的前治療を用いた同種移植（フル移植）がある．

3. 造血幹細胞移植以外の治療

1）化学療法

造血器腫瘍は他の固形がんと比べ，化学療法の感受性が高く，完全寛解に導入できる特徴をもっている．そのため，白血病細胞を死滅させる大量の抗がん剤を投与する．しかし，完全寛解に至ってもわずかな白血病細胞が残存している可能性は否定できないため，寛解後療法としての化学療法も行われることが多い．また，治療効果を高めるために化学療法は多剤併用強化療法を用い，一定の間隔で反復して行われることが多い．

2）分子標的療法

造血器腫瘍の種類によって，発症する遺伝子や蛋白分子の構造に合わせ，それらの機能を特異的に阻害する薬剤を用いた比較的新しい治療法である．慢性骨髄性白血病に対するイマチニブメシル酸塩やB細胞リンパ腫に対するリツキシマブなどがある．

3）放射線療法

放射線により細胞分裂の阻害やアポトーシスを促進することで腫瘍を縮小させる治療法であり，悪性リンパ腫などのリンパ性腫瘍に用いられることが多い．長期生存例においては続発腫瘍（二次がん）が問題となることもあるが，化学療法を併用し照射範囲を限局することで有害事象の発生を抑制する．

> 同種免疫反応による抗腫瘍効果（graft-versus-leukemia effect；GVL効果） ドナー由来の免疫担当細胞による免疫反応が，患者の体内に残存するがん細胞を縮小させる，あるいは再発を予防する効果．

❷ 移植患者に対するリハビリテーションの目的

造血幹細胞移植は造血器腫瘍の根治が望める治療として良好な成績を収めている．しかし，移植治療の過程において，前処置治療としての寛解導入療法や地固め療法に伴う有害事象（骨髄抑制，嘔気・嘔吐，末梢神経障害など）や安静臥床，移植後の全身倦怠感や免疫力低下による日和見感染，移植片対宿主病

Advanced Study　造血幹細胞移植における合併症

　造血幹細胞移植（特に同種移植）では，さまざまなタイミングで合併症を生じることが報告されており，生命予後に大きく影響することやリハビリテーションの阻害因子となることもある．移植前処置関連毒性（RRT）は，移植前に行う大量化学療法や全身放射線療法などの前処置治療に伴う副作用（粘膜炎や食欲不振など）であり，治療開始後2～3週間続くことがある．移植片対宿主病（GVHD）は，同種移植を行った場合にみられる皮疹，黄疸，下痢などの症状を特徴とする合併症で，移植片に含まれるリンパ球による宿主に対する免疫反応であり，移植後100日までに生じる急性GVHDと100日以降に生じる慢性GVHDに分けられる（表4）．血栓性微小血管障害（TMA）は，血管内皮の障害により，全身の微小血管の血液循環が妨げられることでおこる消化器障害，肝障害，腎障害，中枢神経障害などである．

▶RRT
regimen-related toxicity
移植前処置関連毒性

▶GVHD
graft-versus-host disease
移植片対宿主病

▶TMA
thrombotic microangiopathy
血栓性微小血管障害

表4　GVHDの症状

	臓器障害	症状
急性GVHD（移植後100日まで）	皮膚，肝臓，消化管	皮膚の発赤，瘙痒感，疼痛，熱傷様変化，黄疸，嘔気，水様性下痢，腹痛，血便など
慢性GVHD（移植後100日以降）	皮膚，口腔，眼，肝臓，消化管，肺，筋・関節など	皮膚の色素沈着，口腔内乾燥，眼球乾燥，黄疸，慢性下痢，食欲不振，閉塞性肺疾患，関節拘縮，自己免疫疾患など

GVHD：移植片対宿主病

（GVHD），防護環境（無菌室）での長期隔離など，多くの身体活動の制限と心理的負担が生じる．このような移植治療の過程で生じた身体機能低下や活動低下は，さらなる活動量低下や意欲低下を引き起こす．廃用症候群となることでADLや手段的日常生活動作（IADL）を制限し，また，社会活動への参加を遅延させ，QOLを著しく低下させる．

　造血幹細胞移植患者に対するリハビリテーション（以下リハ）は，2010年4月の診療報酬改定で新設された「がん患者リハビリテーション料」の該当患者にも規定されるように，造血器腫瘍により，当該入院中に化学療法もしくは造血幹細胞移植が行われる予定の患者または行われた患者とされ，前述したがん治療に伴う身体機能や体力の低下，廃用症候群，精神心理的機能やADLの低下に予防的かつ回復的にかかわり，有害事象の軽減や早期退院，QOLの向上を目的に実施される．

　理学療法士や作業療法士の主な役割は，入院後早期から介入し，過去のさまざまな治療経験に伴う身体機能やADLの低下を把握し改善させることや，今後開始される前処置治療や造血幹細胞移植，防護環境（無菌室）での治療に伴う活動量の低下などにより生じる廃用症候群を予防し，自己管理能力を向上させることである．また理学療法士（作業療法士）は，身体症状の有無だけでなく，身体症状が動作や活動にどの程度影響を及ぼしているのか（及ぼしていないのか）について，実際の動作を通して把握することが重要であり，把握した情報を多職種で共有し，今後の活動範囲や運動量の調整を行う（図1）．

▶IADL
instrumental activities of daily living
手段的日常生活動作

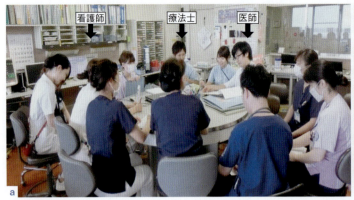
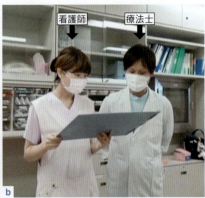

図1 多職種連携
a：カンファレンス
b：当日の申し送り

③ 移植治療と生じうる機能障害（筋力，運動耐容能など廃用症候群）

　造血幹細胞移植患者では，原疾患に起因する身体活動量の低下やこれまでに実施した治療に伴う廃用性の身体機能低下に加え，根治を目的とした大量化学療法や放射線療法によるRRTや有害事象により，疼痛，筋力低下，心肺機能低下，全身倦怠感，不眠，消化器症状，食欲不振，免疫力低下による感染などのさまざまな身体的・精神的症状を呈する．さらに，防護環境（無菌室）内での安静・隔離に伴う筋力・体力の低下，心肺機能低下，抑うつ，不安，ストレス，認知機能低下などの廃用症候群を加速させるリスクが高い．

　これらの廃用症候群は，入院中および退院後のADL再獲得を遅延させ，IADLやQOLを著しく低下させる．このような背景をふまえた造血幹細胞移植患者のリハでは，治療継続や退院後生活への復帰，社会復帰にも影響を及ぼすため，できるだけ早期から介入し，心身機能低下を防ぐとともに，早期回復による早期退院・早期社会復帰が非常に重要である．

　実際のリハでは，握力やハンドヘルドダイナモメータ（hand held dynamometer；HHD）を用いた膝伸展筋力，30秒椅子立ち上がりテスト（CS-30）などの筋力評価，長座位・立位体前屈などの柔軟性評価，FRテストや重心動揺検査，片脚立位保持時間（開眼・閉眼）などのバランス能力評価，5m歩行時間やTUGテストなどの歩行（移動）能力評価，6分間歩行テストやシャトルウォーキングテストなどの運動耐容能評価，歩数計や加速度計などを用いた身体活動量評価，体組成計を用いた筋肉量の評価などの結果をもとに運動種目や負荷量（強度と回数）を決定する．運動種目は，移植後の防護環境（無菌室）で実施可能なものとし，ストレッチや筋力増強運動，ウォーキングや自転車エルゴメータを用いた有酸素運動に加え，日常生活での自主トレーニングとしてベッド周辺で実施可能な運動を指導する．

　また，治療の継続や有害事象，防護環境（無菌室）といった特殊な環境での療養に伴い，身体機能以外の症状を呈することも多い．精神機能の評価としては，SF-36やEORTC QLQ-C30などの健康関連QOLの評価，SDSやPOMS

▶CS-30
30-sec chair stand test
30秒椅子立ち上がりテスト

▶FRテスト
Functional Reach Test

▶TUGテスト
Timed Up and Go Test

▶SF-36
MOS 36-Item Short-Form Health Survey

▶EORTC QLQ-C30
EORTC Core Quality of Life Questionnaire

▶SDS
Self-rating Depression Scale

▶POMS
Profile of Mood State

表5 造血幹細胞移植患者の評価項目

項目	具体的な測定尺度の例
身体機能	
筋力	上肢：握力，下肢：膝伸展筋力(HHD)，CS-30
柔軟性	長座位・立位体前屈
バランス能力	FRテスト，重心動揺検査，片脚立位保持時間(開眼・閉眼)
歩行(移動)能力	5m歩行時間，TUGテスト
運動耐容能	6分間歩行テスト，シャトルウォーキングテスト
身体活動量	歩数計，加速度計
筋肉量	体組成計
精神機能	
健康関連QOL	SF-36，EORTC QLQ-C30
気分・感情など	SDS，POMS
自己効力感	運動自己効力感
自覚的疲労度	CFS
その他	
セルフケア，日常生活	PS，FIM，BI

HHD：hand held dynamometer，CS-30：30-sec chair stand test，FRテスト：Functional Reach Test，TUGテスト：Timed Up and Go Test，SF-36：MOS 36-Item Short-Form Health Survey，EORTC QLQ-C30：EORTC Core Quality of Life Questionnaire，SDS：Self-rating Depression Scale，POMS：Profile of Mood State，CFS：Cancer Fatigue Scale，PS：ECOG Performance Status，FIM：Functional Independence Measure，BI：Barthel Index

などを用いた気分や感情の評価，運動自己効力感や自覚的な疲労度(CFS)などが用いられている．

また，全体的なADLの把握には，ECOGのPerformance Status(PS)に加え，FIMやBIが用いられる(表5)．

▶CFS
Cancer Fatigue Scale

▶FIM
Functional Independence Measure

▶BI
Barthel Index

4 リハビリテーションの効果

『がんのリハビリテーションガイドライン』(金原出版)では，化学療法・放射線療法中・後の運動療法の安全性や身体機能改善についての効果だけでなく，「造血幹細胞移植を実施した患者にエルゴメータやトレッドミルを用いた有酸素運動，ストレッチングや筋力トレーニング，また，それらを組み合わせた運動療法を実施することは，運動耐容能や筋力などの身体機能の改善がみられるため，行うよう強く勧められる」(推奨グレードA)とされている．さらに運動療法は全身倦怠感やQOLの改善にも好影響であるとされ，「造血幹細胞移植実施後の入院患者に，エルゴメータやトレッドミルを用いた有酸素運動や筋力トレーニング，それらを組み合わせた運動療法を実施することは，それらを行わない群や自主トレーニングのみを実施する群に比べて，倦怠感の改善がみられるため，行うよう強く勧められる」「造血幹細胞移植を実施した患者に，エルゴメータやトレッドミルなどを用いた有酸素運動を実施することは，それらを行わない群や自主トレーニングのみを実施する群に比べてQOLの改善がみられるため，行うよう強く勧められる」(どちらも推奨グレードA)と示されている．

実際の運動介入は，ストレッチや筋力増強運動に自転車エルゴメータや

ウォーキングなどを用いた有酸素運動を組み合わせた運動療法と自主練習の指導を中心としたプログラムが多く行われており，運動介入による安全性も報告されている．具体的な運動強度は低強度〜中強度(Borg Scale 11〜13)，介入時間は30分程度とするものが多い．そのほか，造血幹細胞移植患者では移植前から移植後にかけて著しく身体活動量が制限されることにより，廃用症候群を増悪させる可能性が高い．このような患者に対する運動介入は身体機能低下の予防・回復のみならず，抑うつや不安などの精神心理面，睡眠障害などにも好影響を及ぼし，結果として体力低下を抑制できることから，移植前からの積極的な関与を推奨している．

> **Topics 造血幹細胞移植患者に対するリハビリテーションの介入効果**
>
> エビデンスレベルは高くないとされているが，わが国における造血幹細胞移植患者に対するリハビリテーションの介入効果も散見されている[1-3]．介入期間はおおむね移植前から退院まで，運動療法はストレッチ，レジスタンストレーニング，有酸素運動の組み合わせとしている．介入により安全に実施できるとともに，筋力，運動耐容能，身体活動量，移植後入院期間，健康関連QOLなどに効果を認めている．

5 リハビリテーションプログラムの立案（リスク管理）

▶ACSM
American College of Sports Medicine
米国スポーツ医学会

米国スポーツ医学会(ACSM)のガイドラインでは，化学療法や放射線療法中であっても，血液データやバイタルサイン，その他の身体症状を評価し，適切なリスク管理のもとに行われる運動療法は安全に実施可能であるとしている[4]．このことをふまえ，造血幹細胞移植患者のリハにおいても，廃用症候群や移植前処置治療の副作用，移植後の合併症によって生じる身体症状を適宜把握し，適切に対応する必要がある．リハ専門職は，カルテ情報や問診・視診などにより，表6に示すような身体症状を評価するとともに，運動実施におけるリスク管理および日常生活上の留意点を整理し，患者や他の医療スタッフと共有し対応する[5]．

実際のリハではストレッチや筋力増強運動，有酸素運動を組み合わせて行う．詳細は，本章-1の「化学療法・放射線療法中・後のリハビリテーション」の該当箇所(➡116〜119頁)を参照のこと．

実際の運動では骨髄抑制の程度と推移，廃用性筋力低下，栄養状態などを考慮し，運動内容や頻度，強度を変更する(➡113頁)．骨髄抑制による白血球(好中球)の減少では，治療経過にもよるが $500/\mu l$ 未満を1つの目安としている施設も多く，マスクやガウン，グローブの着用など，実施施設の感染対策を実施する．ヘモグロビン量の減少では，動悸・息切れなど身体症状を認める例も多いが，減少期間が長期に及ぶ例では自覚症状が出現しにくい場合もあり，安静時・運動時の心拍数や呼吸数をモニタリングしながら実施することも重要である(➡112頁)．

表6 移植前後に生じる身体症状と考えられる原因

主な身体症状	考えられる原因
貧血	原疾患，薬剤，TMA，ABO不適合，出血など
白血球(好中球)減少	原疾患，薬剤，生着不全など
血小板減少	原疾患，薬剤，VOD，DIC，TMA，抗血小板抗体など
発熱	感染，薬剤，腫瘍崩壊症候群，ES，GVHD，再発など
心血管系 　1. 心機能低下・不整脈・他の心電図異常 　2. 頻脈・徐脈 　3. 高血圧・起立性低血圧	 薬剤，廃用，併存疾患など 薬剤，廃用，輸液の影響 薬剤，廃用
呼吸器系(肺機能低下)	感染，TBI，GVHDなど
筋骨格系 　1. 骨病変・易骨折性 　2. 筋力低下・筋萎縮 　3. 持久力低下 　4. ROM制限・柔軟性低下	 原疾患，併存疾患，ステロイド性，廃用など 廃用，体重減少，ステロイドミオパチーなど 廃用，体重減少，心機能障害など 廃用，GVHDなど
神経系 　1. 末梢神経障害 　2. 振戦 　3. 痙攣 　4. 意識障害	 薬剤，併存疾患など 薬剤，低Mg，低Caなど 薬剤，出血 TMA，ウイルス性脳炎，細菌性髄膜炎，薬剤，敗血症，出血，再発など
消化器系 　1. 嘔気・嘔吐 　2. 腹痛・下痢	 RRT，薬剤，感染性胃・食道炎，GVHD，胃・十二指腸潰瘍，心因性など RRT，薬剤，感染性腸炎，GVHD，CMV，TMA，ESなど
血尿	RRT，出血性膀胱炎，血小板減少，DICなど
血糖異常	輸液，ステロイド性など
浮腫	TBI，ES，VOD，TMA，GVHD，心・腎機能障害，輸液，薬剤，栄養状態など
不安・抑うつ・不眠	治療効果・予後の不安，環境など

TMA：thrombotic microangiopathy(血栓性微小血管症)，VOD：hepatic veno-occlusive disease(肝中心静脈閉塞症)，DIC：disseminated intravascular coagulation(播種性血管内凝固)，ES：engraftment syndrome(生着症候群)，TBI：total body irradiation(全身放射線照射)，GVHD：graft-versus-host disease(移植片対宿主病)，RRT：regimen-related toxicity(移植前処置関連毒性)，CMV：cytomegalovirus(サイトメガロウイルス)

(石川愛子，里宇明元：造血器悪性腫瘍—リハビリテーションの要点．辻　哲也，里宇明元，木村彰男(編)：癌のリハビリテーション，pp286-300，金原出版，2006より改変)

6 リハビリテーションの実際

造血幹細胞移植患者に対するリハは，入院から防護環境(無菌室)入室まで，無菌室入室から前処置治療開始まで，前処置治療開始から生着まで，生着から無菌室出室まで，無菌室出室から退院までの5段階に分けて実施する(図2)[6]．

1. 入院～無菌室入室(一般病棟)

バイタルサインや血液データ，入院前の身体活動量の程度などに問題がなければリハ室で実施する．実施内容は，移植前の身体機能や精神心理面の評

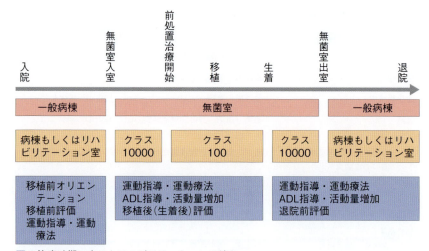

図2 治療時期に応じたリハビリテーションの流れ
〔日本がんリハビリテーション研究会（編）：がんのリハビリテーション ベストプラクティス．p167，金原出版，2015 をもとに作成〕

価（表5）と生活リズムの把握，自主トレーニングの指導である．移植前の評価は，運動種目の選択を目的とするだけでなく，経時的変化や運動の効果判定に用いることを念頭に，短時間で場所や道具を選ばずに実施できる方法が重要である．実際の運動内容は無菌室内やベッド上でも実施可能な種目を選択して実施し，今後生じる生活環境の変化や出現する身体症状（貧血や易出血性，消化器症状など）と対処法，目標とする活動量や感染対策などについてのオリエンテーションも併せて行う．

2. 無菌室入室〜前処置治療開始（クラス10000）

リハは，無菌室内の生活リズムの是正，治療過程における廃用症候群の予防・改善，心理的支援を目的に実施する．この時期の運動内容は，患者の身体症状や精神心理面に応じて，ウォーキングや自転車エルゴメータ，自重や重錘を使用した抗重力筋群に対する筋力増強運動を行う（図3）．無菌室入室後は活動範囲が著しく制限されるため，リハ専門職による直接介入以外の活動量を維持・改善できるよう歩数計や活動量計，パンフレットなどを積極的に活用し，患者自身の自己管理能力の向上に努める．

3. 前処置治療開始〜生着（クラス100）

この時期は活動範囲がクラス100に制限される（図4）．また，移植前処置治療による重度の骨髄抑制や治療関連毒性を認め，身体機能の低下や心理面への負担が最大となる．患者はさまざまな有害事象を生じ日差・日内変動を認めるため，多職種で情報共有するとともに，実施前のバイタルサインや血液データを確認し，心理的なストレスにも配慮しながら，立位で実施可能な運動から座位および臥位で実施可能な運動，能動的な運動から受動的な運動のなかから選択して行う．また，運動以外の時間（生活場面）における座位や立位といった抗重力姿勢を確保するよう促すことも重要である．

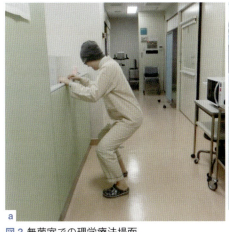
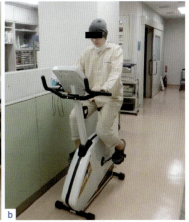

図3 無菌室での理学療法場面
a：抗重力筋の筋力増強運動（自主練習）
b：自転車エルゴメータを用いた運動耐容能向上運動

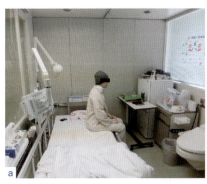
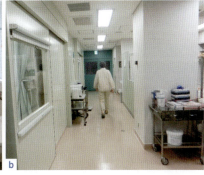

図4 無菌室の様子
a：クラス100
b：クラス10000；無菌室内廊下

　移植後の評価は，その日の体調や有害事象の程度を確認し，移植前に設定した運動種目の実施内容（強度や回数）や日常生活における活動量の把握と，その際の自覚症状およびバイタルサインの確認より開始する．運動強度や回数の増加が見込める段階では，身体機能の評価を順次追加し，移植前評価との比較によりプログラムの追加や変更を行う．

4. 生着〜無菌室出室（クラス10000）

　好中球の生着が確認され活動範囲の制限が解除されるため，クラス10000へ活動範囲が拡大する．この時期では，前処置治療による有害事象が持続していたり急性GVHDなどが出現していたりする．そのため実施前のバイタルサインや血液データ，身体症状の確認を行いながら，移植後（生着後）の身体機能および精神心理面の評価を実施する．運動療法は，自転車エルゴメータやウォーキングなどの有酸素運動と筋力増強運動，ストレッチを組み合わせながら実施し，治療開始前の身体活動量や身体機能を指標として低下した機能や活動量の回復に努める．

5. 無菌室出室〜退院（一般病棟）

この時期には造血機能も改善を認めており，無菌室から出室し活動範囲も拡大するが，免疫抑制薬やステロイド，急性 GVHD の影響もあり，感染対策は重要となる．実施前のバイタルサインや血液データ，身体症状の確認は必ず行い，症状の程度に応じた運動量を設定する．また，退院に向けた環境設定，階段昇降などの応用動作，ADL・IADL 指導など在宅生活やその後の生活リズムに合わせた介入内容を検討する．退院後の自主トレーニング継続や身体活動量の向上が不十分となる例も多く，退院後の生活指導や運動指導については医師や看護師とも連携し，可能であれば外来診察時などに運動習慣や生活リズムの再評価を行うとともに，身体症状に応じた運動処方と自主トレーニングの再指導を行う．

Advanced Study　多職種チームによる介入

移植前からの介入により身体機能や精神機能の廃用予防および改善が期待されている．しかし，リハビリテーション専門職だけの介入では時間的にも十分とはいえず，医師，看護師，薬剤師，栄養士，臨床心理士なども含めた多職種チームによる介入がより重要となる．また，リハビリテーションの最終目標は患者の QOL 向上であり，入院期間の介入だけでなく，その後の在宅生活に対する介入や指導についての検討が今後の課題である．

文献

1) 井上順一朗，小野　玲，牧浦大祐，他：同種造血幹細胞移植患者の運動イメージはリハビリテーションにより改善するか？　理学療法科学 25：741-745，2010
2) Inoue J, Ono R, Okamura A, et al：The impact of early rehabilitation on the duration of hospitalization in patients after allogeneic hematopoietic stem cell transplantation. Transplant Proc 42：2740-2744, 2010
3) 森下慎一郎，瀬戸川啓，中原健次，他：造血幹細胞移植患者に対する無菌室・準無菌室での運動療法の効果および安全性の検討．理学療法学 38：122-123，2011
4) Schmitz KH, Courneya KS, Matthews C, et al：American College of Sports Medicine roundtable on exercise guidelines for cancer survivors. Med Sci Sports Exerc 42：1409-1426, 2010
5) 石川愛子，里宇明元：造血器悪性腫瘍—リハビリテーションの要点．辻　哲也，里宇明元，木村彰男（編）：癌のリハビリテーション，pp286-300，金原出版，2006
6) 日本がんリハビリテーション研究会（編）：がんのリハビリテーション ベストプラクティス．p167，金原出版，2015

3 骨転移

> **Essence**
> - 骨はがんの好発部位であり，脊椎・大腿骨・骨盤などの荷重部に転移が多くみられる．
> - 骨転移により疼痛，脊髄圧迫，病的骨折，高カルシウム血症を生じることがある．これらは骨関連事象(SRE)と呼ばれる．
> - 骨転移は単純Ｘ線，CT，MRI，骨シンチグラフィ，PETなどにより診断し，SREの危険性が評価される．
> - 病的骨折や脊椎の不安定性の評価にはスコア化する予測モデルがあり，臨床現場にて簡便に使用できる．
> - 骨転移の治療としては手術，放射線，薬剤，装具などがあげられる．生命予後やSREのリスクに応じて治療方針が決定される．
> - 骨転移のリハビリテーションにあたっては，生命予後に応じた適切なリハビリテーションプログラムが必要である．また，リハビリテーションの必要性とリスクを患者や家族に説明し，同意を得ることが必要である．

1 疫学

1. 骨転移を生じやすいがん

　がんは進行とともに，局所の増大のみでなく，遠隔臓器に転移を生じる．遠隔転移の部位としては，肺，肝臓，骨が多い．がん患者の診療をする医療機関において，骨転移は遭遇する機会の多い問題である．高齢化によるがん罹患率の上昇と，治療の進歩による生存期間の延長により，その頻度は増加し続けていると予想されるが，原発臓器ごとの骨転移頻度についての報告は乏しい．

　森脇ら[1]は四国がんセンターでの剖検例で胸椎から腰椎の組織学的骨転移の頻度を調査している（表1）．これによると，乳がんや前立腺がんの骨転移頻度が高く，75％程度となっている．肺がんや甲状腺がんはそれに次いで50％程度である．骨転移の頻度が低いがんは，膀胱がん，肝がん，胆道がんなどであり，20％以下となっている．胃がんや大腸がんなどの骨転移の頻度は22％程度で比較的低いが，これらのがんは罹患者の数が多いため，骨転移の患者数は多くなる．これらのことより，がん患者のリハビリテーション(以下

表1 原発臓器別の骨転移頻度

原発臓器	頻度（%）
乳腺	75.2
前立腺	75.0
肺	54.3
甲状腺	50.0
腎臓	31.3
頭頸部	30.7
子宮	27.8
食道	24.6
卵巣	22.9
大腸	22.7
胃	22.5
膵臓	21.3
胆道	17.4
肝臓	16.8
膀胱	13.0

剖検例における胸椎から腰椎の組織学的骨転移の頻度である．
（森脇昭介，万代光一，山上啓太郎：癌の骨髄転移の病理形態と問題点．病理と臨床 17：28-34，1999 より）

表2 骨転移の部位別頻度

部位		頻度（%）
頭蓋骨		0.6
脊椎	頸椎	6.5
	胸椎	12.9
	腰椎	16.4
	仙骨	3.5
胸骨		1.6
肋骨		4.5
肩甲骨		3.6
上腕骨		7.0
骨盤		16.7
大腿骨		18.0
脛骨		2.8

脊椎・骨盤など体幹への転移が多い．大腿骨にも高頻度に転移がみられる．
（川井 章，中馬広一，伊藤康正，他：骨転移の診断と最新治療：がん骨転移の疫学．骨・関節・靱帯 17：363-367，2004 より）

リハ）にあたって骨転移に注意するべきがんとして，乳がん，前立腺がん，肺がん，甲状腺がん，胃がん，大腸がんなどがあげられる．

2. 骨転移の好発部位

骨転移は血行性に生じることが多いため，血行の豊富な部位に生じやすい．表2に骨転移の部位別頻度を示す[2]．脊椎が最も多く，なかでも腰椎・胸椎の頻度が高い．それに次いで大腿骨への転移が多くみられる．さらに骨盤にも16.7%の頻度で骨転移が生じる．これらの部位は立位・歩行により病的骨折を生じる危険性があるため，リハを行う場合は注意する．また多発性転移が生じることも多いため，他の部位の症状にも注意が必要である．

2 骨転移により生じる問題

1. 骨転移の増殖様式

骨転移は血行性，あるいは局所でのがんの直接浸潤により発生する．骨は硬く高密度な組織であり，転移したがん細胞が生着するためには，その生存スペースが確保される必要がある．がん細胞自身には骨破壊を生じさせる機能は存在せず，以下のような機序で骨破壊を促進させる．

骨に到達したがん細胞は骨吸収を行う破骨細胞を活性化し，骨吸収を亢進させる．破壊された骨基質には成長因子が含まれており，それががん細胞に供給されることで，がん細胞の局所での増殖が亢進する．これにより破骨細

表3 骨転移の局所反応

	造骨型	溶骨型	骨梁間型	混合型
原発臓器	前立腺がんの大部分 乳がんの一部 胃がんの一部	腎臓がん 肝臓がん	非固形腫瘍 前立腺がんなど	大部分の乳がん 各臓器がん
組織型	低分化腺がん ホルモン依存性がん	高分化腺がん 扁平上皮がん	小細胞がん リンパ腫 円形細胞腫瘍	多くの腺がん
治療因子	奏効例			有効例
経過因子	長期例		初期病巣	中・長期例

(眞鍋 淳:骨転移に対する外科治療—適応とその効果. 癌の臨床 54:651-661, 2008 より)

表4 骨関連事象(SRE)

- 放射線療法や整形外科的治療が必要な骨転移痛
- 脊髄圧迫
- 病的骨折
- 高カルシウム血症

(日本臨床腫瘍学会(編):骨転移診療ガイドライン. p13, 南江堂, 2015 より許諾を得て抜粋し転載)

胞がさらに活性化され,骨吸収が亢進される.この悪循環により骨転移が成立し,骨破壊とがん細胞の増殖が進むこととなる.

骨転移の局所では破骨細胞の活性化による溶骨型変化のほかに,骨芽細胞の活性化による造骨も生じる.局所での溶骨と造骨のバランスに応じて特徴的な骨病変が形成されることとなる.

転移巣での骨の反応は,造骨型,溶骨型,骨梁間型,混合型の4つに分類される.原発臓器により生じる骨の反応は一定の傾向がある(表3)[3].実際には造骨型と溶骨型の混合型が多くみられる.骨梁間型は骨梁の間をがん細胞が占拠していくものであり,骨皮質には溶骨性変化も造骨性変化もきたさない.このため単純X線やCTでは所見が得られず,早期発見が困難である.

2. 骨関連事象(SRE)

SREは放射線療法や整形外科的治療が必要な疼痛,脊髄圧迫,病的骨折,高カルシウム血症からなる(表4)[4].なかでも脊髄圧迫と高カルシウム血症は緊急性が高い状態であり,早期発見と対応が必要である.

脊椎は骨転移を生じやすい部位であるが,椎体破壊により脊髄を圧迫し,麻痺を生じることがある(図1).腰背部痛や下肢の脱力感・感覚障害,膀胱直腸障害の訴えがあった場合には脊椎の画像評価を早急に実施するべきである.脊髄圧迫を生じる危険性が高いと予想される場合では予防的に放射線療法が考慮される.すでに麻痺を生じている場合でも,発症早期(48時間以内)であれば手術による除圧で麻痺の改善が得られる場合がある.

高カルシウム血症はがん患者の20〜30%にみられる[4].多発性骨髄腫,乳がん,非小細胞肺がんなどで多くみられ,初期には無症状であることが多いが,進行すると筋力低下,精神症状,意識障害などを生じる.高度の高カルシウム血症では不整脈による突然死を生じる可能性がある.血液検査を定期的に行い,電解質異常の有無や程度について評価することが必要である.

四肢長管骨に転移を生じた場合には病的骨折の危険性がある.特に大腿骨は骨転移の好発部位の1つであり,重要な荷重骨であるため,病的骨折を生じた場合には重大なADLやQOLの障害をきたすことになる.症状や画像所見などに応じて病的骨折が生じる前に放射線療法や手術などの治療を検討する必要がある.特に病的骨折の危険性が高いのは溶骨型病変である.溶骨型

▶SRE
skeletal related events
骨関連事象

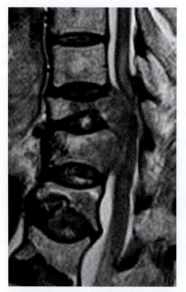

図1 脊椎転移による脊髄圧迫

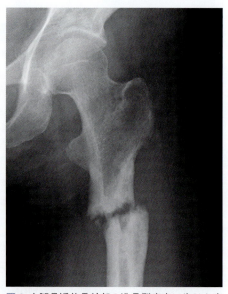

図2 大腿骨近位骨幹部の造骨型病変に生じた病的骨折
造骨性変化であっても骨の強度は低下しており，病的骨折の危険性がある．

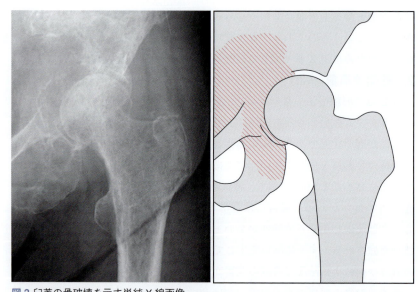

図3 臼蓋の骨破壊を示す単純X線画像
骨盤転移も高頻度にみられる．股関節周囲への転移では臼蓋の破壊による中心性脱臼を生じる場合がある．

病変のみでなく，造骨型病変や混合型病変でも骨梁構造が破壊されるため，骨の強度は低下する．このため病的骨折は造骨型病変や混合型病変でも生じる可能性があることに注意しなければならない（図2）．

大腿骨に次いで骨転移が多い部位が骨盤である．特に股関節周囲は荷重がかかるため，立位・歩行により股関節の中心性脱臼を生じる場合がある（図3）．股関節の荷重面に骨破壊がないかを観察し，必要に応じて放射線療法や

歩行補助具にて免荷することが必要である．

❸ 画像評価

1. 画像評価の方法

　骨転移を生じやすいがんや，進行がんでは骨転移が存在する可能性があると考えて対応する．骨転移を生じた際には，疼痛を訴えることが多いが，初期には無症状であることもある．転移性骨腫瘍の診断にあたり，最も重要な情報は画像所見である．特に骨転移を生じやすい原発巣の症例では，単純X線写真やCTなどで転移の有無を検索する必要がある．この際に骨転移の好発部位と生じやすい画像変化(溶骨性変化か造骨性変化か)を知っておくことで，画像所見や疼痛などから効率よい転移巣のスクリーニングが可能である．

　転移巣の画像評価にあたっては骨転移の部位，病巣の大きさ，病巣の画像変化を見る．骨折を生じやすい部位としては，荷重のかかる部位である脊椎や大腿骨があげられる．特に大腿骨頸部から転子部にかけては骨折を生じやすい部位であり，注意が必要である．また脊椎は病的骨折のほかに，脊柱管内への腫瘍や骨片の突出による脊髄圧迫の危険があるため，CTやMRIによる詳細な評価が必要である．

　また，骨転移は多発することも多いため，骨シンチグラフィやPETにより他部位の転移巣がないかを確認しておくことが必要である．さらに麻薬性鎮痛薬(オピオイド)などを使用中の患者では痛みを訴えないこともあるため，これらのがん症例では撮影された単純X線やCT，MRIなどの画像は可能なかぎり隅々まで確認しておくことが望ましい．

2. 単純X線

　単純X線は安価であり，撮像が容易であることから臨床現場で最も利用しやすい画像検査である．骨の濃度の変化と同時に骨皮質の輪郭の変化や，骨梁の異常についても観察を行い，溶骨性変化や造骨性変化の有無，病的骨折の有無やリスクを評価する．撮像が容易であることから，繰り返し撮影することが可能であり，骨転移部の病的骨折の有無や放射線照射などの各種治療後に骨病変がどのように変化しているか，などの観察において単純X線は重要な意味をもっている．溶骨型病変，造骨型病変，混合型病変の有無や程度を評価することができるが，骨梁間型病変の検出は困難である．また，ある程度骨破壊が進行しなければ，単純X線では骨転移を検出することができない．このため，単純X線で異常がない場合においても，病歴や症状などから骨転移が疑われる場合には，さらに検査を追加する必要がある．

　脊椎であれば正面像における椎弓根の消失を示すpedicle sign(owl wink sign, 図4)が観察されることがよく知られているが，これは椎弓根を含む進行した骨破壊(図5)がなければ陽性とならない．脊椎転移は胸腰椎に多く，特に胸椎では麻痺を生じやすいため早期発見が重要となる．しかし，胸椎は後彎や胸骨・肋骨が重なって撮影されるため評価がしにくいという難点もある．

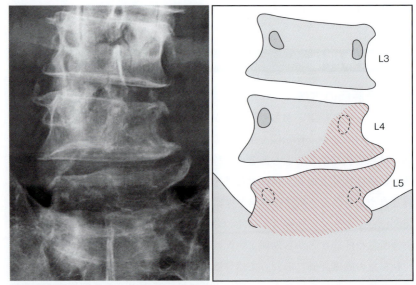

図4 椎弓根の破壊による pedicle sign
単純X線所見としてよく知られている pedicle sign(3つの点線部分)を示している．
第4腰椎左，第5腰椎左右の椎弓根が不明瞭となっている．

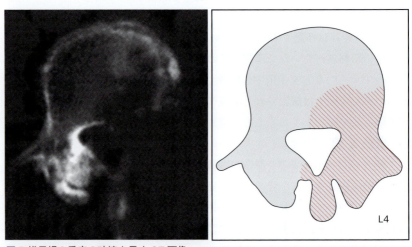

図5 椎弓根の重度の破壊を示す CT 画像
図4と同一症例の第4腰椎である．椎弓根の溶骨性変化を生じている．

3. CT

　CT は胸腹部のがんの転移の検索目的で撮影されることが多い．撮像範囲内には胸椎・腰椎・骨盤など骨転移の好発部位が含まれている．すでに撮影されている CT を骨条件として観察することで骨転移の検索をすることが可能である．単純X線と同様に，溶骨型病変，造骨型病変，混合型病変の有無や程度を評価することができるが，骨梁間型病変の検出は困難である．CT は単純X線よりも空間分解能が高く，局所の詳細な評価が可能である．特に脊椎や骨盤のように立体的な構造物の変化を検出する能力に優れる．通常の横断像のみでなく，必要に応じて矢状断や冠状断などの再構成画像による観察が可能であり，立体構造の把握に有用である．

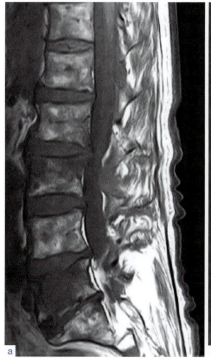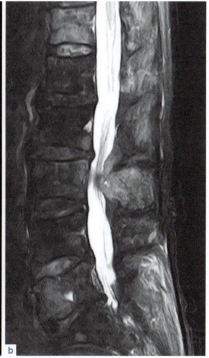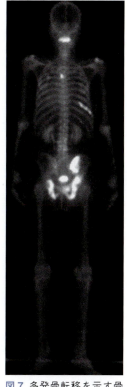

図6 多発脊椎転移を示すMRI画像
a：T1強調画像
多発脊椎転移が低信号にて示されている．
b：T2強調画像
第3腰椎の部分で脊柱管の軽度の狭窄があることが観察できる．

図7 多発骨転移を示す骨シンチグラフィ画像
胸椎，左肋骨，骨盤に集積がみられる．

4. MRI

　MRIでは髄腔内の詳細な評価が可能である．このため骨転移の早期から病変を検出できる．また脊柱管内の評価も可能であり，脊椎転移における脊髄圧迫の有無や程度を評価することができる．通常では椎体内は脂肪髄に占められており，T1強調画像，T2強調画像ともに高信号を示す．骨転移はT1強調画像にて低信号を示すことから検出することができる(図6)．造骨性変化ではT1強調画像，T2強調画像ともに低信号として描出される．

　ただしMRIでは骨皮質が描出できないため，骨破壊の程度を評価することは困難である．また撮像範囲が限られるため，疑わしい場所を絞って検査する必要があり，全身の検索や多発病巣の評価には適していない．

5. 骨シンチグラフィ

　骨シンチグラフィはγ線を放出する放射性元素であるテクネチウム99mで標識したリン酸化合物を静脈内注射し，全身を撮影する方法である．骨代謝が亢進している部位に集積がみられる(図7)．骨シンチグラフィは1回の検査で全身の骨転移の検索が可能であるという大きな利点がある．さらにCTよりも骨転移検出の感度は高い．しかし骨転移のほかに，関節炎や感染症でも集積するため，偽陽性となる可能性がある点に注意が必要である．また溶骨型病変では集積を示さず，偽陰性となることがある．

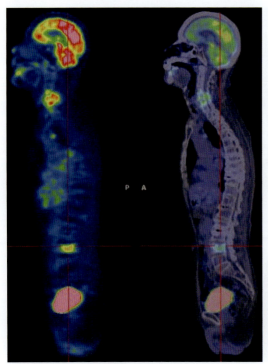

図8 PET-CT
CT画像と組み合わせることで腫瘍の部位や骨病変の質を詳細に評価することができる(右図).

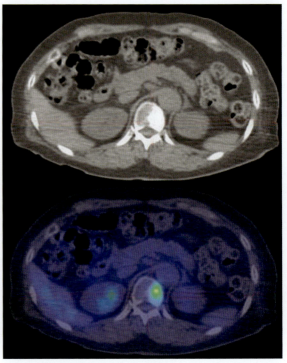

図9 胸椎に造骨性変化を生じた症例
PETにて集積がある部分にCTで造骨性変化が確認できる.

▶FDG-PET
fluorodeoxyglucose-positron emission tomography

6. FDG-PET(positron emission tomography)

FDGはブドウ糖と類似した物質であり,糖代謝が亢進している部位に集積を示す.放射性元素で標識したFDGを静脈内注射して全身を撮影する.がん細胞は糖代謝が活発であり,FDG-PETにて高集積がみられる.さらにCTと組み合わせたPET-CTにて腫瘍の部位を正確に同定することが可能である(図8).骨転移の評価においては,その部位の骨病変の質(溶骨型・造骨型・混合型変化)や骨破壊の程度も同時に評価することができる(図9).検査が高額であることと,被曝があることが難点である.また炎症部位への集積があり,偽陽性の可能性があることに注意する必要がある.

4 骨関連事象の予測方法

1. 骨関連事象を予測するモデル

SREの発生を予測する因子としては,疼痛,画像所見などが重要である.これらから総合的にSREの発生を予測することとなる.病的骨折や脊椎の不安定性を予測するモデルがいくつか報告されており,臨床現場にて簡便に評価が実施できるようになっている.『がんのリハビリテーションガイドライン』[5]においても,「既存のリスク予測手法で,ある程度病的骨折の予測は可能である.病的骨折の予測モデルの一部は精度の検証も行われている.可能であれば検証の行われている予測手段を用いることが望ましい.また予測精

表5 Mirelsによる長管骨転移の病的骨折の予測

	点数		
	1	2	3
場所	上肢	下肢	転子部
疼痛	軽度	中等度	重度
タイプ	造骨性	混合性	溶骨性
大きさ	<1/3	1/3〜2/3	>2/3

合計点が8点以上の場合，病的骨折のリスクが高いと判定する．
(Mires H: Metastatic disease in long bones. A proposed scoring system for diagnosing impending pathologic fractures. Clin Orthop Relat Res 249: 256-264, 1989 より)

度には限界があることを理解して使用するべきである」と述べられている．この点を考慮して適切に危険性を判断してリハを実施する必要がある．

2. 長管骨の病的骨折の予測

長管骨では大腿骨に転移が多い．特に大腿骨は重要な荷重部であり，病的骨折により歩行不可能となるリスクが大きい．このためリハの開始にあたっては特に念入りな評価が必要である．長管骨の病的骨折のリスクの評価方法としては単純X線によるもの，および疼痛や原発巣など複数の情報からスコアを求めるものなどがある．

骨皮質の破壊範囲が参考になるとする報告も散見される．Van der Lindenら[6]は大腿骨骨幹部転移において大腿骨長軸方向の長さが30mm以上と，骨皮質の50%以上の破壊が骨折を予測する因子であったと報告している．

Mirels[7]は，長管骨転移を，場所・疼痛・タイプ(溶骨性・造骨性)，大きさから点数化して病的骨折のリスクを評価する方法を提唱している(表5)．12点満点の評価システムであり，高得点ほど骨折のリスクが高いと判断される．合計点が8点以上の場合，病的骨折のリスクが高いと判定する．

この方法に従って図2の症例の骨折リスクを評価すると，以下のようになる．

- 場所：下肢　2点
- タイプ：造骨性　1点
- 大きさ：>2/3　3点

これらに加えて疼痛に応じて1〜3点が追加されることとなる．中等度以上の疼痛がある場合，合計で8点以上となり，骨折のリスクが高いと判断される．

3. 脊椎の不安定性の評価

脊椎は長管骨と比較して構造が複雑であり，考慮するべき予測因子も多くなる．Taneichiら[8]の方法やSINSが代表的な予測モデルとなる．

Taneichiらは脊椎の安定性を評価する方法をロジスティック回帰分析にて求めている．椎体圧潰を予測する因子は肋椎関節部の破壊，転移巣の大きさ，椎弓根の破壊であった．胸椎(T1〜T10)における危険因子は肋椎関節の破壊(OR 10.17；$p=0.021$)と腫瘍の大きさ(腫瘍占拠率が10%上昇するごとに OR 2.44；p

> **切迫骨折**　骨強度の著しい低下によって病的骨折をおこす可能性が高い状態を切迫骨折という．長管骨については疼痛や骨皮質の破壊の程度がその参考とされる．代表的な評価方法としてはMirelsスコアがあげられる．脊椎についてはTaneichiら[8]の方法やSINS[9]が代表的である．

表6 Spinal Instability Neoplastic Score（SINS）

臨床所見や画像所見	点数
転移部位	
移行部（後頭骨-C2，C7-T2，T11-L1，L5-S1）	3
脊椎可動部（C3-C6，L2-L4）	2
ある程度強固な部位（T3-T10）	1
強固な部位（S2-S5）	0
動作時や脊椎への負荷時の疼痛	
あり	3
時に疼痛がある	1
疼痛はない	0
腫瘍の性状	
溶骨性変化	2
混合性変化	1
造骨性変化	0
画像所見における椎体アライメントの評価	
脱臼や亜脱臼の存在	4
後彎や側彎変形の存在	2
アライメント正常	0
椎体破壊	
50%以上の椎体破壊	3
50%以下の椎体破壊	2
椎体の50%以上が腫瘍浸潤されているが，椎体破壊はない	1
いずれもない	0
脊椎の後外側の障害（椎間関節，椎弓根，肋椎関節の骨折や腫瘍浸潤）	
両側性	3
片側性	1
なし	0

合計点で転移性脊椎腫瘍の脊椎安定性を評価する．18点満点であり，高得点ほど安定性は不良である．6点以下は安定性あり，7〜12点は中等度，13点以上は不安定性ありと評価する．

〔Fisher CG, DiPaola CP, Ryken TC, et al：A novel classification system for spinal instability in neoplastic disease：an evidence-based approach and expert consensus from the Spine Oncology Study Group. Spine（Phila Pa 1976）35：1221-1229, 2010 より〕

＝0.032）であった．胸腰椎移行部以下（T10〜L5）においては腫瘍の大きさ（腫瘍占拠率が10%上昇するごとにOR 4.35；p＝0.002）および椎弓根の破壊（OR 297.08；p＝0.009）であった．

　脊椎転移の骨折リスクをスコア化する方法としては椎体不安定性の評価（SINS）[9]が報告されている（表6）．これは専門家によるデルファイ法（delphi method）により開発され，転移部位，動作時や脊椎への負荷時の疼痛，腫瘍の性状，単純Ｘ線における椎体アライメントの評価，椎体破壊，脊椎の後外側の障害の程度により脊椎の安定性を点数化するものである．18点満点のスコ

▶SINS
Spinal Instability Neoplastic Score

アであり，高得点ほど安定性は不良である．6点以下は安定性あり，7～12点は中等度，13点以上は不安定性ありと評価するとしている．

SINSに従って図4の症例の画像の評価を行うと，以下のようになる．
- 転移部位：移行部(第5腰椎)　3点
- 腫瘍の性状：溶骨性変化　2点
- 椎体アライメントの評価：側彎変形あり(軽度の左側屈)　2点
- 椎体破壊：50％以上の椎体破壊(第5腰椎)　3点
- 脊椎の後外側の障害：両側性　3点

これらに加えて疼痛に応じて0～3点が追加されることとなる．本症例では13点以上であり，不安定性があると判断される．

5 治療

1. 治療目的と治療方法の選択

骨転移の治療目的はSREの発生を予防することと，生じたSREによるADLやQOLの低下を抑制することである．

骨転移は一般的に予後不良であるが，一部のがんでは年単位の予後が期待できる場合もある．手術などの積極的治療を実施するかは，期待される生命予後や骨破壊の程度，他の骨病変の状態，患者の活動性，化学療法や放射線療法に対する感受性などを考慮して総合的に判断される．これにより，根治手術，姑息的手術，保存的加療などの治療方法が選択される．

2. 生命予後の予測

リハの目的を明確にするために生命予後の予測が重要となる．骨転移がある患者においては，SRE発生の危険性を考慮するうえでも生命予後を参考とする必要がある．良好な生命予後が期待される患者では，全身状態が比較的良好であり活動性が高いこと，長期生存により骨病変には長期間のストレスがかかることを考慮しなければならない．骨転移患者の生命予後に関する報告もいくつかなされており，スコア化することで臨床現場にて簡便に使用することができるものもある．

Katagiriら[10]は，原発巣の種類，内臓または脳転移，血液検査所見，ECOG performance status(PS)，過去の化学療法歴，多発骨転移の6項目を予測因子として，生命予後を予測するモデルを構築している(表7)．10点満点の評価であり，高得点ほど生命予後は不良と予測される．合計7点以上の患者では6か月後に生存している可能性は27％，1年後に生存している可能性は6％であり，合計3点以下の患者では1年後に生存している可能性は91％，2年後に生存している可能性は78％であったとしている．

Tokuhashiら[11]は脊椎転移患者を対象に，PS，脊椎以外の骨転移数，脊椎転移の数，主要臓器転移の有無，原発巣，Frankel分類による麻痺の程度の6項目を予測因子とした生命予後を予測するモデルを構築している(表8)．15点満点の評価であり，高得点ほど生命予後は良好とされ，0～8点では生命予後は6か月未満，12～15点では生命予後は1年以上と予測される．

表7 生命予後の予測(Katagiri ら)

原発巣の進行速度	遅い	ホルモン治療感受性の乳がん・前立腺がん，甲状腺がん，多発性骨髄腫，悪性リンパ腫	0
	中等度	分子標的薬適応の肺がん，ホルモン治療抵抗性の乳がん・前立腺がん，腎がん，子宮体がん・卵巣がん，肉腫，その他	2
	早い	分子標的薬非適応の肺がん，大腸がん，胃がん，膵がん，頭頸部がん，食道がん，その他泌尿器がん，悪性黒色腫，肝がん，胆嚢がん，子宮頸がん，原発不明がん	3
内臓転移		結節状の転移もしくは脳転移	1
		播種性転移(胸膜・腹膜・髄膜播種)	2
血液検査		異常あり(CRP≧0.4 mg/dl，LDH≧250 IU/l，アルブミン<3.7 g/dl)	1
		重大な異常(血小板<10万/μl，血清カルシウム≧10.3 mg/dl，総ビリルビン≧1.4 mg/dl)	2
ECOG PS		3もしくは4	1
過去の化学療法			1
多発骨転移			1
合計			10

10点満点の評価であり，高得点ほど生命予後は不良と予測される．
(Katagiri H, Okada R, Takagi T, et al : New prognostic factors and scoring system for patients with skeletal metastasis. Cancer Med 3 : 1359-1367, 2014 より)

3. 手術

　生命予後が良好で，病的骨折や脊髄圧迫を生じる可能性がある患者に対しては手術が選択されることもある．『がんのリハビリテーションガイドライン』[5]や『骨転移診療ガイドライン』[4]においても疼痛緩和，機能改善，麻痺の改善が期待されるため実施することが推奨されている．

　脊椎転移で最も問題となることは，腫瘍の浸潤や椎体破壊に伴って脊柱管の狭窄を呈して脊髄圧迫が生じることである．これにより麻痺や膀胱直腸障害をきたす危険性がある．また椎体の不安定性により脊椎変形や疼痛が生じ，座位や立位・歩行に障害をきたすこともある．これらのリスクがある場合には，脊椎の前方固定・後方固定や脊髄の除圧が実施される．

　骨盤転移は手術適応となることは多くはない．しかし，股関節の荷重部である臼蓋を含む骨転移の場合は人工股関節置換術が選択されることもある．

　大腿骨転移では病的骨折を生じた場合，立位・歩行が不可能となることから，骨折のリスクが高いと判断される場合には積極的に手術が選択されることがある．転移部位としては大きく大腿骨頸部・転子部などの近位部と骨幹部に分類される．近位部の転移では人工骨頭置換術やγネイルなどが使用されることが多く，骨幹部骨折では髄内釘が使用される例が多くみられる．大腿骨骨幹部骨折は疼痛や骨折部の不安定性などにより患者のQOLを著しく損なうため，積極的な手術適応となりにくい症例においても，創外固定で症状緩和がはかられることもある．

4. 放射線

　放射線療法は疼痛緩和に有効とする報告が数多くみられる．『がんのリハ

表8 生命予後の予測（Tokuhashi ら）

全身状態 (performance status；PS)	不良(PS3, 4)	0
	中等度(PS2)	1
	良好(PS0, 1)	2
脊椎以外の他の骨転移数	3か所以上	0
	1〜2か所	1
	なし	2
脊椎転移の数	3か所以上	0
	1〜2か所	1
	なし	2
原発巣の種類	肺，食道，胃，膀胱，膵臓，骨	0
	肝臓，胆囊，不明	1
	その他	2
	腎臓，子宮	3
	直腸	4
	乳，前立腺，甲状腺，内分泌細胞	5
主要臓器転移の有無	切除不能	0
	切除可能	1
	転移なし	2
麻痺の状態	Frankel A，B	0
	Frankel C，D	1
	Frankel E	2
合計		15点

6項目，15点満点で構成され，高得点ほど生命予後は良好と予測される．ここでの performance status は Karnofsky Performance Scale が使用されている．
(Tokuhashi Y, Uei H, Oshima M, et al：Scoring system for prediction of metastatic spine tumor prognosis. World J Orthop 18：262-271, 2014 より)

ビリテーションガイドライン』[5]や『骨転移診療ガイドライン』[4]においても疼痛緩和が期待されるため実施することが推奨されている．骨転移による疼痛があり，患者のQOLや活動性に影響を与えていると考えられる場合は放射線療法の適応を考慮するべきである．転移巣の放射線感受性は原発巣と同様であることが多いため，原発巣の放射線感受性がよい場合は特に積極的な適応となる．

照射は3 Gyを10回，総線量30 Gyなどのように分割照射が行われることが多いが，8 Gyを1回といった1回照射が選択される場合もある．いずれも疼痛緩和効果が期待できるが，長期的な病的骨折を予防するためには分割照射が必要である．

病的骨折の予防効果については，手術による固定術とは異なり，骨病変の強度がただちに確保されるわけではない点に注意が必要である．照射後に再骨化（図10）が進み，骨の強度が回復するまでには数か月を要することが多いため，その間は装具や歩行補助具などを用いて骨病変に過度のストレスを与

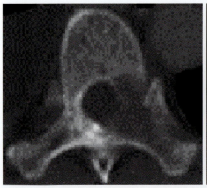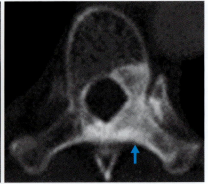

図10 脊椎の溶骨型病変に対する放射線療法後の変化
照射後3か月（右図）で溶骨型病変は再骨化が進んでいる（➡）.

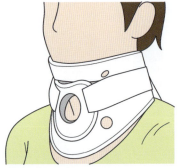

図11 フィラデルフィアカラー
既製品のカラーであり，使用しやすい．

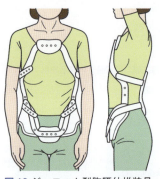

図12 ジュエット型胸腰仙椎装具
硬性体幹装具であり装着には若干の違和感があるが，良好な固定力がある．

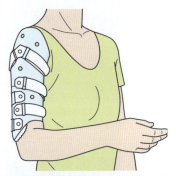

図13 上腕骨骨幹部を保護する目的のファンクショナルブレース
肩関節や肘関節はある程度動かすことが可能である．

えないよう配慮する．さらに起居動作やADL場面で骨転移部位へ負担のかかる動作を行わないように指導することが重要である．

5. 装具

SREの危険性があるものの，手術適応とはならない場合や，放射線療法後早期の患者では装具の適応が検討される．装具着用の目的としては，疼痛の軽減，患部の保護，支持性の補強があげられる．装具の種類としては脊椎転移に使用される体幹装具が代表的である．

頸椎にはフィラデルフィアカラー（図11），胸腰椎にはダーメンコルセットやジュエット型体幹装具（図12）が使用されることが多い．近年では既製品で簡便に調整ができるモジュラー型体幹装具が使用されることも多くなっている．

このほかに四肢長管骨に使用する装具としてファンクショナルブレースがある（図13）．下肢や骨盤の荷重部の骨転移症例では免荷を目的として杖や歩行器を処方する．これらを骨折リスクと活動レベルに応じて使い分ける．

装具は採型・採寸から作製・取り寄せ，仮合わせなどにある程度の期間を要する．多くの施設では1～2週間の期間が必要となる．また作製にあたっては費用の一部負担も必要となる．装具の着用は患者にとって不快感を伴う

> **ファンクショナルブレース** 四肢骨折の治療に使用される機能装具．着用した部位のストレスを分散して病変部位を保護するものである．関節の運動を妨げないよう継手が装備されており，骨幹部のみを保護することができる．ただし完全な免荷や支持が期待できるものではなく，また回旋に対する固定力も十分ではない．このため下肢の場合は歩行補助具の併用や，動作指導も必要となる．

こともあり，作製しても適切に使用されない場合がある．このため装具作製にあたっては，骨折部のリスクのみでなく，予測される生存期間，患者の活動性，SREのリスクと装具着用の必要性が理解されていることが必須である．

6. 薬剤

骨転移では疼痛を伴うことが多い．疼痛は患者のQOLを低下させること以外にも，疼痛によるADL低下，活動性低下による廃用症候群や血栓症，せん妄などの二次的な合併症を誘発する原因となる．このため疼痛に対して適切に対応することが必要である．疼痛対策としては放射線療法のほかに鎮痛薬の処方を検討する．鎮痛薬としてはアセトアミノフェンや非ステロイド性抗炎症薬(NSAIDs)などの非オピオイド系薬剤から，段階的に弱オピオイド(コデインなど)，強オピオイド(モルヒネなど)を追加していくこととなる．

近年ではSREを予防する目的で骨修飾薬(BMA)が用いられることも多い．骨修飾薬は破骨細胞の活性化を抑制する効果をもち，がん細胞と破骨細胞の間で生じる悪循環を遮断することを目的として投与され，ビスホスホネート製剤とデノスマブの2種類がある．ビスホスホネート製剤はピロリン酸塩の誘導体であり，破骨細胞の活動を抑制し，骨吸収を阻害する．デノスマブはRANKLと結合し，破骨細胞およびその前駆細胞とRANKLの結合を阻害する分子標的薬である．RANKL経路を介した破骨細胞の形成と活性化を抑制し，骨吸収を阻害する．副作用としてはいずれの製剤においても低カルシウム血症や顎骨壊死がある．また，病的骨折の予防効果に即効性は期待できない．このため装具固定などの併用が必要である．

▶NSAIDs
non-steroidal anti-inflammatory drugs
非ステロイド性抗炎症薬

▶BMA
bone modifying agent
骨修飾薬

▶RANKL
receptor activator of nuclear factor-kappa B ligand

⑥ リハビリテーションの目的

リハの実施にあたっては，その目的を明確にすることが重要である．がんのリハの目的はDietz分類に従い，予防的・回復的・維持的・緩和的リハに分類され，骨転移患者に対するリハの目的も同様に考えることができる．骨転移患者の背景は多様かつ複雑であり，ランダム化比較試験をデザインすることが困難であることから，明確なエビデンスを示す調査結果は少ない．研究デザインや症例数に限界はあるものの，骨転移患者にリハを実施することで患者のADLやQOLを改善したとする報告は散見される．また，進行がん患者に対してリハを実施することでADLやQOLを改善したとする報告は複数みられることより，骨転移を生じている進行がん患者においても，SREに注意してリハを実施することで同様の効果が期待できると考えられる．『骨転移診療ガイドライン』[4]においても，推奨度は強くないが，骨転移のある患者にリハを実施することはADLとQOLの向上，廃用症候群の予防の点で有効であるとされている．

表9 骨転移患者に対するリハビリテーションの役割分担

職種	役割
主治医	がん治療，合併症管理 生命予後の予測 骨転移の検索と必要に応じて整形外科医・放射線科医にコンサルト がんや骨転移の患者説明 疼痛緩和のための鎮痛薬処方 SREを予防する薬剤投与の検討・処方 安静度決定 リハビリテーション依頼
整形外科医	手術適応の判断 手術
放射線科医	放射線療法適応の判断 放射線療法
リハビリテーション医	主治医からのリハビリテーション依頼に応じてリハビリテーション処方（生命予後，機能障害・能力障害の評価と予後予測，SREの危険性評価，ゴール設定などを考慮） 装具の検討と処方，患者への説明，使用状況の定期的な観察 リハビリテーション中の合併症管理 SREの危険性を継続的に評価し，必要に応じて主治医に報告
理学療法士	処方内容に応じて筋力増強・可動域訓練，歩行訓練，歩行補助具導入など リハビリテーション中の症状観察 異常があれば主治医やリハビリテーション医に報告
作業療法士	処方内容に応じてADL訓練，動作指導，家屋評価など リハビリテーション中の症状観察 異常があれば主治医やリハビリテーション医に報告
看護師	病棟での症状観察 できるADL，しているADLの観察と情報共有
義肢装具士	装具処方に応じて装具作製 患者への着用指導と適合状況の定期的観察

7 リハビリテーションの実際

1. 各職種の役割（表9）

　転移性骨腫瘍を発症している患者に対してリハを実施するにあたっては，生命予後や転移部位の状況などから転移巣に対する治療方針を明確にすることが重要である．この場合，腫瘍治療を担当する主治医を中心として整形外科医や放射線科医と治療方針が検討され，そののち患者や家族に骨転移の治療方針や予測されるSREについての説明がなされる．これらの結果をふまえてリハが依頼されることが望ましい．

　リハ部門としてはリハ医が依頼内容を確認し，生命予後，機能障害・能力障害の評価，SREの危険性などを考慮してリハ処方を行う．このリハ処方に応じてリハが開始されることとなる．

　がん患者では治療経過中に状態変化を生じることも多くみられるが，骨転移に関しても同様である．疼痛や麻痺の出現，画像変化などに応じてプログラムの見直しが必要となる．このため医師・リハ専門職・看護師間で情報が共有され，必要事項がわかりやすくカルテに記載されていることが重要であ

る．また，治療方針の検討には多職種でのカンファレンスの開催が望ましい．

2. 患者説明

リハによる運動負荷や活動性の向上で，病的骨折や脊髄圧迫による麻痺が生じる可能性がある．この点について理解と同意が得られていなかった場合，リハ中や病棟生活中にSREが発生することで患者や家族の不信感が生まれ，治療に対する不満が発生する可能性もある．このことからSREが発生する危険性がある患者にリハを実施する際には，主治医がSREの危険性とリハの必要性を事前に説明し，同意を得ておく必要がある．時に患者本人には骨転移があることが説明されていない場合があるが，この際には家族に同様の説明と同意を得ることが必要である．

3. リハビリテーションの内容

生命予後や機能障害・能力障害などに応じてリハの目的を明確にし，リハがプログラムされる．Dietz分類を参考に，以下のようにプログラムを立てることができる．いずれの時期においてもSREが発生しないよう注意して筋力強化や歩行練習を計画すること，また，がんや骨転移の進行，治療に対する反応や副作用に応じてリハの目的や練習内容を見直すことも必要となる．

1）予防的リハ

SREの発生に注意しつつ，将来の機能低下を予防する目的で実施される．筋力増強や歩行訓練などが実施されるが，過度の負荷による疲労骨折などの合併症に注意する必要がある．リハ対象患者の症状などに注意し，SREを発生する危険性がある患者を早期に認識し，適切な時期に治療できるよう主治医に情報提供することも必要である．

2）回復的リハ

骨転移による症状や安静などによる廃用症候群，骨転移の治療後に残存した障害に対して機能改善を目指すものである．ここには脊髄圧迫などにより麻痺が生じた患者も含まれる．がん以外の疾患のリハと同様のプログラムとなるが，病前のADLが再獲得できる場合と，低めのゴール設定をせざるをえない場合とがあり，がんの治療状況や患者の全身状態などを考慮して現実的なゴール設定をする．

3）維持的リハ

がんの進行により全身状態は悪化傾向にあり，ADL向上は難しいものの，リハを実施することでADL維持を目指すことができる場合に適応となる．機能維持のために合併症に注意した練習メニューとなる．

4）緩和的リハ

骨転移による症状がある場合などでも，患者の希望する動作が苦痛なくできるよう，QOL向上を目指して実施するものである．この段階では練習により患者の機能を改善することは困難であり，環境調整や動作指導などが主な練習内容となる．

4. 生活指導

リハの目的が明確となれば，理学療法や作業療法でのリハが開始される．生命予後が良好で全身状態が安定しており，SREの危険性が低いと考えられ

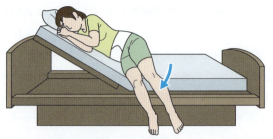

図14 ベッドからの起き上がり方法
ヘッドアップにて体幹を挙上し，回旋しないように注意しつつ側臥位をとる．そののち両下肢を下垂しつつ体幹を起こす．

る場合には，筋力増強，歩行訓練，ADL訓練などの通常のメニューとすることが可能である．しかし，SREの危険性がある患者に対してもリハ処方される場合があり，動作指導や装具指導などの生活指導が重要となる．

脊椎転移でSREの発生が予測される場合は放射線療法が実施されることが多い．放射線療法後に骨の安定性が改善されるためには，ある程度の期間が必要となる．この間にSREが発生することを予防するため，脊椎にストレスがかからない動作を習得することが必要である．体幹に過度の前後屈や回旋がかからないよう，起き上がり(図14)や排泄・更衣などの動作を指導する．装具の着脱方法の指導や，着用状況の確認も必要である．

脊椎に次いで大腿骨転移や骨盤転移も高頻度にみられる．これらは荷重部位であり，立位・歩行には注意が必要である．これらの骨転移では疼痛や安静度制限などにより体幹・下肢筋力が低下していることが多い．本来であれば自主練習を含めた積極的な筋力増強運動が必要となるが，病的骨折の危険性がある場合には，局所のストレスを最低限とするため，筋力増強運動は等尺性運動を中心に実施する．

歩行方法としてもゆっくりと小股で歩くよう指導を行い，歩行時にかかる股関節周囲のストレス軽減と転倒の危険性の抑制をはかる．また階段昇降時には必ず手すりを使用すること，二足一段での階段昇降方法を習得することも有効である．

関節周囲の骨転移に対して人工関節置換術が実施される場合もある．骨腫瘍に対する人工関節置換術では周囲の軟部組織の侵襲が大きく，また股関節周囲筋の筋力低下も強い．このため脱臼の危険性が高いと考えられ，通常の人工関節以上に生活指導が重要となる．

文献
1) 森脇昭介，万代光一，山上啓太郎：癌の骨髄転移の病理形態と問題点．病理と臨床 17：28-34，1999
2) 川井 章，中馬広一，伊藤康正，他：骨転移の診断と最新治療：がん骨転移の疫学．骨・関節・靱帯 17：363-367，2004
3) 眞鍋 淳：骨転移に対する外科治療―適応とその効果．癌の臨床 54：651-661，2008
4) 日本臨床腫瘍学会（編）：骨転移診療ガイドライン．p13，南江堂，2015
5) 日本リハビリテーション医学会 がんのリハビリテーションガイドライン策定委員会（編）：がんのリハビリテーションガイドライン．金原出版，2013
6) Van der Linden YM, Dijkstra PD, Kroon HM, et al：Comparative analysis of risk factors for pathological

fracture with femoral metastases. J Bone Joint Surg Br 86：566-573, 2004
7) Mirels H：Metastatic disease in long bones. A proposed scoring system for diagnosing impending pathologic fractures. Clin Orthop Relat Res 249：256-264, 1989
8) Taneichi H, Kaneda K, Takeda N, et al：Risk factors and probability of vertebral body collapse in metastases of the thoracic and lumbar spine. Spine(Phila Pa 1976)22：239-245, 1997
9) Fisher CG, DiPaola CP, Ryken TC, et al：A novel classification system for spinal instability in neoplastic disease：an evidence-based approach and expert consensus from the Spine Oncology Study Group. Spine(Phila Pa 1976)35：1221-1229, 2010
10) Katagiri H, Okada R, Takagi T, et al：New prognostic factors and scoring system for patients with skeletal metastasis. Cancer Med 3：1359-1367, 2014
11) Tokuhashi Y, Uei H, Oshima M, et al：Scoring system for prediction of metastatic spine tumor prognosis. World J Orthop 18：262-271, 2014

第4章

摂食嚥下障害, コミュニケーション障害

1 頭頸部がんの病態と治療

> **Essence**
> - 頭頸部がんは，顔面から頸部にできるがんで，喉頭がん，口腔咽頭がんなどがある．
> - 頭頸部がんは，「食べる・話す」ために重要な器官にできるがんであることから，治療後は嚥下機能，発声・構音機能に影響がでやすい．
> - 治療法には，手術（欠損部位の再建），放射線療法，化学療法，またそれらの併用がある．
> - 治療方針は，がんの組織型，原発部位，ステージ（病期），根治的外科治療の適応の有無，患者の機能温存の希望，患者の状態を考慮して決定される．

頭頸部がんとは，脳や脊髄を除く顔面から頸部にできるがんを指す．がんは，口腔，咽頭，喉頭，鼻腔，副鼻腔，唾液腺などにできる．頭頸部がんは他のがんに比べ発症頻度が低く，がん全体の約5%である．また，喉頭がんはがん全体の約0.6%であり女性に比べて男性に多い．口腔咽頭がんはがん全体の約2%で，そのなかで舌がんが50〜60%を占め男性に多い．喉頭がんの発症要因として喫煙と飲酒が強く示唆されており，喉頭がん罹患者の90%以上が喫煙者といわれている．口腔咽頭がんも喫煙と飲酒による化学刺激，口腔衛生の不良および不良な補綴物が発症の要因として考えられている[1]．また近年，ヒトパピローマウイルス（HPV）の中咽頭がんへの関与が指摘されている．これらの頭頸部がんは「食べる・話す」ことに重要な器官にできるがんであることから，治療後は嚥下機能，発声・構音機能に影響が出やすい．

治療法には，手術，放射線療法，化学療法，それらの併用があるが，がんの種類によって治療法は大きく異なり，治療法の選択には，生命予後に加えて治療後の生活の質（QOL）の維持を考慮することが重要である．

手術は，腫瘍の摘出を目的に施行され，腫瘍の大きさによっては欠損部位の再建が必要になる．舌がんや咽頭がんの場合，小さな腫瘍では切除するだけだが，切除範囲が大きく，嚥下・構音機能の著しい低下が予測される場合には，欠損部位に遊離皮弁や有茎皮弁で再建を行う（図1, 2）．

再建皮弁には，前腕，腹直筋，前外側大腿，大胸筋，広背筋などの組織が用いられることが多い．切除範囲が舌可動部半側切除程度であれば，柔軟な組織である前腕皮弁が用いられることが多く，切除範囲がそれ以上に大きい場合は，腹直筋のような厚みのある皮弁が用いられることが多い．

▶HPV
human papilloma virus
ヒトパピローマウイルス

▶QOL
quality of life
生活の質

再建手術 がんの摘出により欠損が生じた部位を新たにつくりなおす手術である．頭頸部がんでは，身体の他の部位から皮膚や骨などの組織を採取・移植し，修復を行う．しかし，補填しても十分な機能回復が望めるわけではない．

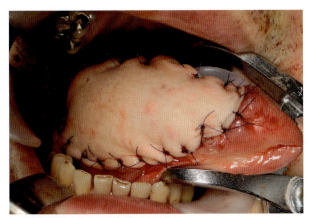

図1 舌部分切除術, 前腕皮弁再建の様子

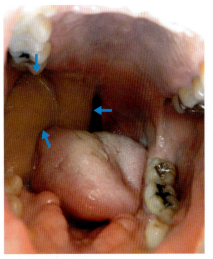

図2 中咽頭がん腫瘍切除
腹直筋皮弁再建を行って3か月経過した口腔内の様子(➡で示した部分が皮弁).

　このように，使用される再建皮弁は腫瘍摘出後の欠損範囲の大きさ，手術後の嚥下・構音機能を考慮し決定される．手術では，腫瘍を全摘出する場合もあれば，術後の機能障害を考慮し腫瘍の一部を摘出したのち，放射線療法を行う場合もある．頭頸部がんの手術は，がんの発生部位，腫瘍の大きさや他臓器への転移，患者の状態(年齢，既往歴など)によって困難であることも多い．

　放射線療法は，DNAに損傷を与えることで細胞の分裂を阻害しがんを縮小させる治療である．放射線にもX線，γ線，電子線，陽子線，重粒子線などがあるが，一般的な放射線療法に使用されるのはX線と電子線が多く，陽子線や重粒子線の照射はごく一部の施設のみに限られる．放射線療法では，腫瘍のみではなく，正常組織にもダメージを与えることになる．そのため，放射線を照射する場合は，腫瘍縮小効果が得られる線量と正常組織に有害反応が出る線量を考慮して照射する．また，放射線療法を単独で行うよりも化学療法と組み合わせることでより高い効果が期待できる．

　化学療法は，一般的にいう抗がん剤治療であり，がんの縮小効果や放射線療法との併用によって抗腫瘍効果が期待できる．薬の種類はさまざまであるが，代表的なものとしてシスプラチン，5-フルオロウラシルなどがある．そのほかに分子標的薬という，がんの進行に影響を与える特定の分子に作用して細胞の増殖を抑えるものもある．

　治療方針は，がんの組織型，原発部位，ステージ(病期)，根治的外科治療の適応の有無，患者の機能温存の希望，患者の状態(年齢，基礎疾患，臓器機能など)を考慮して決定される．

> **皮弁**　再建手術で欠損部位を補填する，血流のある皮膚・皮下組織である．皮弁には，遊離移植皮弁と有茎移植皮弁がある．遊離移植皮弁は，移植する組織をいったん身体から切り離し，別の離れた部位に移植することであり，有茎移植皮弁は，身体から完全には切り離さず，移植する組織の血管をつないだ状態で，隣接する組織に移植することである．

> **頭頸部癌取扱い規約**　頭頸部がんの種類や病期分類，標準的治療(手術，化学療法，放射線療法など)について解説されている．担当患者がどのような治療を受けているのか，がんの進行度はどの程度かといった医学的情報を得るときに必要な知識が集約されているので，適宜参照するとよい．

文献
1) 平野　実(編)：頭頸部腫瘍の治療．p170，医学教育出版社，1987

2 摂食嚥下障害

> **Essence**
> - 頭頸部がん患者は，腫瘍そのものによって，あるいは治療により嚥下，咀嚼，呼吸，構音などが障害される．手術では，筋肉や神経の切除，切除範囲が広範囲に及ぶ場合には欠損部を補うために再建術を伴い，その結果嚥下障害，構音障害などの機能障害を呈する．（化学）放射線療法では，治療中から治療後まで疼痛や粘膜炎，口腔乾燥症，嚥下障害，嗄声などを呈することがある．
> - 食道がん術後では，喉頭挙上障害，反回神経麻痺による声門閉鎖障害，吻合部狭窄などにより嚥下障害，嗄声を呈することがある．
> - 脳腫瘍術後は，腫瘍部位により呈する症状は異なるが，認知期から咽頭期と複合的に障害を生じる．また摂食嚥下障害のみならず，意識障害，構音障害，高次脳機能障害などを合併する．
> - リハビリテーションにおいては，疾患別による摂食嚥下障害の病態を理解し，かかわる必要がある．スクリーニング検査や嚥下造影検査（VF），嚥下内視鏡検査（VE）を用いながら，適切に問題点を把握し，訓練内容を検討する．

1 摂食嚥下に関与する構造・領域

　嚥下運動は食物の認識をする認知期，随意運動である準備期および口腔期，反射期の咽頭期，蠕動運動の食道期からなる．摂食嚥下にかかわる器官を図1に示す．摂食嚥下障害を呈すると，食事や水分が摂取できないことにより，低栄養や脱水を生じたり，誤嚥により誤嚥性肺炎や窒息をきたし，死に至る可能性もある．また，食の楽しみを失うことで，QOLの低下につながる．摂食嚥下障害をきたす病態として，腫瘍や潰瘍，狭窄などといった器質的原因，脳血管障害や神経筋疾患などの機能的原因，認知症や心身症，うつ病などの心理的原因がある．なかでも，がんに関連した嚥下障害の原因は腫瘍そのものによりおこるもの，腫瘍の治療に伴っておこるもの，腫瘍に関連しておこるものに大別される（表1）．摂食嚥下障害となる原因や病態を理解したうえで，かかわることが大切である．

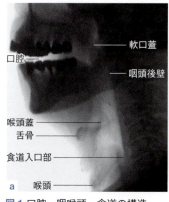
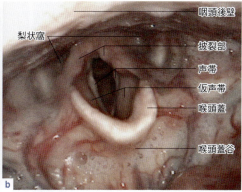

図1 口腔，咽喉頭，食道の構造
a：X線透視
b：内視鏡

表1 がんに伴う嚥下障害の原因

原疾患	要因	具体例
頭頸部がん	腫瘍によるもの	腫瘍による閉塞，疼痛
		腫瘍の神経叢浸潤による運動障害
	手術	解剖学的な構造変化や神経・筋切除による機能障害
	(化学)放射線療法	味覚障害，粘膜炎，唾液分泌低下，筋組織の線維化，浮腫
食道がん	腫瘍によるもの	腫瘍による閉塞（通過障害）
	手術	喉頭挙上障害，反回神経麻痺，吻合部狭窄など
	(化学)放射線療法	食道粘膜炎
脳腫瘍	腫瘍によるもの	脳神経麻痺
	手術	意識障害，認知障害，脳神経麻痺など
	(化学)放射線療法	脳浮腫，意識障害，認知障害など
その他	医原性	挿管に伴う声帯麻痺，低栄養
	薬剤	抗コリン薬，オピオイドによる口腔乾燥，向精神薬による運動障害や嚥下障害
	終末期	腫瘍増大による閉塞や疼痛，神経筋障害，意識障害，全身衰弱，食欲不振，悪液質など

❷ 周術期の対応（舌がん，食道がん，脳腫瘍）

1. 舌がん術後の摂食嚥下障害の病態

　頭頸部領域に発生するがんは，鼻副鼻腔がん，上咽頭がん（後上壁・側壁・下壁），中咽頭がん（側壁・前壁・上壁・後壁），下咽頭がん（梨状陥凹・後壁・輪状後部），口腔がん（頰粘膜・下歯肉・舌・口腔底など），喉頭がん（声門部・声門上部・声門下部），甲状腺がん，唾液腺がんなどと細かく分類される．頭頸部がんは部位により，嗅覚，視覚，味覚，聴覚のいずれに対しても障害をおこす可能性がある．そして，音声障害，発声障害，構音障害，摂食嚥下障害，上肢運動障害を呈し，QOLを著しく低下させる．なかでも口腔がんに含まれる舌が

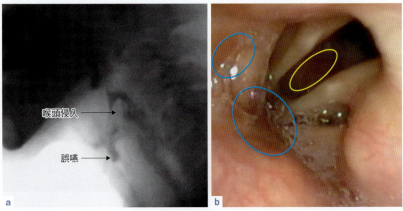

喉頭侵入と誤嚥（図2） 喉頭侵入（penetration）とは食塊が声門を越えないところまで侵入することを示し，誤嚥（aspiration）とは声門を越えて気管や気管支まで入ることを示す．

図2 喉頭侵入と誤嚥
a：嚥下造影検査（VF）
　40％バリウム3 mlを嚥下時に喉頭侵入・誤嚥を呈している．
b：嚥下内視鏡検査（VE）
　ゼリーを咀嚼嚥下したあとの喉頭の様子．喉頭腔（喉頭侵入；青）や声門下（誤嚥；黄）にゼリーを認める．

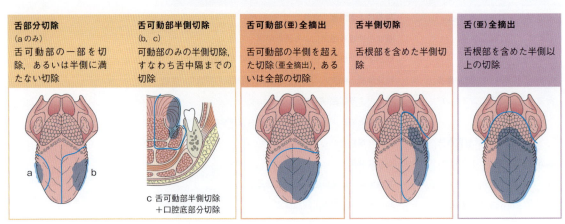

図3 舌がんの切除方法
〔日本口腔腫瘍学会口腔癌治療ガイドライン改訂委員会，日本口腔外科学会口腔癌診療ガイドライン策定委員会合同委員（編）：科学的根拠に基づく口腔癌診療ガイドライン2013年版 第2版．金原出版，2013より改変〕

んは切除範囲によって程度は異なるが，舌そのものが切除されることにより，口腔内で食塊形成が行いにくくなり，咽頭への移送も困難となる（図3）[1]．部分切除であれば摂食嚥下機能に影響しない場合もあるが，切除範囲が広範囲に及ぶ場合は嚥下機能が大きく損なわれるため，機能障害を最小限にするために再建術が必要となる．しかし，再建術や頸部郭清術，気管切開術に伴うカニューレの留置により口腔期のみならず咽頭期の障害も呈しやすい．したがって舌がん術後には，咀嚼困難・食塊形成能力低下による口腔期の問題と舌骨・喉頭挙上の運動制限，嚥下反射惹起遅延，咽頭内圧低下といった咽頭期の問題を伴う．また，頸部郭清術が両側に行われると，一側の場合に比べて舌骨・喉頭運動がより制限されるため，いっそう注意が必要である．頭頸部がんの手術では術後摂食嚥下障害が予想される患者に対して，術中に喉頭挙上術や輪状咽頭筋切断（切除）術といった嚥下改善術が施行されることがある．そのため，術後は気管切開の有無，温存または切除された範

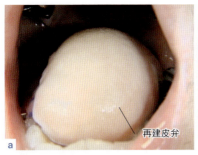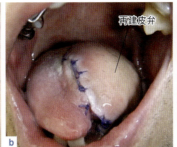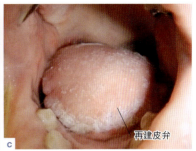

図4 舌がん術後の口腔内
a：術後19日目
b：術後20日目
c：術後18日目
aとbは遊離大腿皮弁，cは遊離腹直筋皮弁による再建が行われた．患者により皮弁の状態が異なるため，術後の口腔内の様子を確認することは，構音や嚥下状況の手がかりとなる．

囲や筋肉・神経に加えて，術式の確認などについて情報を収集することが必要である．舌がん術後の口腔内の状態を図4に示す[2]．

術直後の創部周囲は腫脹しており，痛みや可動域制限を生じるが徐々に軽快する．筋皮弁は月単位の時間経過で萎縮するが，体重減少・術後放射線療法などによっても萎縮しやすい．

2. 食道がん術後の摂食嚥下障害の病態

食道は頸部食道・胸部食道・腹部食道に分類される．食道がんの治療には手術，放射線療法，化学療法，内視鏡治療があり，これらを組み合わせた集学的治療がなされる．治療を受ける患者のなかには，術前から腫瘍による食道通過障害，反回神経への浸潤による声帯麻痺，脳卒中後・頭頸部がん治療後などの既存の嚥下障害といった摂食嚥下障害を呈している患者もいるため，栄養状態の管理が重要となる．

食道がんの手術は消化器がん手術のなかでも最も侵襲の大きな術式であり，標準手術は「右開胸・開腹・食道切除，3領域郭清，胃管挙上再建」であるが，近年では胸腔鏡下腹腔鏡下食道切除術も普及している．術後は手術侵襲が大きいため，患者の負担も大きく，術後合併症を呈することがある．術後合併症として，①呼吸機能低下や誤嚥に伴う肺炎，②頸部および縦隔リンパ節郭清術による反回神経麻痺（図5），③縫合不全，④再建臓器の屈曲，食物の排泄遅延による逆流，⑤ダンピング症候群などがあげられる．

術後嚥下障害の病態としては，①気管，喉頭周囲の瘢痕に伴う喉頭挙上障害，②反回神経麻痺による嚥下時の声門閉鎖障害，嚥下圧の低下および喉頭挙上遅延，③気管血流減少による咳嗽反射の低下，排痰能力の低下，④残存食道と再建臓器との吻合部の瘢痕狭窄があげられる．

また，再建方法が嚥下機能に影響を及ぼすことがある（表2）[3]．後縦隔経路は嚥下しやすいが胸腔内圧の影響を受けやすいため，胃管内容物の逆流が生じやすい．胸骨後経路は頸部で屈曲するため，食物の通過障害につながることがある．また，頸部食道の位置変更による屈曲のため，後縦隔経路と比較して反回神経麻痺を伴った場合は誤嚥しやすくなる．胸壁前経路は頸部での

> **ダンピング症候群** 食道がん術後のダンピング症候群は，胃管再建による胃貯留能の低下により生じる．症状として，嘔気や下痢，めまいなどのほか，低血糖による倦怠感を呈することもある．入院中にダンピング症状を経験せず，退院後に経験する患者もいるため，入院中から十分に咀嚼することやゆっくり食べること，1回の摂取量を少なくし分食することを指導する．

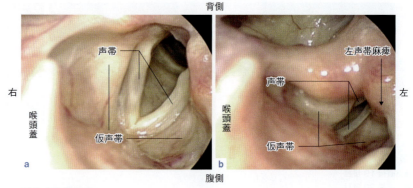

図5 左声帯麻痺
a：吸気時
b：発声時
通常発声時は声門が閉鎖するが，声帯麻痺を呈するとbのように声門が閉じない状態となる．

表2 再建経路の利点と欠点

	胸壁前	胸骨後	後縦隔
利点	縫合不全のトラブルに対応しやすい	縫合不全でも比較的安全	生理的な交通 頸部食道の屈曲がない （嚥下障害が少ない）
欠点	審美的に問題あり 頸部食道の屈曲が強い （嚥下障害になりやすい）	再建臓器がんの治療が困難	縫合不全で縦隔炎になり危険
再建経路			

〔坪佐恭宏：消化器系の癌（食道癌・胃癌・肝癌・胆嚢癌・膵臓癌・大腸癌など）．辻　哲也，里宇明元，木村彰男（編）：癌のリハビリテーション．p210，金原出版，2006 より一部改変〕

屈曲が強いため，特に食物の通過障害につながりやすく，また審美的にも問題があるとされる．したがって，術後は手術方法や再建経路，反回神経麻痺の有無などの情報収集を行うことが必要である．

食道がんの術後は食欲不振や経口摂取量の減少，胃酸分泌の低下などにより体重が減少する．術後1年で10％以上の体重減少をきたす症例は予後が不良であると報告[4]されており，栄養と体重減少はQOLの低下のみならず，予後に関与する重要な因子である．嚥下障害を呈する場合はさらに栄養状態が不良となる可能性があるため，退院後も嚥下機能とともに体重や栄養状態を確認することが重要である．

Advanced Study　気管切開のチューブの種類

　気管切開術は気道確保や気道分泌物の処理のため，再建術後に必要となるものである．しかし，カニューレの留置により，喉頭挙上障害，声門下圧低下，知覚低下などが生じるため，嚥下には不利となる．カニューレには，カフ付きカニューレ（複管の有無），カフなしカニューレ（スピーチカニューレ），レティナカニューレなどの種類があり，使用されているカニューレについての理解も必要となる．そして，カフ付きカニューレは誤嚥を防止するものではないという点に留意する．

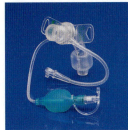
カフ付き単管（気管切開直後）

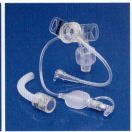
カフ付き複管（内筒を外してバルブを装着すれば発声可）

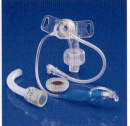
カフ付き複管

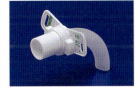
カフなし単管

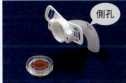
カフなしスピーチ

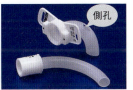
カフなし複管

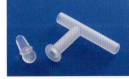
Tチューブ

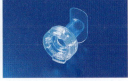
レティナ

図6　カニューレの種類
〔株式会社 高研：気管切開カニューレ（http://www.kokenmpc.co.jp/products/medical_plastics/index.html）より抜粋　©2018 KOKEN CO.,LTD.〕

Advanced Study　嚥下障害に対する手術

　嚥下障害に対する手術には，喉頭を温存しつつ誤嚥防止を目指す方法と，喉頭を犠牲にして誤嚥を防止する方法がある．喉頭温存による手術には，①喉頭閉鎖を強化する声帯内方移動術・声帯内注入術など，②喉頭挙上を強化する喉頭挙上術や舌骨下制筋群切断術など，③食道入口部の抵抗を弱める輪状咽頭筋切除術，④咽頭内圧を高めやすくする咽頭弁形成術や下咽頭縫縮術などがあげられる．②の喉頭挙上術は，切除によって舌骨喉頭が挙上できなくなる，あるいは挙上しにくくなる場合に行われる．③の輪状咽頭筋切除術は胃食道逆流を生じやすいため，経管栄養注入後や経口摂取後の逆流防止に努めることが必要であり，患者にも理解させる．手術の目的や術式を理解し，かかわることが大切である．

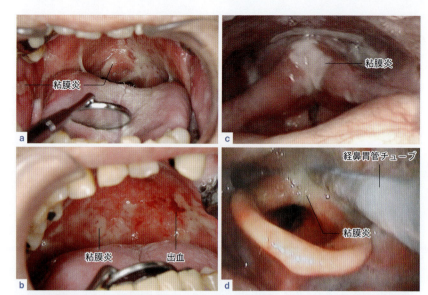

図7 放射線療法中の口腔咽頭粘膜炎
a, b：口腔内
c, d：咽頭内

3. 脳腫瘍術後の摂食嚥下障害の病態

　脳腫瘍は頭蓋内から発生する原発性脳腫瘍(良性・悪性)と他の臓器のがんの転移による転移性脳腫瘍の2種類がある．治療法には，保存的治療，手術，放射線療法，化学療法がある．脳腫瘍では，意識障害や頭蓋内圧亢進症状，発生部位に応じたさまざまな巣症状がおこる．巣症状としては，運動麻痺，失語症，構音障害，認知障害があげられる．また，摂食嚥下障害は，認知期・口腔期・咽頭期のそれぞれが，単独または混在して障害され，腫瘍部位により症状が異なる．意識障害や認知障害により食物の認識が困難となったり，上位運動ニューロンの障害や脳神経麻痺によって，食塊形成能力低下，嚥下反射惹起遅延，喉頭挙上障害などから，口腔内や咽頭残留，誤嚥などの仮性球麻痺や球麻痺といった問題がおこる．

　脳腫瘍切除患者は術前から介入し，どのような症状があり，どの程度障害されているのか，術前後で症状を比較できるように評価することが望ましい．また，脳浮腫により意識障害や症状が短期間に変化する可能性もあるため，評価・対応をすばやく行うことが必要である．

③ 頭頸部がんに対する放射線療法中・後の病態

　放射線療法は，早期がんでは標準治療として用いられ，進行がんに対しても化学療法と併用することで生存率の向上に寄与するとされている．しかし，放射線療法は臓器温存が可能とされるが，必ずしも機能の温存とはならず，咽喉頭の乾燥や浮腫，粘膜炎(図7)に伴う，嗄声や摂食嚥下障害などの有害事象を伴う．さらに化学療法の併用は放射線単独よりも有害事象が強く生じやすい．放射線療法に伴う有害事象(AE)は，治療中から治療後3か月以内

▶AE
adverse event
有害事象

Topics 💡 舌接触補助床（PAP）

　舌切除によって皮弁再建がなされた場合，口腔内残渣や構音障害を呈する．PAPを上顎に装用することで舌と上顎のスペースが小さくなり，口腔内圧を高めやすくする．口腔内の形態を見ながら型を作製するが，その際嚥下や構音の状態も確認しながら調整が行われる．繰り返し調整が行われるため，歯科との連携が重要となる．PAPは口腔がん術後のみ適応というわけではないため，嚥下や構音の状況を確認したうえで，作製したほうがよいかどうかを，医師・歯科医師に相談することも大切である．

▶ PAP
palatal augmentation prosthesis
舌接触補助床

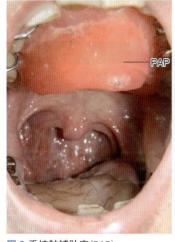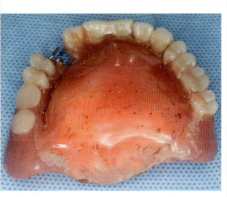

図8 舌接触補助床（PAP）
耳下腺がん（T4aN0M0）に対して，可動部舌亜全摘，頸部郭清ののち，遊離腹直筋皮弁によって再建された．術後2年経過時に，食事時のむせを主訴に嚥下外来に紹介となり，再建皮弁の著明な萎縮を認め，舌接触補助床（PAP）を作製した．

に発症するものを「急性期有害事象」，治療後6か月以降に発症するものを「晩期有害事象」と分けられる．これらの有害事象は，遷延性あるいは不可逆性であることも多く，患者のQOLの低下やストレスの原因となりうるため，時期に応じた適切なケアやアセスメントが大切である．

　放射線療法中・後に呈する嚥下障害の要因として，粘膜炎，口腔乾燥，筋組織の線維化，咽喉頭の浮腫などから，嚥下痛，咀嚼困難・食塊形成能力低下，喉頭挙上障害，咽頭内圧低下，食道入口部開大不全などを呈することで，咽頭残留，誤嚥，不顕性誤嚥をきたす．1年以上経過してから，嚥下障害を呈する場合もあるため，放射線療法の治療歴がないかを確認することが必要である．

④ 緩和ケア主体の時期の病態

　終末期における問題として，全身衰弱，悪液質，疼痛，低栄養などがあげられる．終末期患者の12〜23％に嚥下困難が生じるといわれており，特に頭頸部がん患者は40〜80％と高頻度で生じる．次いで，食道がん，胃がん，縦隔リンパ節の浸潤での頻度が高い．原因として，①機械的閉塞（腫瘍の増大や

放射線療法による二次的な狭窄など），②神経筋障害（縦隔浸潤や外的圧迫に伴う反回神経麻痺や頭蓋底への浸潤による脳神経麻痺，脳転移など），③嚥下痛（カンジダ症や化学療法・放射線療法に伴う粘膜炎など），④薬物，⑤全身衰弱などがあげられる．

「食事」は食べる楽しみや生きている実感といったQOLに重要な行為であるが，肺炎により生命予後を左右する可能性がある．終末期の摂食嚥下障害患者へのかかわりでは，「経口摂取への思い」と「肺炎による生命予後の短縮」といった相反した問題をかかえる．そのため，患者・家族・医療者の間でも葛藤が生じやすい．介入時は十分な説明を行ったうえで，経口摂取の実施の判断を患者や家族，多職種で検討する．

❺ 評価

1. スクリーニング評価

評価を行う際は，原疾患，既往歴（脳卒中，頭頸部がん・食道がん治療後），肺炎の有無などの情報収集を行う．次に，意識レベルや全身状態(PS)，呼吸機能，言語機能，嚥下関連器官の所見，栄養状態などについて評価する．摂食嚥下の評価方法には，スクリーニング検査として反復唾液嚥下テスト(RSST)，改訂水飲みテスト(MWST)，水飲みテスト，食物テスト(FT)などがある．評価の際は，パルスオキシメータと頸部聴診を併用するとよいとされる．スクリーニング検査は簡便に行え，RSSTは感受性がよく臨床症状との相関が高いとされている．また，他のスクリーニング検査と組み合わせることで精度が上がる．しかし，認知面に問題があり，指示が伝わらない場合には施行できず，不顕性誤嚥の検出は困難であるため注意しなければならない．

嚥下評価を行ううえで，まずは口腔内観察を行うことが大切である．口腔内汚染は誤嚥性肺炎などの二次感染や口渇，味覚障害などの症状だけでなく，嚥下機能へも悪影響を及ぼす可能性があり，正確な嚥下評価結果が得られにくい．また，体力低下や唾液分泌減少，ステロイドの使用などによって，口腔真菌感染症の可能性が高くなるため，嚥下評価の一環として口腔内観察は不可欠である（図9）．化学療法を行っている患者のなかには，血小板減少による出血リスクをかかえている場合があるため，痂皮や痰などを無理に除去せずに血液データを確認し，歯科介入を依頼する．

スクリーニング検査を行う際は術後の創部周囲の浮腫や組織の瘢痕化などにより，喉頭運動がわかりにくいため必ず触診を行う．また，術後や（化学）放射線療法後は不顕性誤嚥を呈することがあるため注意する必要がある．術後の場合はカニューレ交換や縫合不全の確認など，医師から許可が出るまではスクリーニング検査を行ってはならない．

2. 気管切開患者の評価

気管切開患者の嚥下評価として着色水テスト(Blue Dye Test)がある．方法は，食紅で着色した着色水（緑や青）を用いて，嚥下後気切孔からの流出を確認する．2, 3分以内に気切孔から色素が検出されれば異常とされる．飲水直後の吸引だけでなく，咽頭残留物を誤嚥する可能性もあるため，30分以上経過

▶PS
performance status
全身状態

▶RSST
Repetitive Saliva Swallowing Test
反復唾液嚥下テスト

▶MWST
Modified Water Swallowing Test
改訂水飲みテスト

▶FT
Food Test
食物テスト

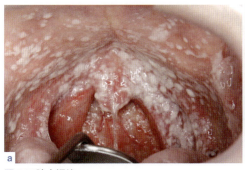 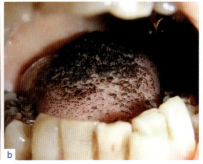

図9 口腔内汚染
a：カンジダ症
b：黒毛舌
痰などの分泌物による汚染のみならず，治療による体力低下や唾液分泌減少，ステロイドの使用などによってaやbを生じることがある．

してから再度吸引を行う．簡便に誤嚥をみる方法ではあるが，カフ付きカニューレの場合はカフを膨らませていることによって喉頭挙上が制限され，声門下圧が高まらず誤嚥を生じやすい．

3. 嚥下障害のハイリスク群，リスク管理

高齢者や脳卒中などの既往歴，反回神経麻痺，頭頸部がんや食道がんの治療歴がある場合は潜在的な嚥下障害がある可能性があり，治療を契機に顕在化することもある．そのため，治療前から評価することが大切である．

嚥下評価や直接嚥下訓練を開始・実施するときのリスク管理は，基本的には脳卒中や誤嚥性肺炎などの摂食嚥下障害と同様に，37℃以上の発熱，痰の質量の変化，呼吸状態の変化，胸部聴診音上の異常所見，炎症反応，画像診断，湿性嗄声などがないかを確認する．終末期の患者では腫瘍熱から生じる発熱や骨髄抑制に伴う出血，オピオイドの使用や電解質異常（高アンモニア血症，高カルシウム血症など）により全身倦怠感・意識障害などを呈することがあるため，医師・看護師など多職種から情報収集を行うことが大切である．

⑥ リハビリテーションの実際

術前からの介入では，発声機能・口腔構音機能・嚥下機能を評価し，潜在的な嚥下障害の有無を確認し，痛みが生じない範囲で間接訓練を行うことが大切である．また術前介入では，術後におこりうる機能障害について説明し，術後スムーズにリハビリテーション（以下リハ）に取り組めるようマネジメントも行う．舌がんの患者では術前から腫瘍による痛みや可動域制限による構音障害や嚥下障害を呈し，ミキサー食や栄養剤を摂取している場合がある．また食道がんの患者でも，腫瘍による食物の通過障害を呈している場合はミキサー食や栄養剤を摂取しなければならないこともある．摂取できない場合は経管栄養などを使用して，術前の栄養状態の改善をはかることが大切である．術後はなるべく早期から介入し，術創部以外の部分の評価や口腔ケア，間接嚥下訓練を行う．脳転移の場合は脳卒中のリハに準じて行う．術後の経

▶VE
videoendoscopy
嚥下内視鏡検査

▶VF
videofluorography
嚥下造影検査

過に合わせて，医師とともに必要に応じて嚥下内視鏡検査(VE)や嚥下造影検査(VF)での精査を行う．また，外来によるリハを継続することも大切である．

間接訓練の実際の方法は，日本摂食嚥下リハビリテーション学会の「訓練法のまとめ(2014版)」(http://www.jsdr.or.jp/wp-content/uploads/file/doc/18-1-p55-89.pdf)などを参照してほしい．

1．間接訓練・直接訓練の実際(ポジショニング，食形態を含む)
1）舌がん

口腔がん術後は口腔期から咽頭期に障害を生じる．術後7日目までは創部以外の部位の運動，排痰練習，口腔ケアを行う．頸部や肩の安静度が解除されてから頸部・肩の運動を開始する．開始時は可動域制限があるため，無理に運動範囲を広げずに動かせる範囲までとする．そのほか，口腔器官の運動，構音訓練，喉頭挙上訓練(シャキアエクササイズ，おでこ体操，開口保持訓練など)，アイスマッサージなどを行う．間接訓練を行うときは，頭頸部がん術後のドレーン留置や血管吻合によって，頸部安静や圧迫禁止部位があるため，医師に安静度を確認する．

直接訓練は，舌(可動部)半側切除後は，口腔期の障害により食塊形成や咽頭への移送が困難となるため，流動食やミキサー食(主食七分粥ミキサー)，場合によってはゼリー形態から摂取を開始する．送り込みが困難な場合は，リクライニング位の使用や圧送り込み法(すすり飲み)を行う．術後経過による皮弁の形態に合わせて，ミキサー食，主食ミキサー解除，五分菜きざみ食，五分菜食(自身でつぶす)と変更していく．ミキサー食で退院となるケースもあるが，時間経過とともに常食を摂取できる程度まで改善することが多い．ただし，口腔内残渣を呈することがあるため，水分との交互嚥下を用いることがある．

舌亜全摘後は，舌(可動部)半側切除後に比べて残存舌が少なく，口腔期の障害がさらに強くなる．送り込みが不良となるため，開始時はリクライニング45〜60°，場合によっては30°を用いる．皮弁のボリュームによっては圧送り込み法が困難な場合もあるが，唾液嚥下の際に用いることもできるため練習を行う．食形態はミキサー食(主食五分粥〜七分粥ミキサー)から開始することもあるが，咽頭期の障害が強い場合はゼリーから開始する．しかし，ゼリーはミキサー形態より送り込みにくいため，筆者が勤める病院ではシリンジと吸引カテーテル(図10)を口唇から奥舌までの長さに調整したものを使用して直接訓練を行っている．ミキサー食を摂取できた場合は主食ミキサーきざみ食とし，主菜・副菜を主食に混ぜて摂取したり，主食ミキサーを解除したりする場合もあるが，口腔内残渣を呈するため，水分との交互嚥下を用いて食物を咽頭へ流し込みながら摂取する．全粥五分菜以上の食事を摂取している患者もいるが，食塊形成が困難であることに変わりはなく，箸などで臼歯上に乗せ咀嚼を行ったり，丸呑みに近い状態で摂取したりしていることがある．食道がんの治療歴がある場合は治療部位が狭くなっていることで食物が詰まる可能性があるため，患者・家族への食形態の指導が重要である．

治療経過により必要に応じてPAPの作成や栄養剤の導入を検討する．皮弁は感覚がなく，残留感がわからずに口腔内に貯留していることがあるため，

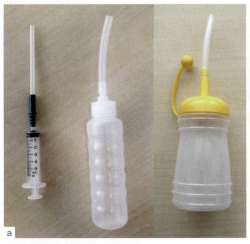
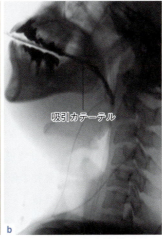

図10 補助具を使用した嚥下法
a：補助具
左から，シリンジに吸引カテーテルをつけたもの，アクアパウチジュレ，ドレッシングボトルにカテーテルをつけたもの．送り込みが困難な場合に使用．
b：嚥下造影検査(VF)の様子

Advanced Study　間歇的口腔食道経管栄養法

　頭頸部がん術後や食道がん術後で嚥下障害によって経口摂取できない場合，胃瘻・腸瘻・間歇的経管栄養法などといった方法がある．間歇的口腔食道経管栄養法(intermittent oro-esophageal tube feeding；OE法)は，口から12～14フレンチのチューブを注入のたびに食道まで挿入し，注入後はチューブを抜去する方法である．詳細は日本摂食嚥下リハビリテーション学会医療検討委員会が作成した『間歇的口腔食道経管栄養法の標準的手順』[5]を参照してほしい．間歇的口腔食道経管栄養法を開始する前に確認すべきこととして，①意識清明であり協力的，②発声可能，③絞扼反射の有無，④食道や胃の手術などの既往歴の有無，などが述べられている．嚥下機能が改善することが見込まれる場合に適応となり，術式や予後をふまえて，機能改善が見込まれない場合は胃瘻などの検討が必要である．そのため，医師・看護師とも情報共有し，検討することが大切である．

粉末を水に溶かしたり，ゼリーに混ぜて内服したりするなどの工夫が必要であり，医師・看護師・薬剤師と相談する．
　退院時はミキサー食であっても，退院後の経過によっては刻み食や五分菜食，それ以上の食事を摂取している患者もいるが，加齢や極度の再建皮弁の萎縮，体重減少，術後の(化学)放射線療法などによって嚥下機能が低下するため，適切な食形態であるかを退院後も確認する必要がある．

2）食道がん

　術後は主に咽頭期に問題が生じるが，吻合部狭窄による通過障害を呈する場合もあるため食道期の問題も忘れてはならない．間接訓練は頸部の運動，排痰練習，声門閉鎖訓練，喉頭挙上訓練，アイスマッサージ，息こらえ嚥下を行う．術後は頸部食道を胃管や腸管などによって再建しているため，吻合部への負荷がかかるシャキアエクササイズなどは術直後の実施を避けるべき

であり，頭頸部がんと同様に開始可能かどうか医師に確認する．

吻合部の縫合不全がないと判断されてから，嚥下評価や直接嚥下訓練の開始となる．声帯麻痺を呈している場合はゼリーやとろみから開始し，徐々に食形態を変更する．両側声帯麻痺の症例は誤嚥リスクが一側声帯麻痺に比べて高いため，さらに注意が必要である．食道がん術後の直接嚥下訓練として，息こらえ嚥下や頸部前屈位が有効であるとされる．胃管再建によって胃を部分切除している患者では，ダンピング症候群を呈する可能性があるため，十分咀嚼し，30分以上かけて摂取するよう指導する．また，胃管再建は胃の蠕動運動の欠如による食物の停滞や逆流を生じやすく，逆流性食道炎や誤嚥性肺炎を防ぐために，食後1時間はセミ・ファーラー（Semi-fowler）位以上の姿勢で過ごすことが必要である．術後1〜2年目の栄養状態は術前の状態まで回復しておらず，免疫機能も低下しているため，いったん誤嚥性肺炎を生じると重症化することが多い．退院後も摂取量や体重など，栄養状態を観察するとともに，早期に誤嚥徴候に気づき重症化する前に対処できるよう，患者・家族に注意喚起を促すことが重要である．

服薬は，嚥下機能に合わせて対応することが必要だが，吻合部狭窄を呈した場合には，内服薬の大きさによっては吻合部に停滞する可能性もあるため，医師・看護師・薬剤師と相談する．

3）頭頸部がんに対する放射線療法

治療後の嚥下機能が改善するといわれているため，リハは治療開始前から行い，嚥下器官の可動域維持をはかる．また介入にあたっては，放射線照射範囲や線量によって嚥下障害の程度が変化するため，照射範囲を確認することが必要である（図11）．放射線療法中は治療途中から，唾液分泌減少による口腔乾燥，粘膜炎，味覚障害などの有害事象を生じる（図12）．そのため，口腔内はうがいなどで清潔に保ち，保湿することが大切である．また，照射回数が増えるにつれ，咽頭痛や嚥下痛などを呈することで経口摂取量が減少し，栄養状態が不良となることから，治療前に胃瘻を造設することがある．治療早期から胃瘻依存にならないように痛み止めを使用しながら，嚥下障害がなければ少量ずつでも経口摂取を継続させることが必要である．また，食形態を軟らかいものや喉ごしのよいものに変更することも重要である．

間接訓練は口腔ケア，頸部・肩の運動，開口訓練，頭部挙上訓練，舌突出嚥下，舌の筋力増強運動，メンデルゾン手技などを行う．治療経過に伴って粘膜炎や嚥下痛などを呈した場合は痛みが生じない運動を行ってもらう．直接訓練は複数回嚥下，交互嚥下，息こらえ嚥下，随意的な咳などを行うが，治療経過で嚥下障害を呈する場合があるため，食事の摂取状況や嚥下状態を確認しながら，食形態を調整したり，VEやVFを行ったりすることが必要である．口腔咽頭粘膜炎の症状が強く経口摂取困難な場合は誤嚥のリスクが高くなるため，無理をさせないことも念頭におく．

服薬については放射線療法中・後ともに，痛みや嚥下機能に応じて調整を行う必要がある．

> **セミ・ファーラー位** 上半身を15〜30°挙上し顎を引いた状態にする体位のこと

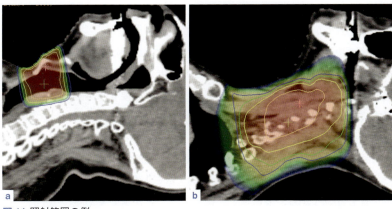

図11 照射範囲の例
a：声門がん
b：下咽頭がん
原発腫瘍部位により照射範囲が異なる．放射線療法の線量は一般的に1回2 Gy，総線量60〜70 Gyとされる．

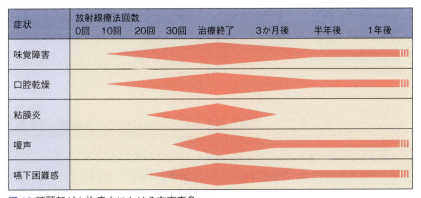

図12 頭頸部がん治療中における有害事象
照射範囲や線量，腫瘍の大きさなどによって症状や改善の程度は異なる．

4）緩和ケア

終末期に摂食嚥下障害を生じた患者へのリハは，単純に口から食べて身体に必要な栄養を摂取することが目的ではない．機能訓練より，病状に合わせて姿勢調整，食事形態の工夫などの代償法を中心とした環境設定を行うことが大切である．経口摂取できる場合は続けるが，摂取困難な場合は好みの味でアイスマッサージをしたり，咀嚼し味わってから吐き出したりしてもらうなどといった対応について医師と相談する．

終末期には疼痛を呈することがあるため，疼痛コントロールが必要となる．しかし，摂食嚥下障害を呈している場合は投薬方法について検討する必要がある．経口摂取をしている患者がヘッドアップによる痛みや口腔内・嚥下痛を生じる場合は食事前に痛み止めを使用する．経口摂取が困難な場合には内服薬から外用薬に変更する必要があるため，医師・看護師・薬剤師と相談を行い，適切な投薬方法を検討することも必要である．舌下に置いて粘膜吸収させる投与方法もあるが，頭頸部がん患者で放射線療法による口腔乾燥

がある場合や，皮弁再建を行っている場合は粘膜吸収が行えないため，嚥下機能が保たれている場合でも内服薬の種類を検討する．

手術後の患者に対する栄養管理はもちろんであるが，(化学)放射線療法やサルコペニアの摂食嚥下障害などを呈した患者に対する栄養状態の改善は嚥下訓練を進めていくうえでも重要である．患者に必要な水分量や栄養状態を管理することは脱水や低栄養を防ぐことにもつながる．介入時には，患者にとって必要な水分量・栄養量であるか，また服薬方法が適切であるかを考え，医師や看護師，管理栄養士，薬剤師などと相談し，適切な栄養状態のもとでリハを行うことが大切である．栄養サポートチーム(NST)がある場合は情報共有を行いながら，多職種と連携をとることが重要である．

▶NST
nutrition support team
栄養サポートチーム

Advanced Study 口渇について

終末期患者の95％に口渇が生じるといわれ，その原因治療に加えて，症状緩和治療として薬物療法が行われる．終末期患者の口渇は輸液によって緩和する見込みは少なく，口腔ケアと薬物の調整が最も適切とされている．口腔ケアは簡便で家族も参加でき，患者にとっても不利益が少なく，家族が患者に対してケアを行っているという実感を得ることにもつながるため，ケア方法を指導することも介入方法の1つである．

Topics 胸部食道がん患者に対する頸部屈曲位嚥下の有効性

喉頭挙上障害を呈する胸部食道がん患者では，嚥下後の咽頭残留量が増加することが予想され，嚥下後の咽頭残留物を吸気時に誤嚥する可能性がある．それに対し，頸部屈曲位嚥下を用いると，梨状窩残留の軽減に有効であったと報告されている[6]．また，頸部屈曲位嚥下に息こらえ嚥下が加わるとよりよいとされる[7]．

Topics 化学放射線療法中の嚥下リハビリテーション「Pharyngocise」

Carnaby-Mann ら[8]は化学放射線療法中からの嚥下リハビリテーションの有意性を報告している．予防的嚥下リハビリテーションを治療中から行うことで，筋組織や嚥下機能が維持され，特に「Pharyngocise」といわれる標準化された高強度の嚥下訓練(例：裏声発声，舌の抵抗運動，努力嚥下，セラバイトを使用した開口訓練)がよいと提唱している．

文献

1) 日本口腔腫瘍学会口腔癌治療ガイドライン改訂委員会，日本口腔外科学会口腔癌診療ガイドライン策定委員会合同委員(編)：科学的根拠に基づく口腔癌診療ガイドライン2013年版 第2版．金原出版，2013
2) 株式会社高研：気管切開カニューレ(http://www.kokenmpc.co.jp/products/medical_plastics/index.html)
3) 坪佐恭宏：消化器系の癌(食道癌・胃癌・肝癌・胆嚢癌・膵臓癌・大腸癌など)．辻 哲也，里宇明元，木村彰男(編)：癌のリハビリテーション．pp206-215，金原出版，2006
4) D'Journo XB, Ouattara M, Loundou A, et al：Prognostic impact of weight loss in 1-year survivors after transthoracic esophagectomy for cancer. Dis Esophagus 25：527-534, 2012

5) 日本摂食嚥下リハビリテーション学会医療検討委員会：間歇的口腔食道経管栄養法の標準的手順．日摂食嚥下リハ会誌 19：234-238，2015
6) 亀之園佑太，熊井良彦，松原慶吾，他：胸部食道癌術後患者に対する頸部屈曲位嚥下の咽頭残留に及ぼす効果．嚥下医学 5：84-91，2016
7) Kumai Y, Samejima Y, Watanabe M, et al：Videofluoroscopic evaluation of pharyngeal swallowing dysfunction after esophagectomy with three-field lymph node dissection. Eur Arch Otorhinolaryngol 274：321-326, 2017
8) Carnaby-Mann G, Crary MA, Schmalfuss I, et al："Pharyngocise"：randomized controlled trial of preventive exercises to maintain muscle structure and swallowing function during head-and-neck chemoradiotherapy. Int Radiat Oncol Bio Phys 83：210-219, 2012

3 頭頸部がん術後の発声障害と構音障害

Essence

- 頭頸部がん術後のコミュニケーション障害は、喉頭摘出後の発声障害や口腔咽頭がん摘出後の器質的構音障害が多い.
- 喉頭摘出後は、気管と食道を分離し、気管と口腔咽頭を継ぐ通路は遮断される. そのため、手術時に造設される気管孔を通し呼吸を行うが、気管に外気を直接取り込むことで、湿度調整や異物の除去、匂いの認知が困難となる.
- 喉頭摘出後の音声コミュニケーションの手段には、笛式人工喉頭、電気式人工喉頭、食道発声、シャント発声がある. 喉頭摘出後のコミュニケーション手段を選択する場合には、患者の希望、術式、患者の認知機能・性格、周辺環境を考慮する必要がある.
- 口腔咽頭には、構音に重要な器官が集まっているため、術後に組織欠損が生じると構音が障害されやすい. その病態は、舌のボリューム減少や運動機能低下による構音の歪み、口蓋の欠損による開鼻声などがある.
- 口腔咽頭がん術後の器質的構音障害では、残存機能の向上を目指すとともに、必要により補綴装置の適応を検討する.

1 発声と構音

　われわれが脳で考えたことを「話す」際に重要となるのは、声を発するための発声機能と、声を特定の音に変化させるための構音機能である(図1). 発声とは肺からの呼気で喉頭内の声帯を振動させ声を出すことをいい、発声は主に肺や気管支、気管、なかでも喉頭が重要な役割を担う. 構音とは声帯でつくられた声を、口腔咽頭の形状(状態)を変化させ特定の音にする過程をいう. 構音は主に咽頭、鼻腔、口腔(舌、口蓋、下顎など)が重要な役割を担っている. 音の違いをつくるためには、その音固有の口腔咽頭の形状をつくらなければならない. たとえば、「た」は舌先と歯茎で息をため込み、一気に開放することでつくられる音であり、「さ」は同様の場所で舌と歯茎の間に狭い隙間をつくり、そこに息を通すことでつくりだす音である. 喉頭でつくられた声を、口腔咽頭の中の状態を変化させて多様な音にすることで言葉を話すことができる.

　このように言葉を話すには発声機能と構音機能の両方が重要となる. これ

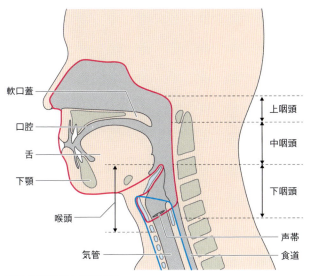

図1 発声器官と構音器官
青：発声器官　赤：構音器官

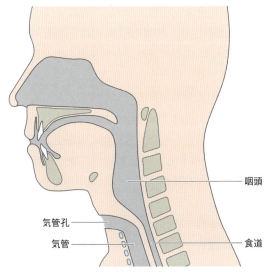

図2 喉頭摘出患者の頭頸部の構造

から喉頭がん術後の発声障害と口腔咽頭がん術後の構音障害について解説するが，発声器官と構音器官のどちらに主要な障害がおこっているかに着目しながら理解することが重要である．

❷ 喉頭・下咽頭がんの治療法

　喉頭がん・下咽頭がんでは，早期発見されたがんに対して，放射線あるいは喉頭温存手術のいずれかを患者の状態に応じ選択する．喉頭がんが進行している場合は手術が選択され，標準的な術式は喉頭全摘出術となる．喉頭摘出後は前頸部に呼吸のための永久気管孔を形成し，粘膜同士で気管と食道の間に壁をつくることで，気管と食道を分離する（図2）．これにより，食物の通

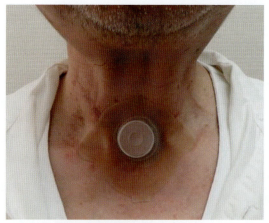

図3 永久気管孔の術後管理
気管孔の上からアドヒーシブ，HMEカセット®（人工鼻）を装着した様子．HMEカセット®とは加湿・加温・除塵を行うフィルターであり，アドヒーシブはHMEカセット®を固定する粘着シートである．

路は口腔から食道への完全な一本道となる．下咽頭がんでも，がんが進行している場合は手術が選択され，標準的な術式は下咽頭・喉頭全摘出術となる．切除が広範囲になり，食物の通路が分断されるため他の自家組織で再建する必要がある．移植した組織で食物の通路をつくり，喉頭摘出と同様に永久気管孔を形成することで気管と食道を分離する．

再建法としてわが国では遊離空腸再建移植が一般に行われており，そのほかに遊離皮弁が使われる場合もある．進行がんの場合，喉頭摘出を選択することも多いが，QOLの観点から化学放射線併用療法や喉頭温存手術も行われる．喉頭摘出によって，喉頭が担っていた発声が困難になるとともに日常生活上に変化が生じる．

喉頭摘出後は口腔・鼻腔を介した呼吸経路が喪失し，嗅覚障害がおこる[1]．口腔・鼻腔は，吸気の温度や湿度の調整，異物の排除と除去を行っている．しかし，喉頭摘出後は気管孔から外気を直接取り込むため，湿度調整や異物の除去が困難となり気管の乾燥や炎症がおこりやすくなる．そのため，喉頭摘出後は，気管の湿度調整・粉塵侵入を防止するプロテクターや人工鼻などのフィルターのようなものを使った対応が必要となってくる（図3）．

匂いは，一般的に揮発性の物質が嗅裂を介して嗅上皮を刺激し，嗅覚野で判断される．喉頭摘出後は鼻腔から息を吸うことができないため，匂いの認知が鈍くなる．そのため，喉頭摘出後に意図的に匂いを嗅ぐには，積極的に外気から空気を取り込むための嗅覚リハビリテーションが必要となる[2]．そのほかには，息をこらえる動作が難しく，排便が困難に感じる場合がある．医療者は喉頭摘出後のこのような生活上の変化を理解しておく必要がある．

表1 喉頭摘出後の音声コミュニケーションにおける特徴

	笛式人工喉頭	電気式人工喉頭	食道発声	シャント発声
習得期間	○	○	×	○〜△
音質	×	×	△	△
音量	○	○	△	○
発声持続	○	○	×	○〜△
手指の自由さ	×	×	○	△
金銭的負担	一部有	一部有	無	有
その他	口腔内にチューブを挿入するため，発話時の違和感がある	機器の充電が必要	食道発声の会を定期的に受講し，習得している人が多い	手術が必要，気管孔周囲の管理が必要

> **Topics　嗅覚リハビリテーション**
>
> 　喉頭摘出後は鼻腔を通して外気を取り込むことが困難になるため，嗅覚が鈍麻する．そのため，最近では嗅覚リハビリテーションが注目されている．喉頭摘出患者への嗅覚リハビリテーションで，有効とされているのが NAIM 法（Nasal Airflow Inducing Maneuver）である．方法は，口唇を閉じた状態で，顎と舌を大きく縦に動かすことで気流をおこし，外気から空気を取り込むというものである．
> 　喉頭摘出後は，発声障害にばかり注目が集まるが，匂いを嗅ぐ方法の習得は日常の危機管理の面（ガスの臭いの感知や食物の異臭の検知）から重要なことである．

❸ リハビリテーションの目的

　話す機能には，発声機能および構音機能の両方が必要であることを前述したが，喉頭摘出術後では声の音源である発声機能が喪失する．一方で主要な構音機能は保存されているため，喉頭摘出術後に音声コミュニケーションを再獲得するためには，なんらかの手段でその音源を代替する必要がある．その代表的な手段に笛式人工喉頭，電気式人工喉頭，食道発声，シャント発声があり，これらのコミュニケーション手段を音源の違い，発声の仕組み，利点および欠点から説明する（表1）．

1．笛式人工喉頭

　この発声方法には特殊な器具が必要となる．器具は，長いチューブの中央にゴム膜を張った構造であり，チューブの端は片側がカップ様の構造となっている．音源となるのはゴム膜の振動で，笛式人工喉頭の端に付いているカップ様の部分を気管孔に当て，反対側のチューブの端を口腔内に挿入する．息を吹く要領でチューブ内へ呼気を導き，ゴム膜を振動させ，振動からつくられた音がさらにチューブを介し口腔内で響き，口形を変えることで話すことができる（図4）．肺からつくられる呼気を利用するため，音量は十分であり，発声持続時間も比較的長く，習得も容易であるが，口腔内にチューブを挿入する必要があり，発話時に違和感を覚えることがある．

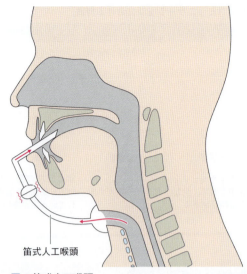

図4 笛式人工喉頭

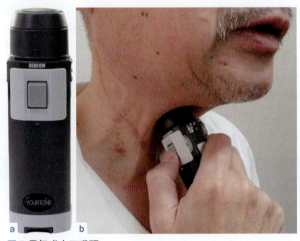

図5 電気式人工喉頭
a：電気喉頭（画像提供：株式会社電制）
b：使用時の様子

2. 電気式人工喉頭

　この発声方法には電気喉頭という機器（図5a）が必要となる．音源となるのは，機器をボタン操作することでつくり出す振動部からのブザー音である．この振動部を頸部や顎下，頬部に接触させることで振動が皮膚を介して口腔咽頭内に伝わり，口腔咽頭に共鳴がおこり，口形を変えることで話すことができる（図5b）．機器の種類はさまざまあるが，いずれの機器も環境に合った音量の調節が可能であり，音の長さはボタン操作によって自由に調整ができる．習得は容易であり，公的補助の対象で比較的安価に手に入るため，わが国では喉頭摘出後の音声コミュニケーション手段として一般に広く使われている．しかし，機器でつくっている音のため，声質が機械的になってしまい使用を嫌がる患者も多い．また，騒音下では音の聞き取りが難しくなること

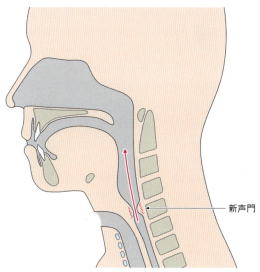

図6 食道発声
食道内に取り込んだ空気を出す際に新声門が振動して声がつくられる．

もある．

3. 食道発声

　この発声の音源となるのは食道入口部(以下新声門)であり，口腔内の空気を新声門より下の食道内に取り込み，腹圧をかけて食道内にためた空気を吐き出すことで新声門の振動が得られ発声ができる(図6)．

　この動作に口形を合わせることで短く話すことができ，一連の作業をすばやく行うことでスムーズに会話できる．手術や器具を必要とせず金銭的な負担も少なく，手指も必要としないが，他の発声手段と比較して習得に多くの練習と時間を要する．また，長期間訓練を行っても実用可能なレベルまで上達する患者は多くなく，手術で新声門を切除している場合は習得が困難である．

4. シャント発声

　この発声の音源となるのは食道発声と同様に新声門であるが，新声門を切除し再建している場合は再建組織が音源となる．発声するためには，手術によって食道と気管を隔てている壁に小さい穴を開け，ボイスプロテーゼを通す必要がある(図7a)．気管孔を塞ぎ，呼気をボイスプロテーゼを介して食道内に流入させ，呼気が新声門または再建組織の粘膜などを通る際に，呼気によって粘膜を振動させることで発声できる(図7b, c)．

　シャント発声は肺からの呼気を駆動力としているため発声持続時間が長く，熟練者のなかには音量や抑揚を調節できる人もいる．食道発声と比較して，簡単な練習で発声が可能になることが多いが，この発声法にはボイスプロテーゼの埋め込み手術と定期的なメンテナンスが必要となる．具体的には，食後の掃除や定期的な交換である．発声に際して使用する付属品が多々あるが，補助の適用にならないものも多く，金銭的負担が大きい．

　ボイスプロテーゼの構造は，中が筒状で一方弁がついており，食道から気

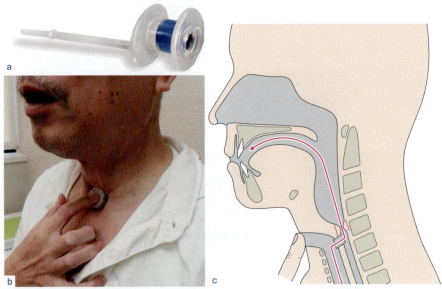

図7 シャント発声
a：気管と食道の壁に挿入するボイスプロテーゼ（画像提供：株式会社アトスメディカルジャパン）
b：シャント発声をしている様子
c：発声の流れ
気管孔を指で塞ぎ，肺の呼気を食道へ流すことで，新声門が振動して声がつくられる．

管に食物が逆流することを防いでいる．しかし，弁の不具合で水分が漏れる場合もあり，その際は医師の診察のもと交換が必要となる．

④ 口腔咽頭がん術後の構音障害

1．特徴

　舌がん術後の構音は「舌ったらずな発話」という表現をされることが多いが，切除の範囲や切除後の再建方法で術後の構音の状態は大きく変化する．一般的に手術での舌切除範囲が大きくなるほど，舌のボリュームが減少し，可動範囲が制限されることで構音に障害が出る[3]．舌は本来，舌を口蓋に強く押しつけたり，すばやく動かすことで構音を行っているが，腫瘍摘出後の残存舌は舌全体のボリュームが減少し，舌の筋力・運動速度が低下している．

　そのため，口蓋への強い接触やすばやい動きが困難になるが，特に破裂音，破擦音，弾き音の構音が困難となり，歯茎音や軟口蓋音が両唇音や声門音に置換される傾向を示す[4]．組織の欠損が大きく，構音機能の著しい低下が予測される場合は皮弁を用いて補填する．しかし，皮弁は舌のような組織とは異なり，ボリュームの充填にすぎない．意図的に挙上したりすばやく動かすことは困難であるため，残存舌の動きを阻害しないことが重要である．舌がん術後は，手術直後が最も構音が不良な状態になり，術後6か月～1年かけて構音状態が固定化すると報告されている[3,5]．

　舌切除のほかに構音が障害される要因として，軟口蓋や顎の欠損があげられる．軟口蓋や上顎を大幅に切除した場合の発話は著明に開鼻声となり，全

体的な発話の明瞭度が低下する．また，下歯肉がんで下顎を広範囲に切除し，術後に咬合異常が生じた場合も発話が不明瞭になることがある．このように舌や口蓋，下顎などの組織が障害されると構音障害を認めることが多い．そして，各組織を合併切除した場合は単独で切除するより構音の明瞭度は低下する．

2. 構音機能の評価

評価を行うにあたり，患者の基本情報(年齢，性別，社会的背景など)，現病歴，既往歴，組織の摘出範囲，口腔咽頭関連の神経切断の有無，頸部リンパ節郭清領域をカルテ上で確認し，患者の主訴や構音訓練のニーズを聴取する．若年患者の場合は現職復帰の希望が強く，コミュニケーションの困難さを強く訴えることが多いため，構音訓練に対する必要性・意欲が高い．しかし，高齢患者の場合は仕事を退職し，家族と意思疎通がはかれる程度の構音レベルでよいという人も多い．そのため，構音訓練に対するニーズは必ずしも構音障害の程度とは一致しないことに留意する．

1) 口腔内の形態と口腔環境

残存舌と皮弁の形状，残存歯，義歯装用の有無，口腔内や頸部の腫脹，痛みの有無などの口腔咽頭・顔面・頸部の状態を確認する．また，口腔内の唾液や痰の貯留も併せて確認する．

2) 発声機能

治療後の喉頭の状態を内視鏡下で確認し，麻痺や脱臼，腫脹，出血の有無を把握する．また，発声持続時間の極端な短縮や嗄声がないかを確認する．

3) 口腔咽頭器官の感覚運動

口腔咽頭の感覚・可動性の確認をする．残存舌の可動性とそれに伴う皮弁の盛り上がりの程度，発声時の軟口蓋の挙上の程度，発声時の呼気鼻漏出の程度，開鼻声の有無を評価する．

4) 構音の評価

発語明瞭度と発話明瞭度を評価する．発語明瞭度には100音節明瞭度検査，25音節明瞭度検査，単語明瞭度検査などがある．100音節明瞭度検査の方法は，無作為に並んだ100音節リスト(表2)を患者に2，3秒間隔で音読させ，その録音したサンプルを5名の健聴者に聞こえたとおりに書き取ってもらうというものである．1音節に対し正解であれば1，異なる音に聴取された場合は0として，全部正解であれば100となる．5名の結果の平均値を出し，結果は発語明瞭度として％で表す．

25音節明瞭度検査は100音節と同様の方法で実施するが，音節数が25音のため簡易的ではあるものの，訓練方針を決定するためには情報量が不十分である．単語明瞭度検査は100音節明瞭度検査と並行して行い，前後音の影響を検討する．

発話明瞭度検査は，一定の発話サンプルを言語聴覚士が聴取し，その発話内容の理解できたレベルを5段階で評価するというものである(表3)．これら発語明瞭度検査と発話明瞭度検査は，障害構造をとらえ，訓練計画を立てるために重要な評価である．そのほかに，音響分析ソフトでの構音評価やダイ

表2 100音節明瞭度検査で使用する音節リスト

ぺ	げ	ら	ぴ	わ	りょ	ひゅ	や	よ
ひゃ	りゅ	みゃ	の	ふ	べ	びゅ	ぶ	ま
し	ね	しゅ	にょ	びゅ	い	せ	ぽ	つ
け	ろ	び	にゃ	う	め	びょ	しゃ	と
ほ	れ	ゆ	きゃ	ぎ	へ	じょ	じゅ	が
ぽ	りゅ	て	ちゃ	ご	みゅ	きょ	ぞ	にゅ
しょ	ぎゃ	か	だ	ば	りゃ	た	え	ず
びょ	き	な	み	みょ	ど	す	は	びゃ
じ	びゃ	さ	る	ひ	で	ぜ	こ	ぎゅ
ば	む	ひょ	ぎょ	ちゅ	に	ぐ	ぬ	も

表3 5段階の発話明瞭度

1 全部わかる
2 時々わからない言葉がある
3 話の内容を知っていればわかる
4 時々わかる言葉がある
5 全然わからない

ナミックパラトグラムでの舌と口蓋接触パターンを評価することも訓練を行ううえでの資料として有用である．

3．訓練と補綴的対応

訓練の目的は残存機能を十分に高めることで，構音に必要な可動性，筋力，スピードなどを獲得することである．また，構音が困難な音に関しては，新しい構音操作の獲得で代償性に目標音に近い音を産生し，新たなコミュニケーション方法を習得することが重要である．

1）訓練の実際

基礎訓練では，舌，軟口蓋，下顎などの可動域拡大・筋力増強運動を行い，各器官の機能を最大限に高めることを目標とする．構音訓練では，訓練音を決定し，単音，単語，短文，文章，会話と段階的にレベルを上げ，会話レベルで目標音の構音が可能となることを目指す．訓練音の選択は手術・治療により間接的に障害を受けているため，比較的容易に改善が可能な音から選択する．ここでは，構音点や構音方法を患者に説明し，視覚や触覚で患者に構音方法を明示しながら正構音に近づけていく．直接的に影響を受けた音に関しては，新たな構音操作の獲得を目指す．そのほか，ゆっくり話す，言いにくい言葉は別の言葉に言い換えるなどのコミュニケーション上の工夫も重要である．

これら機能的なリハビリテーション（以下リハ）を行っても改善が乏しい場合や顎欠損よる構音障害の場合は，早期に補綴装置による対応を考慮する必要がある．このような構音のリハは，術後に全身状態が安定した時期から開始し，退院後は外来で定期的なフォローアップを行い，構音の状態が固定化した時点で患者と相談のもとリハを終了する．

2）補綴的対応

口腔咽頭がん術後の器質的構音障害は，組織欠損や神経切断による舌のボリューム低下，運動機能の低下が主な原因であるため，残存機能の向上のみでは対応が困難な場合も多く，補綴的なアプローチが重要となってくる．

新しい構音操作の習得

舌がん術後患者のなかには，舌と口蓋の接触が困難になることで，特に破裂音を出すことが障害される人がいる．その場合は代償的に別の部位（特に両唇）を使用して目標の音に近い音を出すことができる．しかし，これが効果的に働く場合もあれば，悪習慣となることもあるため，それらを見極め適切な方法を指導する必要がある．

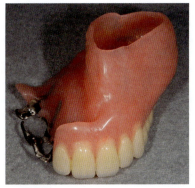

図8 顎義歯
(提供：日本大学歯学部付属歯科病院顎顔面補綴科
大山哲生先生)

(1) 顎義歯

通常の義歯は，歯牙，歯肉，歯槽部で構成されているが，顎義歯(図8)はそれらに加え，顎骨の欠損を補填する役目をもった補綴装置である．上顎がんで顎骨を大きく切除した場合，顎骨が欠損し鼻腔と口腔が交通した状態となるため，食物の逆流や開鼻声による発話の不明瞭さにつながる．そのため，栓塞子を付与した上顎義歯で顎骨欠損部を補填することで口腔と鼻腔の異常な空気の交通を遮断する．これにより食事摂取時の逆流が減少し，発話が明瞭となるが，切除範囲が軟口蓋へ及んだ場合は効果は限定的である[4,6]．

(2) 舌接触補助床(PAP)

PAPは上顎の口蓋に装用する厚みのある床タイプの補綴装置である．舌と口蓋の接触が不十分な症例に適応され，特に舌がん術後患者が使用することが多い．歯牙が残存している患者から無歯顎の患者まで多くの症例に使用される．舌の切除範囲が大きい場合，欠損した大部分を皮弁で再建し充填するが，皮弁のみでは口蓋と舌および皮弁との接触が困難となり，食物の送り込みや破裂音・破擦音などの特定の構音操作が困難となる．そこで，PAPを装用し，口蓋高を下げて舌や皮弁との接触を助けることで，構音に改善を認めることが報告されている．しかし，必ずしも構音の改善が得られるものではない．装用と同時にリハを行うことで効果が得られる場合もあるが，リハを実施しても効果が小さい場合もあり，PAPの装用による口蓋への感覚入力の減少というマイナス面も考慮する必要がある．

▶PAP
palatal augmentation prosthesis
舌接触補助床

(3) 軟口蓋挙上装置(PLP)

術後の神経麻痺による軟口蓋部の挙上不全に対して，軟口蓋の挙上を機械的に補助する補綴装置である．軟口蓋を機械的に挙上するだけではなく，軟口蓋の運動機能を賦活する効果も期待できる．

▶PLP
palatal lift prosthesis
軟口蓋挙上装置

(4) バルブ型鼻咽腔部補綴装置(SBP)

軟口蓋の器質的な欠損で，咽頭と鼻腔の遮断が困難となった患者に対し使用される．欠損部分にレジンで作製されたバルブを挿入し，鼻咽腔閉鎖を代償的に補填する装置である．装用することで発話が明瞭になり，咽頭圧が高まりやすく，食物の逆流が減少する効果が期待できる．

▶SBP
speech bulb prosthesis
バルブ型鼻咽腔部補綴装置

文献

1) Ackerstaff AH, Hilgers FJ, Aaronson NK, et al：Communication, functional disorders and lifestyle changes after total laryngectomy. Clin Otolaryngol Allied Sci 19：295-300, 1994
2) Hilgers FJ, van Dam FS, Keyzers S, et al：Rehabilitation of olfaction after laryngectomy by means of a nasal airflow-inducing maneuver：the "polite yawning" technique. Arch Otolaryngol Head Neck Surg 126：726-732, 2000
3) 熊倉勇美：舌癌切除後の構音機能に関する研究―舌癌60症例の研究．音声言語医学26：224-235, 1985
4) 海野　智，増田元三郎，小野　繁，他：上顎切除後の発語明瞭度―構音様式別，構音点別の分析．口科誌48：60-65, 1999
5) 工藤雅範：舌癌手術症例における構音・咀嚼機能の経時的評価．口病誌77：27-34, 2010
6) 大澤毅晃：上顎・軟口蓋切除症例の言語障害とその治療に関する研究．口科誌39：405-424, 1990

4 高次脳機能障害

> **Essence**
> - がん患者の高次脳機能障害は主に脳腫瘍そのものやその治療の影響で生じる.
> - 脳腫瘍の治療には主に手術,放射線療法,化学療法があり,それぞれを組み合わせるか単独で行われる.
> - 手術や放射線療法により脳浮腫が出現するなど,症状が一過性に増悪することもある.
> - 脳腫瘍のほかにも周術期せん妄や,造血幹細胞移植後の日和見感染により高次脳機能障害を生じることがある.
> - 訓練の進めかたは脳血管障害の基準,内容に準じる.
> - 代償手段は症状増悪を予想して,介入早期に導入することもある.
> - 脳血管障害に比べ,治療の経過により症状が変動(改善もしくは増悪)することが多いため,治療内容とその経過の特徴をおさえ,それに適した介入時期,介入内容を知る必要がある.

1 高次脳機能障害を生じる疾患や治療

1. 脳腫瘍

　脳実質に腫瘍が発生すると,脳の神経細胞が死滅し,さまざまな高次脳機能障害を生じる可能性がある.脳腫瘍の種類は表1のとおりであり,良性と悪性に分かれている.高次脳機能障害を生じるのは神経膠腫が多く,原発性脳腫瘍の30%弱を占める.神経膠腫は脳内において浸潤性に発育する腫瘍で,MRIで造影剤によって造影される部分よりも遠くに腫瘍細胞が浸潤していることが知られている.高次脳機能障害の症状は,脳腫瘍そのものが大きくなり出現することもあれば,治療前はさほど目立たず,治療による脳実質へのダメージにより顕在化することもある.注意・記憶・遂行機能障害などは脳腫瘍患者の20〜80%に,失語は14〜24%に認められるという報告がある[1].

2. せん妄[2]

　せん妄とは,急性の認知機能の変化や多彩な精神症状を伴う意識障害の一種である.がん患者に多くみられるせん妄の状態としては,術後せん妄と終末期のせん妄状態があげられる.

原発性と転移性　脳腫瘍は原発性と転移性とに分かれる.原発性は頭蓋内の病巣で他臓器に転移することはほとんどない.転移性は他臓器のがんが脳に転移した場合をいう.特に脳転移が多いがんとしては肺がん,乳がんなどがあげられる.

表1 脳腫瘍の種類

種類	発生頻度(%)	好発年齢	良性・悪性
神経膠腫	28	30〜50歳代	悪性
髄膜腫	26	40〜50歳代	良性・一部悪性
下垂体腺腫	17	30〜40歳代	良性
神経鞘腫	11	40歳代後半	良性
頭蓋咽頭腫	5	5〜10歳の男子	比較的良性
胚細胞腫	13	9〜20歳の男子	良性・一部悪性

(http://www.gan-info.com/326.2.html より)

1) 術後せん妄

見当識障害や注意障害が中心であり，生活リズムや環境設定，薬物で改善することが多い．食道がんや頭頸部がんのように手術範囲が広い，手術時間が長い，気管切開を施行し発声が一時的に困難になる，といった場合はせん妄のリスクが高まる．

2) 終末期のせん妄

終末期がん患者の30〜40％，死亡直前においては90％にせん妄状態を認める．

> **日和見感染** 治療や加齢に伴って免疫力が低下すると，通常であればその免疫力によって増殖が抑えられている病原性の低い微生物が増殖し，その結果として病気を引き起こすことがある．つまり，宿主と病原体との間で保たれていたバランスが宿主側の抵抗力低下により崩れ，宿主の発病につながる．細菌性，真菌性，ウイルス性，原虫性などの種類がある．

> ▶**HHV-6**
> human herpes virus-6
> ヒトヘルペスウイルス6型

> **HHV-6** HHV-6Aと6Bに区別され，脳炎を引き起こすのは6Bである．乳幼児期に初感染をきたし，突発性発疹を引き起こす．乳幼児以降のほぼすべてのヒトがHHV-6Bに対する抗体を有しており，潜伏感染の状態にあるとされる．移植患者においてはHHV-6Bの再活性化をきたすが，そのメカニズムはわかっていない．

Advanced Study　せん妄と認知症の違い

せん妄も認知症もともに記憶障害や注意障害などの高次脳機能障害を伴うが，その原因や経過は表2に示すとおり異なるものであるので，しっかりと区別しておきたい．また近年，高齢のがん患者の増加に伴い，認知症に術後せん妄などを伴う場合もあるので，症状や経過をより詳細にみていく必要がある．

表2 せん妄と認知症の違い

	せん妄	認知症
原因	さまざま	アルツハイマー病など
発症	突然(数時間〜数日)	徐々に悪化(数か月〜数年)
意識障害	伴う	伴わない
予後	環境調整や薬物で改善	不良

3. 日和見感染

ヒトヘルペスウイルス6型(HHV-6)脳炎，造血幹細胞移植後の免疫機能低下の際に感染することがある．臍帯血移植では8〜10％の患者に発症することが報告されており，移植成功を左右する重要な合併症とみなされている．主に海馬に異常所見を認めることが多く，症状は記憶障害が中心である[3]．

4. 脳腫瘍の治療と症状経過の違い

脳腫瘍の治療には手術，放射線療法，化学療法といったいくつかの手段が

あり，病状に応じて単独もしくはこれらを組み合わせて治療が行われる．治療そのものが一過性，もしくは継続的に脳実質にダメージを与える場合があり，それらが原因で高次脳機能障害を生じることも少なくない．ここではそれぞれの経過の特徴を述べる．

1) 手術

術直後は開頭腫瘍切除の影響で一過性の脳浮腫を生じることが多いため，重症度は異なるが意識障害を認めることが多い．1～2週間経過し，脳浮腫が治まると意識障害も消失する．同様に言語機能障害や高次脳機能障害も脳浮腫が治まると軽快することが多い．浮腫が治まってからも症状を認める場合は，病巣摘出による脳実質へのダメージであり，症状は不可逆である．

2) 放射線療法

放射線療法には全脳照射，γナイフなどいくつかの種類があり，それぞれ病態にあった治療が選択される．化学療法と併用されることも多い．全脳照射では，治療後半に脳実質の浮腫が出現することが多く，この時期は軽い意識障害やそれに伴う高次脳機能障害も一過性に悪化し，治療終了1～2週間後から症状の改善がみられる．

3) 化学療法

手術や放射線療法のような脳浮腫を伴うことは少ない．化学療法の有害事象は嘔気や倦怠感，脱毛などである．有害事象が出現し，倦怠感が強いなどの症状があると，注意力が散漫になるなど評価結果の信頼性は乏しくなるため，この時期の包括的な評価は避けるべきである．また，訓練量は体調に合わせて頻度や時間を調整する必要がある．近年，脳腫瘍以外のがん，たとえば乳がんなどの化学療法施行に伴い，軽度の認知機能低下が認められるとの報告が多くなってきており，ケモブレインと称されている．

> **Topics　ケモブレイン**
>
> 化学療法を施行された乳がん患者の10～40％に軽度認知機能障害が生じると報告されている．これを「ケモブレイン(chemobrain)」と呼ぶ．薬剤による治療効果は明確ではなく，リハビリテーションが有効であるとされている[4,5]．

❷ リハビリテーションの実際

『がんのリハビリテーションガイドライン』[1]によれば，脳腫瘍の高次脳機能障害に対して，リハビリテーションを行うよう勧められている．評価・介入時期に関して，脳血管障害と異なる点があるので注意する．

1. 評価

検査バッテリーは脳血管障害の高次脳機能障害に用いるものと同様である．評価時期は，治療開始前後に行い，ベースラインを把握しておくことが望ましい．治療前後の差異を把握することで，治療のゴール設定がより的確

にできるためである．治療終了後の評価時期は，術後や放射線療法後の場合は脳浮腫が改善してから行う．スクリーニングと包括的検査を時期によって使い分けると，より詳細な状態把握につながる．たとえば，手術予定患者で注意機能の影響が心配される場合，術前に知的機能のスクリーニング〔レーヴン色彩マトリックス検査(RCPM)など〕，ならびに注意機能の包括的検査として標準注意検査(CAT)を実施する．術後1，2週間の症状変動が著明な時期はRCPMと注意機能のスクリーニングにとどめ，症状が安定してくる退院前，もしくは退院後の外来で評価すると，検査の学習効果も避けられ，正確な状態把握が可能となる．

▶ RCPM
Raven's Colored Progressive Matrices
レーヴン色彩マトリックス検査

▶ CAT
Clinical Assessment for Attention
標準注意検査

2．訓練

1）術後の介入のタイミング

術直後は脳浮腫による意識障害を伴うことが多く，この時期には日の単位で症状変動があるため，患者の状態に応じて柔軟な訓練プログラムを立案する必要がある．評価にもあるように，術後すぐに包括的検査は行わずに，まずは訓練を行うことが多い．そのため，訓練プログラムに同じものを組んでおき，その反応の経過で症状の変化を評価するのがよい．つまり，日々の訓練が評価になっているということになる．たとえば，毎回見当識について同じ質問を行い，反応の変化(誤答なのか修正ができるのかなど)を評価する．

2）放射線療法中・後の介入のタイミング

治療開始時からかかわることが多い．治療中盤以降は有害事象(脳浮腫など)で軽度の意識障害や，一見，症状増悪のような経過をたどる．そのため，患者の状態に合わせて訓練頻度を減らす，内容の難易度を下げるなどの対応が必要なこともある．治療終了後1〜2週間で症状は改善するので，その経過に合わせて頻度，難易度を上げていく．

3．代償手段の導入

失語症ではコミュニケーションノート，記憶障害ではメモリーノートなどを使用するが，導入時期は脳血管障害と異なる場合がある．術後の症状出現に対しては脳血管障害の場合と同様，機能回復訓練を行い，代償手段を導入していく．しかし，がん患者で再発や治療が困難な場合は徐々に症状が増悪するため，機能障害の程度が軽い時期から代償手段を導入し，患者本人や周囲の理解を促すことで，代償手段が必要な時期にしっかりと活用できるようにする．

覚醒下手術(awake surgery)
主に脳腫瘍が言語野近傍の場合，可能なかぎり言語野を温存しながら腫瘍摘出するために，開頭後に患者を麻酔から覚醒させ，電気刺激を脳表に与えながら，言語野を同定する言語野マッピングを行う．術中のタスクを術前に練習しておくことで，術中の言語反応を正確に把握することができるため，リハビリテーションの術前介入が重要となる．

❸ 失語症の評価・介入

評価バッテリーや介入時期・方法は「高次脳機能障害」と同様である．ここでは脳腫瘍に特徴的な覚醒下手術について少し触れておく．

覚醒下手術を行う場合は，術前評価の際に通常の言語評価に加え，術中のタスク練習が必要になる．術中タスクの内容については『覚醒下手術ガイドライン』(医学書院)に沿って行われる[6]．周術期の流れを図1に示す．

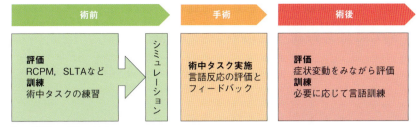

図1 覚醒下手術の流れ
RCPM：Raven's Colored Progressive Materices(レーヴン色彩マトリックス検査)，SLTA：Standard Language Test of Aphasia(標準失語症検査)
〔日本 Awake Surgery 学会(編)：覚醒下手術ガイドライン．医学書院，2013 をもとに作成〕

1）術前

　言語機能，知的機能の評価を行いベースラインの把握を行う．方法は脳血管障害，脳腫瘍の評価に準じる．同時に術中タスクの練習を実施する．術中タスクは，主に言語機能の表出をみる呼称と理解をみる反応性呼称を用いる．それぞれ術中に使用する語彙を選定し，それらを繰り返し練習する．この際，反応のタイミングや答えかたをできるだけ手術本番に近い形式で練習させ，手順に慣れてもらうことが重要である．また，手術前日に行われるシミュレーションで，患者は実際に手術室に入り手術時の体位と環境を体験する．その際に言語聴覚士も同席し，手術時にどの位置にカードを提示すると見やすいかなどを患者ならびに術者と確認しておく．近眼の患者は当日裸眼でカードを見ることになるため，カードの提示位置(距離)を訓練時やシミュレーション時に確認しておく．

2）術中

　患者の覚醒状態を評価しながら行う．言語野マッピングの前に，カードの見えかた，反応の仕かたなどを練習で確認する．マッピング実施の際は，オペレーターの医師の指示に従い，呼称や反応性呼称のタスクを実施し，試行ごとの患者の反応(喚語困難がある，錯語がある，理解が困難など)を医師へ報告する．タスクをかけるタイミングはあらかじめ医師と相談しておく．

3）術後

　主治医からの術後介入の指示後，まずは意識障害の有無を評価する．前述の術後介入の流れと同様であるが，覚醒下手術の場合は術後の言語症状がごく軽度の場合が多いため，術後の包括的評価を通常より早めに行うこともある．言語症状を認める場合は通常どおり訓練を継続する．

文献
1) 日本リハビリテーション医学会 がんのリハビリテーションガイドライン策定委員会(編)：がんのリハビリテーションガイドライン．金原出版，2013
2) 矢野智宣，内富庸介：周術期のせん妄の診断と治療―術前からリスク因子に対応し，必要に応じて薬物治療を．LiSA 19：144-148，2012
3) 河村吉紀，吉川哲史：HHV-6 脳症．日本臨牀 69：423-428，2011
4) Matsuda T, Takayama T, Tashiro M, et al：Mild cognitive impairment after adjuvant chemotherapy in breast cancer patients；evaluation of appropriate research design and methodology to measure symptoms. Breast Cancer 12：279-287, 2005

5) Moore HC：An overview of chemotherapy-related cognitive dysfunction, or 'chemobrain'. Oncology 28：797-804, 2014
6) 日本 Awake Surgery 学会（編）：覚醒下手術ガイドライン. 医学書院, 2013

第5章

リンパ浮腫

1 リンパ浮腫へのアプローチ

> **Essence**
> - **リンパ浮腫**はいったん発症すると完治させることは困難である．
> - 病態生理を理解した医師が基本的な診察や検査でリンパ浮腫を診断し，病期分類や重症度分類をもとに治療方針を決定することが望ましい．
> - リハビリテーション専門職が患肢の状態に適した治療を行い，**セルフケア**を患者本人に指導することで，症状の改善や維持が可能となる．
> - リンパ浮腫の治療は「**複合的治療**」と呼ばれる保存的治療が中心となる．
> - 浮腫の悪化を防ぐためには，日常生活の指導や皮膚からの感染を防ぐ**スキンケア**が重要である．
> - 患肢に貯留したリンパ液や組織間液を正常なリンパ管系に誘導する目的で，患肢および体幹部分に**用手的リンパドレナージ**を行う．
> - 患肢の状態に適した**弾性着衣**や**弾性包帯**で十分に患肢を圧迫する．
> - 静脈還流やリンパ還流を改善させるために，**圧迫した状態での運動療法**を指導する．
> - リンパ浮腫の症状には個人差が大きいが，**複合的治療**で改善が期待できる．

1 リンパ浮腫とは？

1. はじめに

「浮腫」と「むくみ」は，両方とも edema の和訳に当たる言葉であり，パソコンで「むくみ」と入力すると「浮腫み」と変換される．浮腫とむくみは「疾患」ではなく，普通に日常生活を送っていてもみられる可能性がある「症状」である．はじめに，本章では文章の前後関係により，浮腫とむくみの両方を使用しているが，異なる症状を解説しているものではないことをことわっておく．

健康な読者諸氏も，朝はむくんでいない下腿や足背が，夕方になると徐々にむくみ，靴下のあとが残るという経験をしたことがあるだろう．また，脳血管疾患などで麻痺がある患者は麻痺側がむくみやすく，腰痛や関節痛など整形外科疾患をもつ患者や高齢者は両側下腿から足背にかけてむくみやすい．このようにむくみは日常的によくみられる症状である．

リンパ浮腫とは，がんの治療などでリンパ管系（リンパ節やリンパ管）が損傷

されて発症するむくみであり，がん治療の後遺症として発症した「疾患」である．筆者が診療したリンパ浮腫患者から，「がんの治療をようやく乗り越えた数年後に，足がむくんでよくならないので手術を受けた主治医に相談したが，『がんは治ったから後遺症くらいは仕方がない』『リンパ浮腫には治療法がない』と言われて何も教えてもらえなかった」という話を聞いたことがある．確かに10年以上前までは同様の話が多く聞かれたが，2008年に「リンパ浮腫指導管理料」が保険収載されてリンパ浮腫の診断・治療に興味をもつ医療従事者が増加し，リンパ浮腫は発症早期に診断して治療を開始する疾患という認識が普及してきた．また2016年には「リンパ浮腫複合的治療料」が保険収載され，リンパ浮腫の治療に保険が適用された．理学療法士・作業療法士も専門的な研修を修了すれば，リンパ浮腫治療に従事できる．

「リンパ浮腫複合的治療料」には厳格な施設基準が設けられており，実際に保険診療している医療機関は少なく，リンパ浮腫治療に従事する人は少ないかもしれない．しかし，前述したように，日々治療にあたるはずの脳血管疾患や整形外科疾患をもつ患者もむくみで日常生活が制限されることがあり，リハビリテーション（以下リハ）を進めるうえで改善の必要性を感じることがあるだろう．筆者はそのようなむくみにも，複合的治療のうちの圧迫療法と運動療法を指導して改善させている．

本章はリンパ浮腫だけではなく，リハ専門職が担当する可能性があるその他のむくみに関して，基礎知識や病因・病態・診断・治療を解説する．

> **リンパ浮腫指導管理料** 乳がん・子宮がん・卵巣がん・前立腺がんでリンパ節郭清を伴う手術を受けた患者に対し，手術前後もしくは外来・連携する医療機関で，リンパ浮腫の病態や診断・治療法などを指導することにより100点算定できる．

> **Topics　リンパ浮腫複合的治療料**
>
> 2016年に保険収載されたリンパ浮腫治療の保険点数である．乳がん・子宮がん・卵巣がん・前立腺がんに対し，リンパ節郭清を伴う手術を受けたあとでリンパ浮腫を発症した患者に，専任の医師・看護師・理学療法士・作業療法士・あん摩マッサージ指圧師が複合的治療を行った際に算定できる．治療できる医療機関には施設基準が設けられ，診療にあたる医師には33時間，リハ専門職には100時間以上の適切な研修を修了することが求められている．今後の改定で施設基準や保険点数に関しては変更され，複合的治療を行う医療機関が増加することにより，リンパ浮腫に悩む患者が少なくなることが期待される．

2. 全身の体液循環（図1）

血液は心臓から動脈に送り出され，徐々に細くなり毛細血管として全身に運搬される．全身の細胞間隙は，毛細血管から血漿成分が漏れ出した体液である「組織間液」で満たされている．この組織間液を介して細胞の活動に必要な酸素と二酸化炭素の交換を行い，細胞の新陳代謝に必要な物質を供給し，細胞から排泄された老廃物を処理する．また白血球は毛細血管壁をすり抜けて組織間に遊走し，細菌感染を防御している．漏出した血漿成分の90％前後は毛細血管で再吸収され，再び血液循環に戻り静脈血となる．リンパ管は毛細血管と同様に全身に網目状に分布し，毛細血管で再吸収できなかった残りの組織間液を吸収し，「リンパ液」として運搬する．リンパ管は徐々に太

> **細胞間隙** 全身の細胞組織において，細胞と細胞との間にある隙間．

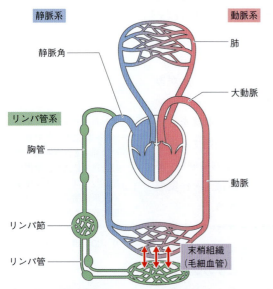

図1 全身の体液循環
心臓から動脈へ送り出された血液は，毛細血管を通って全身に送られ，静脈・リンパ管を経由して心臓に戻る．静脈流量：リンパ流量は9：1と静脈の血流量が圧倒的に多い．

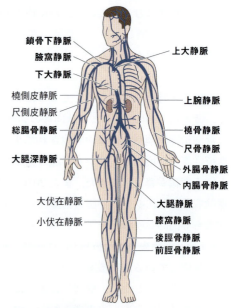

図2 全身の静脈の走行
静脈は皮下組織を走行する「表在静脈」と筋肉間や胸腔・腹腔内を走行する「深部静脈」（太字）に分かれる．むくみには静脈還流量が関与している．

くなり頸部の静脈角で鎖骨下静脈に合流して血液循環に戻る．

　心臓はポンプとなって1分間に約5 *l* の血液を送り出しているが，静脈・リンパ管が正常であれば，同量の血液が心臓に戻りむくむことはない．重力の影響やなんらかの疾患で心臓に戻る血液量が減ると，腕や脚の組織間液が多くなりむくむため，静脈・リンパ管の働きが鍵といえる．ただ毎分の流量は静脈が約4.5 *l*，リンパ管が約0.5 *l* であり，この運搬量の差を考えると，むくみにはリンパ管機能よりも静脈機能がより大きく関与している．

3. 静脈・リンパ管の基礎知識

　静脈は血液を心臓に戻す管である．立位では重力の影響を受けており，右心房の静脈圧は0 mmHgであるが，足先は80〜90 mmHgとなっている．その圧力差に逆らって足先の血液を心臓に戻すため，静脈には末梢への逆流を防ぐ弁構造が備わっている．また静脈までは動脈血圧は影響しないため，下腿の筋肉が収縮・弛緩して静脈を圧迫することで静脈血を運搬するため，「足は第2の心臓」といわれる．つまり，下腿の筋肉を使う足関節の運動は静脈還流を増加させる．仰臥位になると心臓と下肢の高さは同じで重力の影響がなくなり，下肢の静脈圧は0 mmHgとなるため，夜間に静脈圧が影響したむくみは発症しない．全身の静脈の走行を図2に示した．下肢は重力の影響や腹腔内で静脈が圧迫されるため，静脈還流が悪化して静脈疾患を発症しやすい．上肢は先天性または外傷・損傷がなければ，静脈疾患は発症しない．静脈の壁や弁は薄いため損傷されやすく，血液は凝固しやすく血栓ができやすい特徴がある．たとえば妊娠や立ち仕事で静脈が拡張すると弁が壊れ，静脈血が逆流し風船のように膨らみ，静脈瘤を発症する．筋肉運動が不十分な

> **静脈還流量・リンパ還流量** それぞれ，静脈から心臓に戻る血流量，リンパ液が静脈角から静脈に入る流量．

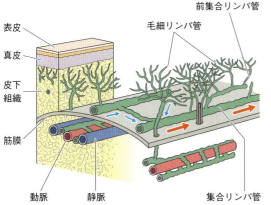

図3 リンパ管の解剖
リンパ管は皮下組織内に網目状に分布し，盲端の毛細リンパ管で吸収したリンパ液が徐々に集まり集合リンパ管に流入する．動静脈は筋肉間を走行するが，集合リンパ管は筋膜よりも皮下組織側を走行する．

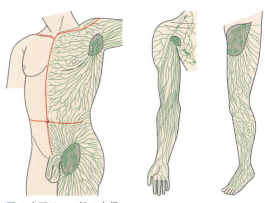

図4 皮下リンパ管の走行
集合リンパ管の走行は体液区分線（赤線）により分かれ，頸部・腋窩・鼠径リンパ節に流入する．

高齢者や肥満の人は，下腿のポンプ機能が働かず静脈血が滞り血栓を形成して，深部静脈血栓症を発症する．

　リンパ管は動脈→静脈という血液循環とは異なり，赤血球・血小板などを含まず凝固しないリンパ液を運搬する．図3のようにリンパ管は「毛細リンパ管」から始まり，盲端の突起部分で組織間液から毛細血管で再吸収できない分子量の大きい老廃物や細菌を食したマクロファージ（白血球の一部）などを吸収している．そののちリンパ液は徐々に集められ前集合リンパ管・集合リンパ管へと運搬される．その走行を図4に示したが，皮下組織の集合リンパ管は頸部・腋窩・鼠径リンパ節にそれぞれ流入している．どのリンパ節に流入するかは解剖学的に決まっており，その境界は体正中線・鎖骨の高さ・臍の高さであり上下左右に分けられている．「体液区分線（リンパ分水嶺）」と呼ばれているその境界線には細い「交通路」がありまったくつながっていないわけではない．動脈や静脈は筋肉間を走行しているが，集合リンパ管は皮下組織を走行しており，この特徴はリンパ浮腫の発症や診断に重要である．

　各リンパ節から先は胸腔・腹腔内を走行し，深部リンパ管と呼ばれる．鼠径リンパ節を経由して骨盤内に入った深部リンパ管は左右が合流し，腸管から脂肪分を吸収したリンパ管と乳び槽で合流する．そののち「胸管」と名称が変わり，右上半身のリンパ管は右鎖骨下静脈に，下半身と左上半身のリンパ管は左鎖骨下静脈につながる（図5）．このように，リンパ管も重力に逆らって静脈角までリンパ液を運搬するため，静脈と同様に弁構造が備わっている．

　リンパ管と静脈の相違点は，リンパ管は消化管の蠕動運動のように6回/分程度の自律収縮運動があり，凝固しないリンパ液を運搬していることである．腹部や鼠径部などで外から圧迫されても弁は損傷されず逆流しないため，リンパ浮腫以外でリンパ管に関係する疾患は少ない．リンパ管の機能についてまとめると，①組織間液を吸収しリンパ液として運搬してむくみ防止

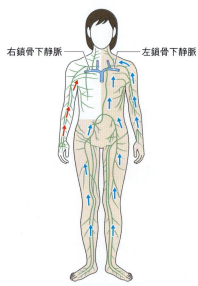

図5 深部リンパ管の走行
各リンパ節以降は，腹腔・胸腔内を走行して，右上半身は右鎖骨下静脈に，下半身と左上半身は左鎖骨下静脈に流入する．

に関与する，②細菌を貪食して処理した白血球をリンパ節まで運搬して感染防御に関与する，③小腸から吸収した脂肪分を運搬して栄養吸収に関与する，となる．

4. 浮腫とは

浮腫とは細胞間隙の組織間液が増加した状態であり，腕や脚だけではなく眼瞼や腸管など全身のどの部位にもみられる．組織間液が増加する原因は，毛細血管からの血漿成分の漏出量が増加することや毛細血管への組織間液の再吸収量が低下すること，またはリンパ管の組織間液の吸収量やリンパ液の運搬量が低下することである．このうち毛細血管からの漏出量はさまざまな要因で増加する．Starlingの仮説によると，漏出量は「毛細血管内圧－組織圧」の圧力差で決まり，毛細血管内圧が上昇する疾患や，皮膚・皮下組織が脆弱で組織圧が低下する高齢者はむくみやすい．

浮腫の原因となりうる疾患を表1にまとめた．部位により全身性と局所性に分かれる．全身的にむくむ可能性がある疾患は，毛細血管内圧が上昇する心不全(図6)や血漿浸透圧が低下する肝硬変が代表である．下肢だけなど局所的にむくむのは，静脈疾患(図7)や，椅子に座る時間が長く下腿に静脈血がたまりやすい高齢者の廃用症候群(図8)が多い．このように静脈圧が上昇している状態は静脈うっ血と呼ばれ，立位になるだけでも生じる．

5. リンパ浮腫とは

リンパ管の異常によるむくみがリンパ浮腫(図9)である．

がんの手術などでリンパ管系を損傷した部位から末梢の腕や脚では，リンパ管内のリンパ液が運搬されずに滞り，リンパ管が吸収するはずであった組織間液が過剰に残るためむくむ．またリンパ管内から組織間へリンパ液の逆流もみられるため，組織間液はさらに増加する．その損傷が薬剤などによる

Starlingの仮説 血管内と組織間液間の体液移動は，毛細血管内圧と組織圧の差と毛細血管内と組織間液の膠質浸透圧差によって規定される．

体液移動＝毛細血管透過係数×｛(毛細血管内圧－組織圧)－毛細血管反発係数×膠質浸透圧差｝

表1 浮腫の原因となる疾患

むくみの原因	全身性浮腫	局所性浮腫
毛細血管内圧の上昇	心不全 腎不全・腎炎 など	静脈性浮腫（静脈瘤・深部静脈血栓症） 廃用症候群 など
血漿浸透圧の低下	肝硬変 ネフローゼ症候群 蛋白漏出性胃腸症 など	
血管透過性の亢進		アレルギー性・炎症による浮腫 血管性浮腫，Quincke（クインケ）浮腫 など
組織圧の低下		高齢者・ステロイド長期使用者 など
その他	内分泌疾患 ・甲状腺機能異常 ・Cushing（クッシング）症候群 薬剤性浮腫 特発性浮腫 など	脂肪性浮腫 妊娠 リウマチ・膠原病 悪性腫瘍の進行 薬剤性浮腫 など

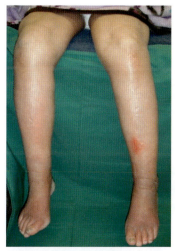

図6 右心不全による浮腫
両下肢全体で左右均等に圧迫痕が著明に残る浮腫がみられる．右心不全は静脈うっ血が主体であり，皮膚色は静脈うっ血様であった．

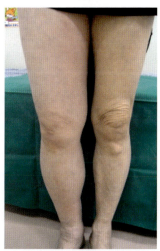

図7 右下肢深部静脈血栓症
発症3日目に来院．右腸骨静脈から膝窩静脈まで血栓閉塞しており，右下肢全体に腫脹・発赤・圧痛がみられた．

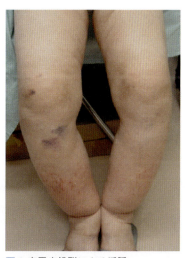

図8 廃用症候群による浮腫
78歳女性．両膝痛が強く歩行が少なく，一日中椅子に座り生活している．左右対称性に両側下腿から足背にかけて浮腫がみられた．

一過性のリンパ管障害であれば，リンパ管の機能が正常化することも考えられリンパ浮腫は発症しない．リンパ管やリンパ節を切断・切除してリンパ管系に不可逆的な変化が生じれば，完全にリンパ管機能が正常化することは望めず，発症したリンパ浮腫は完治せずに一生悩まされることになる．

リンパ浮腫の評価には患肢の状態により，国際リンパ学会(ISL)で提唱された病期分類（表2）と重症度評価（表3）が用いられる[1]．発症早期は水分が多く移動させやすいため治療により改善しやすい（1期）．進行するに従って徐々に脂肪組織や線維組織が増加して移動できる水分量が減少し（2期前期），皮膚表面まで硬く変化してしまうため改善しにくくなる（2期後期）．したがって水分量が多い時期に診断して治療を開始する必要がある．ただ，リンパ浮腫の患肢でも部位によって病期が異なるため，患肢で一番重症な部分で病期を決定

▶ISL
International Society of Lymphology
国際リンパ学会

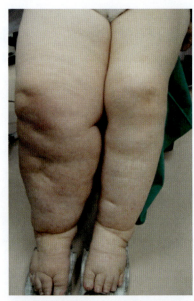

図9 右下肢続発性リンパ浮腫＋左下肢廃用症候群による浮腫
82歳女性．30年前に子宮がん手術を受けたあとに右下肢にリンパ浮腫を発症．最近，左下肢にも浮腫がみられ来院した．右下肢は重症リンパ浮腫の所見がみられたが，左下肢は下腿から末梢のみで廃用症候群による浮腫と考え治療を開始した．

表2 リンパ浮腫の病期分類

0期	リンパ液輸送が障害されているが，臨床的に浮腫が明らかでない潜在期
1期	比較的蛋白成分が多い組織間液が貯留しているが，まだ初期であり患肢を挙上することで改善がみられる時期
2期前期	患肢の挙上だけでは改善しなくなり圧迫痕が著明となる時期
2期後期	患肢の組織に線維化がみられ，圧迫痕がみられなくなる時期
3期	皮下組織の脂肪組織の増加や皮膚の肥厚・角化・象皮症やリンパ小疱などの皮膚合併症がみられる時期

(International Society of Lymphology：The diagnosis and treatment of peripheral lymphedema：2016 Consensus Document of the International Society of Lymphology. Lymphology 49：170-184, 2016 より改変)

表3 リンパ浮腫の重症度評価

軽度	20％未満の浮腫
中等度	20～40％の浮腫
重度	40％を超える浮腫

患肢と健常肢の体積を比較しており，片側性リンパ浮腫のみ評価できる．

(International Society of Lymphology：The diagnosis and treatment of peripheral lymphedema：2016 Consensus Document of the International Society of Lymphology. Lymphology 49：170-184, 2016 より改変)

する．「リンパ浮腫複合的治療料」で重症とされるのは2期後期以降である．重症度評価は患肢と健常肢の周径差で評価されるが片側性にのみ利用され，両側性リンパ浮腫の評価はできない．

❷ 疫学[2]

リンパ浮腫は発症原因で分類され，先天的にリンパ管の発育が悪く機能が低下している原発性リンパ浮腫と，リンパ管系を損傷したことで発症する続発性リンパ浮腫に分けられる．

原発性リンパ浮腫患者数は，2009年に行われた全国調査で3,595人程度と

いわれているが，確定診断が難しい疾患であり正確な数字かどうかは不明である．

続発性リンパ浮腫の発症はがんの治療後が最も多い．リンパ浮腫には明確な診断基準がなく全国規模の本格的な疫学調査は行われていないが，おおよその患者数は10万人程度といわれている．

各がん治療後のリンパ浮腫発症率は報告により差はあるが，乳がん手術患者の20％程度，子宮がん手術患者の10〜30％といわれており，年間のがん患者数から考えると，続発性リンパ浮腫は毎年3万人前後の発症が考えられる．また今後がんの罹患率も上昇するといわれており，リンパ浮腫患者はさらに増加すると考えられる．しかし，リンパ浮腫指導管理料が保険収載されてからは軽症例が多くなっており，重症例は今後も減少すると期待される．リンパ浮腫はがん治療後5年以内の発症が多いが，20年以上経過してから発症することもあり，一生涯リンパ浮腫の発症に注意する必要がある．

❸ がん治療後の病態

がんの治療では，リンパ節転移を防いだり転移の有無を確認するためリンパ節郭清が行われ，全身への転移や再発を防いだり転移した部分を治療したりするために放射線療法や化学療法が行われる．これらの治療のいずれもリンパ管系を損傷する可能性があり，続発性リンパ浮腫の原因となる．

図3で示したリンパ管系がどこで損傷されたかによってリンパ浮腫を発症する部位が異なる．たとえば左腋窩リンパ節を郭清する左乳がん手術では，体液区分線の考えかたから，左腕を含めた左上半身に発症する可能性がある．子宮がんなど骨盤内でリンパ節郭清した症例では，両側鼠径リンパ節の機能も損なわれるため，臍の高さから下で両下肢ともにリンパ浮腫を発症する可能性がある．そのほか胃がんや大腸がん，肺がんなどでもリンパ節を郭清するが，腋窩部や鼠径部のリンパ管系が損傷される可能性は少なくリンパ浮腫の原因とはなりにくい．しかし，がんの再発や多発性リンパ節転移がみられればリンパ管系の損傷につながり，リンパ浮腫を発症する可能性がある．

がん治療後にリンパ浮腫を発症する機序を図10に示した．正常にリンパ液を運搬していたリンパ管系を手術で切断すると，リンパ管内にリンパ液が滞る．したがってそれまでリンパ管が吸収・運搬することで調節していた組織間液量が増加してむくむ．この段階で終われば，手術後一過性の浮腫となる．しかし，リンパ管が拡張して逆流防止弁が損傷し，切断部分から末梢にリンパ液の逆流がみられ，最終的には皮膚の表面に向かうようなリンパ液の逆流も生じる．この集合リンパ管からリンパ末端部分まで逆流する現象が「皮膚逆流(DB)」と呼ばれ，リンパ浮腫に特徴的な所見となる．集合リンパ管の弁が次々に壊れると患肢の末梢に広がるため，がん治療後のリンパ浮腫は患肢中枢から末梢に徐々に進行することが多い．この説明であれば，がん治療後は全員がリンパ浮腫を発症することになる．仮にリンパ液が血液のように固まるのであれば，全員がリンパ浮腫を発症するはずである．しかし実際

▶DB
dermal backflow
皮膚逆流

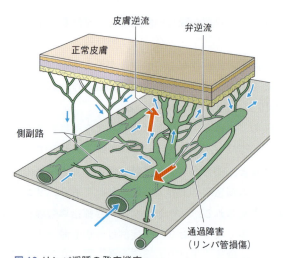

図10 リンパ浮腫の発症機序
リンパ管に損傷があると集合リンパ管が拡張し，患肢末梢への弁逆流や皮膚表面方向への逆流がみられるため，組織間液が増加してリンパ浮腫を発症する．

はリンパ液は固まらず，かつリンパ管には自律収縮運動があるため，損傷されていない脇道（側副路）を探して流れる．その際に太い側副路がなければリンパ浮腫になると考えられる．以上の発症機序で考えれば，同じ術式で手術を受けてもリンパ浮腫を発症しない症例があることが説明可能である．

難しい解説かもしれないが，リンパ液を車にたとえた話で考えてみる．交通事故で道路が塞がれると渋滞が発生する．リンパ液は固まらない，すなわち車は移動できるため，脇道へ迂回し徐々に渋滞は解消する．しかし高速道路などで脇道がなければ大渋滞になるというようなイメージである．

4 診断[3]

リンパ浮腫はいったん発症すると完治は難しいが，適切な治療やセルフケアで悪化を防ぐことは可能である．そのためには発症早期での正しい診断が重要になる．毛細リンパ管から集合リンパ管は皮下組織を走行しているため，リンパ浮腫も皮膚・皮下組織に過剰な組織間液が貯留して発症する．つまり，リンパ浮腫の特徴的な皮膚・皮下組織の異常所見を確認できるように患者に指導することが早期発見につながる．むくみを自覚した患者が来院すれば，リンパ浮腫なのか他疾患が原因となったむくみなのかを鑑別する必要がある．患肢周径を測定して「あなたはリンパ浮腫です」という診断ではなく，「どこが，どの程度むくんでいるのか」を「診る（視診）・触る（触診）」という基本的な診察とともに超音波検査で確認すれば，診断とともに病期分類まで可能である．

1. 問診

問診項目の例を**表4**に示した．がんの治療でリンパ節郭清を受けたのちに，放射線療法・化学療法を受けることでリンパ浮腫の発症率は上昇する．

表4 リンパ浮腫の問診項目

問診項目	確認点
現病歴・既往歴	婦人科がんや乳がんなどの既往
手術その他の治療	手術術式,放射線療法や抗がん剤使用の有無
発症のきっかけ	冠婚葬祭,旅行,炎症,立ち仕事,引っ越しなど
皮膚の色調変化	炎症や静脈性浮腫の鑑別に有効
浮腫の進行	どこからむくみ始めたか
痛みなどの症状	リンパ浮腫は痛みの訴えは少ない
蜂窩織炎の有無	炎症は浮腫の悪化につながる
治療歴・治療効果	今後の治療方針変更の参考となる

表5 リンパ浮腫の視診所見

浮腫の左右差	下肢では片側性が多いが,両側性でも左右差がみられることが多い.上肢では両側乳がん治療後でも,片側性がほとんどである.**患側の皮下静脈が見えにくくなる**
色調変化	炎症と関連する発赤の有無をみる.患肢を下垂したときに赤紫色に変化すれば,静脈疾患の合併を推測する
皮膚の状態	足趾に浮腫が進行することにより足趾同士が圧迫され,皮膚が硬化したり四角く変形したりすることがある.多毛になることがある

太字が早期発見につながる所見

表6 リンパ浮腫の触診所見

皮膚の張り	患肢と健常肢を比較し,皮膚を引き寄せて「しわができるか?」・皮膚を「つまみあげられるか?」を確認する
圧迫痕形成	水分が豊富な早期のリンパ浮腫では圧迫痕が残るが,慢性期には線維・脂肪組織が増えて圧迫痕が残らなくなる
皮膚の乾燥・硬化・角化・象皮症	浮腫が長期間にわたり進行すると,皮膚が硬くなり表皮の角化が著明となることがある

太字が早期発見につながる所見

がんの既往歴や手術術式,併用療法の有無などを聞くことで,リンパ浮腫かどうかを推測できる.

2. 視診

視診のポイントを表5にまとめた.発症早期には皮膚直下に組織間液が貯留し,皮膚表面から皮下静脈の間の距離が長くなるため,皮下静脈が見えにくくなる.太字は早期発見につながる視診所見,そのほかは進行したリンパ浮腫の所見である.

3. 触診

触診のポイントを表6にまとめた.視診と同様に皮膚の表面の水分量を最も早く確認できるのは,皮膚をつまみ上げることである.一般診療ではむくみを確認するために指で圧迫して圧迫痕が残るかどうか判断するが,皮下組織に多量の水分が貯留しない限り圧迫痕は残らない.指で押すよりも皮膚を薄くつまみ上げるほうが皮膚表面の微妙な変化を確認できる.太字は早期発見につながる触診所見,そのほかは進行したリンパ浮腫の所見である.

表7 リンパ浮腫の検査

体組成計	患肢と健常肢の水分量を比較できる
超音波断層法	患肢皮膚・皮下組織の浮腫の程度や局在を確認できる
超音波ドプラ検査	深部静脈血栓症など静脈疾患の有無を確認できる
CT・MRI検査	皮膚の肥厚，皮下組織層の増大などが観察できる．他疾患の状態や原疾患の再発・転移なども診断できる
リンパ管シンチグラフィ	手背や足背に薬剤を注入し，リンパ管の走行や発達・閉塞の状態を確認できる．腹腔内まで確認できることが利点だが，細かい画像が得られにくいことが欠点である
リンパ管蛍光造影	手背や足背に薬剤を注入し，リンパ管の走行や発達・閉塞の状態を確認できる．リンパ液の動きや皮膚逆流(DB)をリアルタイムで確認できる．ただ皮膚表面から2～3cmまでしか描出できない

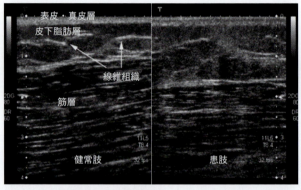

図11 リンパ浮腫の超音波検査所見
健常肢は表皮・真皮層から筋膜まで層状構造がはっきりしているが，患肢では表皮・真皮層が水分貯留で輝度が低下して黒くなり，皮下組織から筋膜までの層状構造もぼやけてしまっている．静脈の異常も確認できるが，リンパ管自体は描出できずリンパ浮腫の確定診断は不可能である．

4. 画像診断ほか検査方法

リンパ浮腫の診断に有効な検査方法を表7に示した．

体組成計は患肢の水分量を推測できる．脂肪組織の増加や線維化が少ない軽症のリンパ浮腫であれば，計測結果で水分量が多いと判定されるため，病期診断や治療方針を決定するためにも有効である．

リンパ浮腫の確定診断はDBを確認することであり，リンパ管シンチグラフィやリンパ管蛍光造影を行う施設が増加している．ただ特殊な設備が必要ですべての医療機関で行うことは不可能である．

超音波検査装置は小さな医療機関にも普及しており，静脈疾患やその他の疾患も診断できるため非常に有用である．リンパ管自体やDBは確認できないため確定診断には至らないが，患肢の水分貯留状態を詳細に確認できるため，「問診・視診・触診」と合わせることで，リンパ浮腫と診断できる．代表的なリンパ浮腫の超音波検査所見を図11に示した．健常肢と患肢で皮膚・皮下組織の所見に差があることがわかる．

⑤ 予防指導

がんの治療でリンパ管系を損傷しても，リンパ浮腫の発症率は20％前後である．ただ，残りの80％前後の患者も個人差はあるがリンパ液の運搬能力は低下しており，なんらかのきっかけでリンパ浮腫を発症する可能性がある．表1にあげた各疾患は，リンパ浮腫の鑑別疾患であるとともに悪化要因となるため，リンパ浮腫以外のむくみの要因を避けることで，リンパ浮腫の発症や悪化を予防できる可能性がある．

特に静脈うっ血を避けることが重要である．下肢は下垂するだけでも重力の影響で静脈うっ血が生じるが，筋肉運動によって静脈還流量を増やすことができる．また，リンパ浮腫患者の半数以上が経験する蜂窩織炎は，組織間液の増加につながるため避けなければならない．そのためには，患肢が傷つくことによって生じる細菌感染を防ぐスキンケアが大切である．

またリンパ浮腫の発症を完全に予防することが困難でも，発症早期に発見・治療することで軽症のリンパ浮腫を軽症のまま維持することができる．リンパ浮腫に特徴的な皮膚所見(表5, 6)を患者に指導し，患者本人が毎日皮膚所見を確認するように指導することで，早期発見が可能となる．

⑥ リンパ浮腫複合的治療

国際リンパ学会の合意文書[1)]で解説されているリンパ浮腫の治療法を表8にまとめた．このうち現在わが国で行われている治療は，「複合的理学療法を中心とした保存的治療」＝「複合的治療(表9)」や，リンパ管-静脈吻合手術を中心とした手術治療である．

症状には個人差が大きいため，全員に同じ内容の複合的治療を行うわけにはいかない．たとえば重症の下腿浮腫は圧迫療法が中心となる．軽症の上肢リンパ浮腫患者は用手的リンパドレナージ(MLD)を中心とする．またリンパ漏など皮膚合併症を伴う症例では，細菌感染させないようなスキンケアが重要となる．症状に応じたオーダーメイドの治療を行うためには，数多くの臨床経験が必要である．またリンパ浮腫以外のむくみにも圧迫療法が有効であり，各治療内容の目的について十分理解する必要がある．

▶MLD
manual lymph drainage
用手的リンパドレナージ

1. 日常生活の指導

リンパ浮腫が日常生活で悪化する要因は，リンパ液の流れより静脈うっ血が関係している．リンパ浮腫をコントロールするコツは，現在患肢に貯留しているリンパ液・組織間液を，正常に機能しているリンパ管に移動させて排除すること以上に，静脈還流を改善して静脈うっ血を取り除くことでリンパ浮腫以外のむくみを防ぐことと筆者は考えている．それに基づき表10にあげたむくみの悪化要因を可能なかぎり避けるように指導している．ただ漠然と「○○をしてはいけない」という指導は極力避けることが望ましい．たとえば「重い物を持ってはいけない」「長時間立った状態はいけない」と指導す

表 8 リンパ浮腫の治療方法

保存的治療	1. 理学療法 　a. 複合的理学療法，b. 間欠的空気圧迫法(器械による圧迫)，c. マッサージ， 　d. 搾り上げ，e. 温熱療法，f. 挙上 2. 薬物療法 　a. 利尿薬，b. ベンゾパイロン(軟部組織を柔らかくする)，c. 抗菌薬，d. 抗フィラリア薬，e. Mesotherapy(皮下脂肪を分解する薬剤を注入)，f. 免疫療法，g. 食事療法 3. 精神的リハビリテーション
手術治療	1. 顕微鏡下手術 　a. 再建手術(リンパ管-静脈吻合手術など) 　b. 誘導手術 2. 脂肪吸引 3. 浮腫組織切除手術

(International Society of Lymphology：The diagnosis and treatment of peripheral lymphedema：2016 Consensus Document of the International Society of Lymphology. Lymphology 49：170-184, 2016 より抜粋)

表 9 複合的治療

日常生活の指導	リンパ浮腫の悪化要因を排除するように指導する
スキンケア	患肢の炎症は増悪のきっかけとなるため，感染予防を心がける
用手的リンパドレナージ	正常なリンパ管系まで患肢のリンパ液・組織間液を誘導する．直接手で触り治療するため，患肢の状態を確認できる
圧迫療法	弾性包帯や弾性着衣での圧迫は浮腫改善効果が一番期待できる
圧迫下での運動療法	圧迫して運動すると筋肉の動きがリンパ管を刺激するため，患肢のリンパ液がより多く排除される

表 10 日常生活指導のポイント

リンパ浮腫の悪化要因	対処法
下垂による静脈うっ血 (立ち仕事，海外旅行，冠婚葬祭，家族の看病，草むしりなど)	患肢の挙上や安静の時間をできるだけとり，弾性着衣による圧迫や適度な休養が必要である．可能であれば弾性包帯で圧迫する
過度の筋肉運動・重労働 (山登り，引越し，球技など)	運動時も十分圧迫を行うよう指導する．不必要な運動はできるだけ避ける
患肢の炎症	炎症改善まで抗菌薬投与と安静が必要となる
薬剤(抗がん剤，カルシウム拮抗薬，消炎薬など)	急激に浮腫が発症・悪化した場合，薬剤性も考慮する必要がある
皮膚アレルギー，熱傷など	原因を避け早期に治療する
全身疾患(心不全，肝障害，腎障害，がんの進行など)	浮腫の発症・悪化時に全身疾患の有無を精査し，併せて治療を行う
静脈疾患(静脈瘤，深部静脈血栓症など)	超音波検査などを行い静脈疾患合併の有無を確認し，併せて治療を行う

る施設が多いが，指導している側も重い物とは何 kg 以上か，長時間とは何時間以上かという説明はできないはずである．患者の症状や生活様式には個人差が大きく同じ指導ができないため，筆者は「ある動作や行動でむくみが強くなることがあれば，次回からは避けてください」という指導にしている．また患者の訴えで多いのは「朝は改善していても夜になるとむくみが悪化する」という症状である．これもよく「夜に足を上げて寝なさい」と指導がされているが正しいだろうか．ポイントは，夜に足がむくんでいることが気に

なること，つまり夜になってもむくんでいないことを希望しているということである．したがって，日中から夜にかけて静脈うっ血を減らしてむくみにくくなるように，「昼間でも足を投げ出すようにして休む」「日中に弾性ストッキングで適切に圧迫する」という指導をしたほうがよいだろう．

2. スキンケア

　リンパ浮腫の患肢は，リンパ管系が担う細菌感染防御の機能が損なわれており，侵入した細菌を殺菌することが難しくなる．細菌が患肢局所で増殖した炎症は「蜂窩織炎」と呼ばれ，組織間液が増加して急激な浮腫の悪化につながるため，患肢を確認して感染源になるような部位を処置して蜂窩織炎を防ぐことが重要である．

　患肢は蒸れやすいため白癬症になりやすく，毛深くなり毛嚢炎を発症することもあるため，同部位から細菌が侵入しやすい．また，皮膚合併症を伴った3期のリンパ浮腫は，皮膚の硬化した部分やリンパ漏・皮膚潰瘍の部位から感染がおこりやすく，感染をきっかけに浮腫が悪化して合併症が増悪するという悪循環により重症化することが多い．リンパ浮腫の重症化を防ぐためには，スキンケアによる感染予防が必須である．

3. 用手的リンパドレナージ（MLD）

　患肢に貯留したリンパ液や組織間液を正常なリンパ節につながる正常なリンパ管系に導くMLDが必要である．また患者にセルフケアとしてMLDの指導が行われる．患者本人が行うMLDは簡易的リンパドレナージ（SLD）と呼ばれる．MLDの詳しい理論や手順に関しては他書[4]を参考にしていただくこととし，ここでは簡単に理論を解説する．

▶SLD
simple lymph drainage
簡易的リンパドレナージ

　前述したように，体表面の集合リンパ管の走行は図4に示したように体液区分線によって区分されており，損傷したリンパ管の属する部位にリンパ浮腫を発症する．患肢にはリンパ管内のリンパ液とともに組織間液が増加しているが，組織間液自体は手で押さえるだけで周囲の組織間隙に移動させることができる．またリンパ管内に停滞しているリンパ液も，手で押さえることで管内を移動させることができる．体液区分線の境界には細い「交通路」が存在するため，交通路を通って体液区分線を越え正常なリンパ管までリンパ液・組織間液を誘導できれば，正常なリンパ管の自律収縮運動により正常なリンパ節まで運搬してもらえる．文章ではわかりにくいかもしれないが，前述のたとえ話で考えると，交通渋滞がおこっている道路から車を側道に誘導し，空いている別の道路を走らせるといったイメージである．

　MLDの手順を簡単に紹介する（図12）．リンパ管のゴールは静脈角であり，MLDは静脈角を刺激するように，鎖骨上窩部分を柔らかくマッサージすることから始める．そののち深部リンパ管の運動を刺激するように肩まわし（腋窩リンパ節から静脈角までのリンパ管を刺激）や腹式呼吸（胸腔・腹腔内圧を変化させて骨盤内リンパ管や胸管を刺激）を行う（図12a）．以上がMLDの前処置である．左腋窩リンパ節を郭清した左上肢リンパ浮腫では，正常な右腋窩・左鼠径リンパ節に向かい体液区分線を越えてリンパ液・組織間液を誘導する．その際，正常なリンパ節部分を柔らかくマッサージし，そこに流れるように徐々

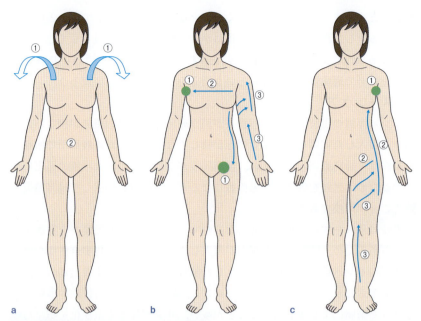

図12 用手的リンパドレナージ(MLD)の手順
a：MLDの前処置：
静脈角に近い鎖骨上窩を柔らかく刺激したあとに，①肩まわし，②腹式呼吸を行い深部リンパ管の運動を刺激する．
b：左乳がん術後左上肢リンパ浮腫
正常な右腋窩・左鼠径に患肢のリンパ液・組織間液を誘導する．正常なリンパ管系からMLDを始め，最後に患肢に対して行う．
c：子宮がん術後左下肢リンパ浮腫
正常な左腋窩に患肢のリンパ液・組織間液を誘導する．正常なリンパ管系からMLDを始め，最後に患肢に対して行う．

に周辺組織のリンパ液を誘導する．最後に患肢のリンパ液を中枢から順に分節的にMLDを行う(図12b)．子宮がん術後の左下肢リンパ浮腫では，右鼠径リンパ節も損傷している可能性があるため左腋窩リンパ節を誘導先にする．その後の手順は同様で，左腋窩からMLDを開始する(図12c)．文字や図では感覚がつかみづらいが，MLDには柔らかくゆっくりと手のひら全体を使うことが重要である．今後機会があれば，実際にリハ専門職が行うMLDを体験すると，通常の筋肉を刺激する一般的なマッサージとの違いを理解できるだろう．

　MLDを毎日長時間行えばリンパ浮腫が治るということではなく，MLDは体液区分線部分の交通路の発達促進や，組織間液増加による皮下組織の変化（線維化や脂肪増加）を軽減することを目的に行う．またSLDにより患者本人が患肢の状態を確認し，現在のセルフケアの方法が正しいかどうかを確認することができる．

4. 圧迫療法

　浮腫を改善させるためには，弾性着衣（ストッキング・スリーブ・グローブ）や弾性包帯を適切な方法で使用することが重要であり，不適切な圧迫はかえって浮腫を悪化させてしまう．またリンパ浮腫以外のむくみにも圧迫療法は有効であり，圧迫に関する基礎知識はぜひ理解しておきたい．

表11 圧迫療法が有効な理由

・圧迫して組織圧を上昇させ,毛細血管からの漏出量を減少させる
・静脈うっ血や重力の影響により組織間液が増加して末梢方向に移動することを防ぐ
・リンパ管から皮下組織への皮膚逆流(DB)を減少させる
・圧迫により静脈・リンパ管の弁機能が改善して筋肉ポンプを効率よく働かせる

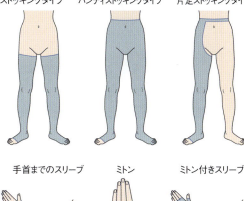

図13 弾性着衣の形状
一般的な弾性着衣の形状を示した.下肢で食い込みにくいのはパンティストッキングタイプ,上肢で食い込みにくいのはミトン付きスリーブである.そのほか,高齢者の下腿浮腫に対してはハイソックスを使用することがある.また手背から手指にかけて浮腫が強い症例にはグローブも使用する.

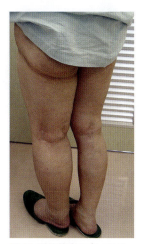

図14 弾性着衣の食い込み
大腿部までの弾性ストッキングが食い込んだ痕が残っている.食い込んだ部分でリンパ流や静脈血流が止められてしまうため,浮腫は改善しないばかりか悪化してしまう可能性がある.

圧迫療法が有効な理由を表11にあげる.弾性着衣・弾性包帯それぞれに利点と欠点があるため,それぞれの違いを理解したうえで患者の生活様式や患肢の状態に合わせた圧迫方法を検討する必要がある.

1) 弾性着衣による圧迫

弾性ストッキングや弾性スリーブ・グローブには図13に示したような形状があるため,患肢の状態に適した形状やサイズ,圧迫力のものを選択する.十分と思われる圧迫を指導しても浮腫が改善しない症例では,弾性着衣が食い込んでいることが考えられる(図14).食い込んだ部位では圧迫力が上昇するため,皮下血流やリンパ流が止まり,かえって浮腫が強くなる.絶対に食い込まない弾性着衣はないが,弾性着衣のタイプの変更や,日常生活の工夫で食い込みにくくすることは可能である.たとえば筆者は,片脚のリンパ浮腫でもパンティストッキングタイプを使用しているが,大腿部までの片脚ストッキングよりも鼠径部や大腿部中枢での食い込みが少ない.肥満の上肢リンパ浮腫では弾性スリーブが上腕で食い込むことが多く,肥満のコントロールも重要である.また,関節は屈曲することで食い込みやすく,ストッキングは足・膝関節に,スリーブは手・肘関節に食い込むが,椅子に座るときに足を投げ出すことや家事や仕事の際にもできるかぎり肘関節を伸ばすなどの工夫で食い込みを軽減できることがある.

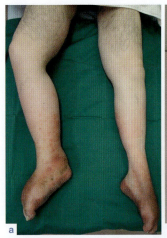
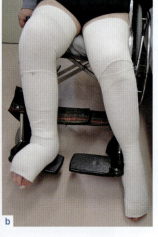
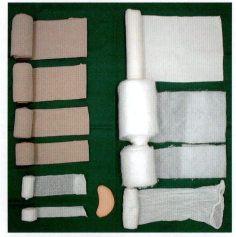

図15 筒状包帯による圧迫
50歳代男性で頸髄損傷により車椅子生活をしており,両下肢全体に浮腫がみられる(a).両下肢に麻痺があり弾性ストッキングの着用は困難であったため,サイズの異なる筒状包帯を重ねて使用した(b).

図16 弾性包帯の実際
手指や足趾に包帯を巻き,手背・足背以上にはストッキネットを着用後,綿包帯・弱弾性包帯の順にギプスを巻くように包帯を使用するため,多層包帯法と呼ばれる.大腿部には幅広の包帯を使用することもある.

弾性ストッキングに関しては,整形疾患術後や廃用症候群など下腿中心の浮腫にも使用すると効果的である.その際はハイソックスタイプで十分であるが,手術の際に使用する深部静脈血栓症予防の弾性ストッキングは不適当である.その理由としては,高齢者には長すぎて膝関節部分で食い込みやすいことや,圧迫力のバランスが悪く足関節部分の浮腫が強くなることがあげられる.

2) 筒状包帯による圧迫

筒状包帯という言葉は耳慣れないかもしれないが,図15のような長めのサポーターと考えてもらえばよい.この製品は患肢の長さにより切って調節して使用する.また圧迫力は 10 mmHg 程度と弱いが,そのぶん高齢者や手が不自由な症例でも簡単に着用でき,高齢者の浮腫や癌性疼痛の強い進行がん症例には非常に有効である.既製の弾性着衣ではサイズが合わない小児の浮腫や高度肥満患者の浮腫にもサイズを変えて対応することができる.

3) 弾性包帯による圧迫

弾性包帯は,既製の弾性着衣ではサイズが合わない太さの患肢でも十分な圧迫療法が行える.またリンパ漏や皮膚潰瘍などの皮膚合併症や,重症の浮腫で足・膝関節の変形が強くても食い込まない工夫をして圧迫することが可能である.さらに,圧迫力を強くも弱くも調節できるため,患肢の皮膚が柔らかければ緩めに,硬ければ強めに圧迫する工夫もできる.筆者は,弾性着衣で浮腫が十分改善しなければ,弾性包帯を使用することを積極的に勧めている.

弾性包帯による圧迫方法は多層包帯法と呼ばれ,図16のような指包帯・ストッキネット・綿包帯・弱弾性包帯(引っ張っても伸びにくい包帯)などを重ねて使用する.手間がかかるため敬遠されがちな弾性包帯ではあるが,慣れると弾性着衣の着脱が難しい高齢者には有効なことが多い.ただ,巻く力加減

や巻きかたが複雑で，適切な弾性包帯の使用方法を患者や家族に指導することは難しい．筆者は家族の協力があれば，弾性包帯で浮腫をできるかぎり改善させ，生活様式に応じて弾性着衣に変更している．

患肢の状態は個人差が大きいため，各患者に適した圧迫療法を探すことが重要であるが，そのためには医療従事者自身が各圧迫方法の利点と欠点に精通し，多くの症例で効果を経験する必要がある．20年以上リンパ浮腫患者の圧迫療法にかかわってきた筆者自身も，100%満足できる圧迫療法には出会っていない．圧迫療法の工夫などについては他書[5]も参考にしてほしい．

5. 圧迫したうえでの運動療法

静脈還流を改善させるためには，筋肉に挟まれている深部静脈を圧迫して静脈血を送り出す筋肉運動が重要である．その効果は，皮下静脈を弾性着衣や弾性包帯で圧迫して深部静脈に血流を集めるほうが圧迫していないよりも大きい．皮下組織を走行しているリンパ管には自律収縮運動があるが，筋肉の動きが皮下組織を押し上げてリンパ管も刺激するため，圧迫により自律収縮運動が活発になり浮腫の改善に有効である．また患肢はリンパ管が拡張して逆流防止弁の機能が損なわれているため，患肢を圧迫してリンパ管の弁機能を改善させることでリンパ還流も改善する可能性がある．

運動療法とはいっても複雑で長時間にわたる運動は必要なく，下肢では散歩や足関節・足趾の運動・膝の蹴り上げ程度で構わず，上肢では手を握ったり離したりするだけでも，前腕の筋肉を使うため効果がある．高齢者や麻痺がある症例では他動的な運動でも構わない．

6. 治療の弊害・注意点・禁忌

複合的治療による弊害を認めることがあり，圧迫療法によるトラブルが中心となる．圧迫した部分の瘙痒や湿疹，皮下出血，患肢末梢の皮膚硬化・角化，関節への食い込みや疼痛，手指・足趾の虚血や末梢神経障害によるしびれなどがあげられる．異常を感じたら圧迫を中断する必要があるが，圧迫力を初めから強くしすぎず，弱めから徐々に慣れさせることが重要である．

複合的治療の際に注意すべき併存疾患には，心不全や腎不全などの全身疾患，動脈血流が低下している慢性閉塞性動脈硬化症，進行がんなどがあげられる．利尿薬など内服薬での治療が優先されるが，改善しなければ弱い圧迫力で治療を開始し，全身状態や血流に異常がないことを確認しながら，徐々に圧迫力を強めることが望ましい．

複合的治療の禁忌にあたるのは，蜂窩織炎など患肢の炎症や深部静脈血栓症の急性期である．疼痛や発熱がある炎症の急性期には，患肢の細菌が全身循環に入る可能性も否定できない．また深部静脈血栓症を発症して1週間程度は，静脈内の血栓が剝離して急性肺塞栓症を発症して死亡する危険性もあるため，その期間は複合的治療を行わない．

7. リンパ浮腫の合併症と対処法

リンパ浮腫に起因する合併症を表12にまとめた．

リンパ浮腫患者の半数以上が経験するのが患肢の炎症（図17）である．感染部位により丹毒（皮膚表層中心の炎症），リンパ管炎（集合リンパ管に沿う索状の炎

表12 リンパ浮腫の合併症

患肢の炎症(丹毒,リンパ管炎,蜂窩織炎)
急性皮膚炎(患肢の発赤,急激な浮腫の進行)
皮膚の硬化・角化
象皮症
リンパ小疱・リンパ漏
皮膚潰瘍
多毛症
患肢の機能障害

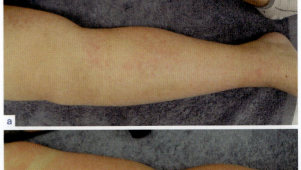

図17 蜂窩織炎と蜂窩織炎の前兆
a:発熱当日
b:翌日

64歳女性,右下肢リンパ浮腫患者.39℃の発熱で来院時には,右下肢に発疹がみられた.翌日には右下肢全体に発赤があり蜂窩織炎と診断した.蜂窩織炎はこのような発疹から始まることが多く,発疹を虫刺されと勘違いして,虫刺されが蜂窩織炎の原因といわれることがある.

症),蜂窩織炎(皮膚・皮下組織全体の炎症)に分けられる.炎症により毛細血管の透過性が亢進して急激に組織間液が増加することでリンパ浮腫が悪化するため,可能なかぎり避けたいが感染源が不明のことが多い.白癬症や巻き爪による爪周囲炎,毛嚢炎などでは,炎症の起炎菌が患肢全体に広がることがある.鍼灸治療や脱毛などの処置も皮膚が傷つきやすく炎症の要因となる.また皮膚の硬化やリンパ漏,皮膚潰瘍などの皮膚合併症も感染源となりうる.現在でも虫刺されが蜂窩織炎の原因と指導されることがあるが,蜂窩織炎の始まりは赤い斑点が多発することが多いため(図17),虫刺されと間違えられているとも考えられる.炎症は細菌感染であり抗菌薬での治療を行う.軽症であれば短期間の投与で十分だが,症例によっては患肢局所の壊死で植皮が必要になったり,敗血症で死亡したりすることもあるため,血液検査で白血球や炎症反応を確認しながら適切な投与期間を心がける必要がある.

　足背・足趾・足関節などの部位は,重力がかかりやすく皮膚・皮下組織が硬くなりやすい.角化した部分は圧迫療法を十分行うとともに,尿素系軟膏の塗布などで徐々に改善がみられる.

　患肢のリンパ管は拡張して「リンパ小疱」と呼ばれる水疱がみられることがあり,引っかいて皮膚表面と交通するとリンパ液が体外に漏出するリンパ漏(図18)がみられる.皮膚の傷からの出血であれば,短時間の圧迫でも血小板などの働きで凝固して止血できるが,リンパ液は固まらないためガーゼを当てるなど簡単な処置だけでリンパ漏が自然に止まることは少ない.対処法としてはリンパ漏の部分を十分に圧迫するとともに患肢全体も圧迫して,リ

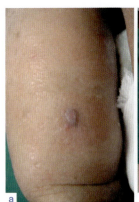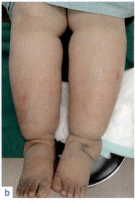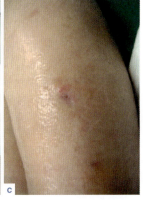

図18 リンパ漏
a：右下腿
b：両下肢
c：左下腿
86歳女性，両下肢リンパ浮腫患者．発症後10年が経過しているが，最近浮腫が急に強くなり両側下腿からリンパ漏がみられ来院した．両側下腿に小さな穴がみられリンパ液が多量に漏出していた．治療は圧迫療法を中心に行い，リンパ漏は止まり浮腫も改善した．

ンパ管自体の内容を減少させることが有効である．

リンパ浮腫の患肢が外傷で傷つくと，創がなかなか治癒せず皮膚潰瘍を形成することがある．広範囲であれば多量のリンパ液や組織間液が喪失するとともに生活の質(QOL)を低下させてしまう．リンパ漏と同様に軟膏塗布とガーゼ交換，緩めの包帯の使用のみでは回復しにくく，浮腫の改善が必須である．筆者は軟膏は使用せず吸水性被覆材を貼付し，ガーゼや紙おむつで覆い弾性包帯を使用して圧迫している．この方法でも完治しないことがあるが，滲出液の量は減少するため，体液の損失を防ぐことができる．

▶QOL
quality of life
生活の質

そのほか患肢は多毛となりやすいが，その原因は不明である．対処法は特にないが，女性が見た目を気にして脱毛した際に毛根から炎症が生じたこともあり，除毛剤の使用が勧められる．

浮腫が非常に強くなれば，膝関節や股関節の屈曲制限や腰痛などで日常生活動作(ADL)が低下することもあり，リハが重要になる．

▶ADL
activities of daily living
日常生活動作

7　まとめ

リンパ浮腫は発症すると一生つき合う必要があるが，複合的治療により軽症例を軽症のまま維持したり，重症例を中等度に改善したりすることができる．そのためには，医療従事者がリンパ浮腫の病態や診断・治療法について理解する必要がある．その結果セルフケアの指導が容易となり，患者自身によるセルフケアが浮腫の悪化を防ぐことにつながる．また複合的治療のうちMLD以外は，リンパ浮腫以外のむくみにも有効である．特に高齢者の廃用症候群に伴う浮腫であれば，むくみの中心である下腿から足背を弱めに圧迫するだけで十分に改善できる．そのうえで運動療法や体重管理なども指導することで浮腫の管理が容易になり，ADLを改善できる可能性がある．

Advanced Study　リンパ浮腫の手術治療

　本章ではリンパ浮腫治療の基本となる「複合的治療」について解説したが，現在そのほかに「手術治療」も行われている．手術には「リンパ管-静脈吻合手術」「リンパ節移植手術」「脂肪組織吸引手術」「重症患者への浮腫組織切除・減量手術」などがあるが，各医療機関で治療方針や手術方法は異なっている．各手術方法の詳細や効果についてはここでは述べないが，手術を受けてもリンパ管の状態が正常化することはないため，手術後も複合的治療は続けなければならない．筆者の経験では，数か月おきに蜂窩織炎を繰り返していた患者が手術を受けたのちに炎症の回数が減少した．この要因は不明で現時点でエビデンスはないが，今後，手術方法の改良などでいろいろ解明される点もあると考えられる．複合的治療と手術治療を併用して治療する医療機関も増加しつつあり，両者の普及で重症リンパ浮腫患者が減少することが期待できる．

Topics　むくみの原因

　むくみの原因はリンパの流れの異常とメディアで紹介されることが多く，「むくみのケア＝リンパマッサージ」という情報を目にすることもあるが，静脈と比較してリンパ液の流量は少なく，正常なリンパ管系がむくみの原因となっているとは考えにくい．健常者に行われる「リンパマッサージ」は，MLD とは基本的な考えかたが異なるため，リンパ浮腫患者には有効でないことが多い．また以前は器械で患肢を圧迫する「間欠的空気圧迫法」と呼ばれる治療が行われていたが，圧迫力が強すぎてリンパ管を損傷する可能性も否定できないため，現在は推奨されていない．

文献

1) International Society of Lymphology：The diagnosis and treatment of peripheral lymphedema：2016 Consensus Document of the International Society of Lymphology. Lymphology 49：170-184：2016
2) 齊藤幸裕：リンパ浮腫の疫学．一般社団法人リンパ浮腫療法士認定機構(編)：リンパ浮腫診断治療指針 2013．pp15-18，メディカルトリビューン，2013
3) 松尾　汎，前川次郎，小川佳宏，他：リンパ浮腫の診断．一般社団法人リンパ浮腫療法士認定機構(編)：リンパ浮腫診断治療指針 2013．pp25-43，メディカルトリビューン，2013
4) 佐藤佳代子：医療徒手リンパドレナージ．佐藤佳代子(編)：リンパ浮腫の治療とケア　第2版．pp63-70，医学書院，2010
5) 佐藤佳代子：圧迫療法．佐藤佳代子(編)：リンパ浮腫の治療とケア　第2版．pp109-130，医学書院，2010

第6章

緩和ケアが主体となる時期

1 緩和ケアが主体となる時期のリハビリテーション

> **Essence**
> - 緩和ケアとは，患者とその家族のトータルペインを予防し，緩和することで生活の質（QOL）の改善をはかるアプローチをいい，その対象は終末期に限ったものではない．
> - 進行したがん患者は，複数の心身症状を同時に呈し，さまざまなトータルペインを有するために，その対応には多職種のチーム医療が重要となる．
> - 緩和ケアが主体となる時期のリハビリテーションでは，その病期・病態に応じた対応が求められ，その目標は「患者とその家族が病気と向き合い，その時々の状況下で自分らしい生活を取り戻すこと」である．
> - 療養場所を問わず，適切なリハビリテーションを継続的に提供できるような地域連携体制が求められている．

1 緩和ケアとは

緩和ケア（表1）とは，患者とその家族のトータルペインを予防し，緩和することで生活の質（QOL）の改善をはかるアプローチをいう．そのため，ホスピスケアやエンドオブライフケアのように終末期ケアを指すものではなく，がんにおける緩和ケアは診断早期から終末期までがん治療と並行して行われるべきアプローチと位置づけられる（図1）．

1. がん治療と緩和ケア

がん治療で用いられる化学療法や放射線療法，手術などは，正常細胞への影響も大きく，組織に侵襲を伴うためにさまざまな有害事象，後遺症を呈する．また，病期が進行すると病態の進行に伴う症状がさらに出現し，症状が重篤になると身体が治療に耐えられない状況となるために，がん治療を中止せざるをえない時期（ギアチェンジ）を迎える．このように，がんは病態の進行や治療などによってさまざまな症状，後遺症を呈するため，病期のより早い段階から，がん治療と並行して緩和ケアやリハビリテーション（以下リハ）などのサポーティブケアを行うことが重要となる．

2. 進行したがん患者の病態・特徴

ギアチェンジが迫られるような時期を迎えた進行したがん患者の場合，がん治療に伴う有害事象と病態の進行に伴う症状を複数かつ同時に呈している

表1 緩和ケアの定義

緩和ケアとは，生命を脅かす疾患による問題に直面している患者とその家族に対して，痛みやその他の身体的問題，心理社会的問題，スピリチュアルな問題を早期に発見し，的確なアセスメントと対処（治療・処置）を行うことによって，苦しみを予防し，和らげることで，QOLを改善するアプローチである．

〔世界保健機関（WHO）による2002年の声明より〕

▶QOL
quality of life
生活の質

ギアチェンジ　治療方針を集学的ながん治療から緩和ケア中心の医療・ケアへ転換すること

第6章　緩和ケアが主体となる時期

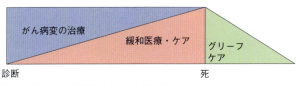

図1 WHOによる緩和ケアの位置づけ

表2 末期がん患者の主要な身体症状の頻度(206症例)

身体症状	症例数(例)	割合(%)
全身倦怠感	201	97.6
食欲不振	195	94.7
痛み	158	76.7
便秘	155	75.2
不眠	130	63.1
呼吸困難	107	51.9
嘔気・嘔吐	95	46.1
混乱	65	31.6
死前喘鳴	52	25.2
腹水	50	24.3
胸水	49	23.8
不穏	36	17.5
腸閉塞	33	16.0
黄疸	33	16.0
吐血・下血	14	6.8
嚥下困難	12	5.8

(恒藤 暁:最新緩和医療学. p18, 最新医学社, 1999 より一部改変)

表3 末期がん患者における精神症状(66名)

精神症状	割合(%)
いらだち	38
不穏	26
不安	24
混乱	23
さびしさ	20
認知症	17
孤独感	14
ひきこもり	14
幻覚・妄想	14
抑うつ	12
怒り	12
おそれ	9
拒絶	3
躁状態	2
希死念慮	2
退行	2
その他	6
特になし	20

(恒藤 暁:最新緩和医療学. p172, 最新医学社, 1999 より一部改変)

ことが多い．進行したがん患者がかかえる身体症状として多いものとしては，がん性疼痛，全身倦怠感，呼吸困難などがある(表2)[1]．また，身体症状のみならず，精神症状も複数かかえていることが多い(表3)[1]．このようにがん患者がかかえる苦痛は，身体的苦痛のみならず全人的苦痛(トータルペイン)であることを理解することが大切である．

3. トータルペインの概念

トータルペインという考えかたを提唱したのは，「近代ホスピスの母」ともいわれる功績を残した Cicely Saunders(シシリー・ソンダース)である．ソンダースは，がん患者が経験する苦痛には，身体的苦痛，精神的苦痛，社会的苦痛，スピリチュアルな苦痛があり，それぞれが複雑に絡み合った全人的な苦痛であることを提唱した(図2)[2]．

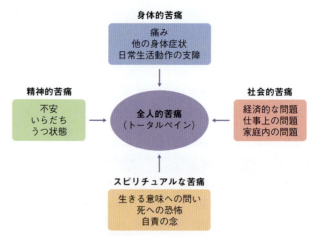

図2 トータルペインの概念

〔淀川キリスト教病院ホスピス（編）：ターミナルケアマニュアル 第3版．最新医学社，1997 および Saunders CM（ed）：Living with Dying：The Management of Terminal Disease, 2ed. Oxford University Press, 1985 より一部改変〕

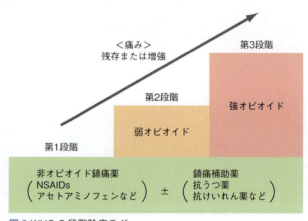

図3 WHO 3段階除痛ラダー

4．がん性疼痛に対する緩和治療

　質の高いリハを提供するうえで，患者のかかえるトータルペインに目を向けることは重要であるが，そのなかでも特に身体症状の管理は重要である．身体症状が緩和されていない状況下では，リハ介入がより困難となり，介入がかえって患者の負担や苦痛を強めてしまう可能性もある．そのため，質の高いリハを提供するためにも，緩和治療・ケアは重要であり，リハ専門職であっても緩和治療・ケアに関する知識をもつことが求められる．

　がん性疼痛に対する緩和治療では，疼痛の原因に合わせて薬物療法や放射線療法などが選択される．薬物療法ではWHOの示した3段階除痛ラダーに沿った治療が基本となる（図3）．疼痛に対して，非オピオイド鎮痛薬（NSAIDs，アセトアミノフェンなど）より開始し，疼痛緩和が得られない場合にはそれを基盤としてオピオイド鎮痛薬（医療用麻薬）を追加する．オピオイド鎮痛薬は，疼痛の強さに応じて段階的に弱オピオイド，強オピオイドと用いる．神経因性疼痛のようにオピオイド鎮痛薬が効きにくい痛みもあり，その場合は，鎮痛

▶NSAIDs
non-steroidal anti-inflammatory drugs
非ステロイド性抗炎症薬

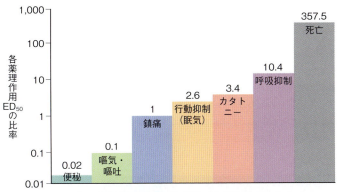

図4 モルヒネの主な薬理作用の50％有効量の比較（副作用ラダー）
（鈴木 勉，武田文和：モルヒネの低用量投与では，なぜ副作用しかでないのか？ 鎮痛薬・オピオイドペプチド研究会（編）：オピオイド治療—課題と新潮流．エルゼビア・ジャパン，2001より）

補助薬として抗うつ薬や抗けいれん薬などを用いることがある．

　オピオイド鎮痛薬には，「徐放性製剤」と「速放性製剤」の2種類がある．徐放性製剤とは，作用時間が長く12〜36時間効くが，効き始めるまでに時間を要する特徴をもつ．一方，速放性製剤はレスキュー・ドーズとしても用いられる薬で，作用時間が3〜6時間程度と短いが，投与後10分前後から効き始め，30分〜1時間程度で最高血中濃度に達する特徴をもつ．がん性疼痛に対する治療では，この2種類の薬を用いて持続痛，突出痛を緩和する．

　オピオイド鎮痛薬を用いた緩和治療を受ける患者においては，過量に伴う重篤な副作用（呼吸抑制）を避けるため，「眠気」に注意を払うことが大切である（図4）[3]．特に，投与量を増量した場合や放射線療法などの疼痛緩和効果が期待される治療を並行して行っている場合は注意が必要となる．眠気はオピオイド鎮痛薬の過量以外にも，高カルシウム血症など，その他の原因によってもおこる可能性がある症状ではあるが，過量に伴う重篤な副作用を防止するために，原因を安易に判断せず医師や看護師に伝えることが重要である．過量により眠気が出現した場合は，程度にもよるが迅速にその投与量を減量する必要がある．

　がん性疼痛に対する緩和治療の目標は「夜間の睡眠の確保」である．そのうえで，「安静時痛の緩和」「体動時痛の緩和」を目指す．しかし，骨転移などによる体動時痛への対応では，体動時痛の強さに合わせて投与量を増やした場合，安静時などで過量となる可能性もあり，体動時痛に薬物療法のみで対応することは難しい．そのため，薬物療法だけでなく，動作指導や環境調整などのリハ・アプローチが重要となる．体動時痛を含めた突出痛に対して使用するレスキュー・ドーズは，リハ前に予防的に使用することも有益である．その場合，処方された速放性製剤の作用発現時間や最高血中濃度到達時間などを考慮し，その時間を逆算してリハ前に投与する．

> **レスキュー・ドーズ** 定時薬では抑えることのできない突出痛に対して追加（頓服）で薬を使用すること

> **持続痛と突出痛** 持続痛とは，持続する慢性的な痛みをいい，突出痛とは，突発的に出現する一過性の痛みをいう．体動時痛も突出痛に含まれる．

> **Advanced Study** リハビリテーション前のレスキュー使用
>
> 突出痛には，出現が予期できるものがある．リハビリテーション実施時の体動時痛もその1つであり，出現が予期できるものには予防的にレスキューを使用する．
> 一般的に使用されている速放性製剤の多くは，約30〜60分程度で最高血中濃度に達するため，リハビリテーション開始の30分前に使用することが多い．

❷ リハビリテーションのポイント

1. 緩和ケアが主体となる時期のリハビリテーション・アプローチ

リハの目標は，「患者とその家族が病気と向き合い，その時々の状況下で自分らしい生活を取り戻すこと」である．この時期を迎えた患者の病態は，患者が思い描く理想の状態とはいえないことが多い．しかし，進行がん患者の場合，がんを治癒させることが難しく，がんに伴う症状や後遺症，病態などと向き合い，自分の生活や生きかたを選択することが求められる．とはいえ，病気と向き合い，生きかたを選択するということは容易ではない．リハに求められることは，病気と向き合い，生きかたを選択できたかという結果だけに目を向けた支援でなく，病気と向き合おうとしたり，自分の生活(生きかた)を取り戻そうとしたりする過程も重視した支援である．

リハのアプローチには2つの視点がある．1つは「がん(症状や後遺症)」に焦点を当てたアプローチであり，もう1つは「患者・家族(個別性)」に焦点を当てたアプローチである．リハで重要なことは，この2つの視点のバランスをとりながら，病期・病態に合わせて患者や家族のQOL向上につながるように取り組んでいくことである．

具体的には，次の3つのモデルが想定される(図5)．

モデルA 比較的症状がない，または症状緩和が保たれ安定している状態で，日常生活動作(ADL)の改善をはかり，QOLの改善につなげていく．
例：脊椎転移痛によりADL低下をきたした状態．
→放射線療法や薬物療法により疼痛は軽減．運動療法により臥床中の廃用を改善し，動作訓練によってADLを改善．在宅復帰や社会参加ができた．

モデルB 徐々に症状の増加，増悪は認めるものの，動作の工夫や環境設定などによってADLの維持をはかり，QOLの維持・改善を目指していく．
例：転移性脳腫瘍により右片麻痺が出現した状態．
→麻痺が徐々に進行するなかで，装具や自助具を用いて歩行や食事動作がなんとか自立しており，家族との外食にも参加できている．

モデルC 症状の増悪をきたし，ADLの低下は避けられないが，そのなかにあってもQOLの維持，可能であれば改善をはかっていく．
例：呼吸困難が強くなり，日中のほとんどの時間をベッド上で過ごすようになった状態．
→車椅子での移動が困難になったが，家族の面会時にはベッドで談話室に移

▶ADL
activities of daily living
日常生活動作

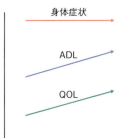
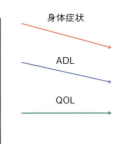

想定される病期：月単位
身体症状：比較的安定している(症状緩和がはかれている)
ADL：一部改善がはかれる
QOL：改善

想定される病期：月〜週単位
身体症状：緩やかな増悪
ADL：維持がはかれる
QOL：維持・改善

想定される病期：週〜日単位
身体症状：明らかな増悪
ADL：避けられない低下
QOL：維持・改善

図5 病態に合わせたリハビリテーション・アプローチ—3つのモデル

動して過ごせるよう援助した．談話室で娘さんが持参したお弁当を食べるのを楽しみにしている．

2. 家族ケアとリハビリテーション

病期が終末期に近づくにつれて，患者のみならず家族の支援もより重要になる．家族のグリーフワークが円滑に進むよう，家族の思いも傾聴し，家族に「何かしてあげたい」という思いがあれば，疲労に注意しながら家族にできるマッサージやポジショニングの仕かたなどを指導する．このような家族の思いを実現する支援は，患者の死後，家族が再び自分たちの生活を取り戻すために重要であり，グリーフケアとしての意味をもつ．

3. チームアプローチの重要性

緩和ケアが主体となる時期を迎えた患者は，複数の症状を同時に呈していることが多く，身体的苦痛のみならず，あらゆるトータルペインをかかえている．そのため，その多種多様な課題に対応するためには，単一職種だけで対応することは困難である．また，患者・家族の思いや要望は，その時々の病態の変化やさまざまな経験，時間的な経過とともに変化することが多い．そのため，QOLの向上をはかるために，患者・家族の思いや要望などの情報を把握し，その変化にアンテナを張る必要がある．そういった点をふまえても，患者・家族に対して質の高いリハを提供するためには多職種の参加が不可欠であり，チームで治療，ケア，リハに取り組むことが重要になる．

4. 余命期間に応じたリハビリテーションの目標設定

がん患者の場合，余命1か月が病態変化の大きな境目になる．これは，がん患者の特徴として余命1か月を切ると徐々に終末期症状が出現し，日常生活においても予後2〜3週ころより移動に制限をきたすことが多いためである．そのため，余命が1か月あるか，ないかが目標に大きな影響を与える(図6)[4]．

1）余命が月単位と予測される時期

この時期は比較的体力が残されている患者も多く，脊椎転移や脳転移などによる運動麻痺などがなければ，PS2〜3レベルで日常生活を送っていることも多い．しかし，体力が残されているとはいっても易疲労性を認めたり，

> **グリーフワーク** グリーフとは「悲嘆」を意味し，グリーフワークとは，身近な人と死別して悲嘆に暮れる人がたどる心のプロセスをいい，悲しみから精神的に立ち直っていくために大切な作業を指す．

▶PS
Performance Status

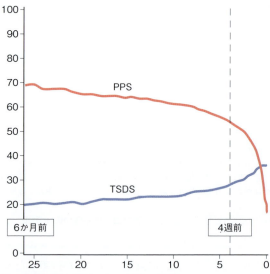

▶PPS
Palliative Performance Scale

▶TSDS
Total Symptom Distress Scale

図6 余命期間と症状・ADL能力の推移
a：PPS；起居，活動と症状，ADL，経口摂取，意識レベルで判定する全身状態の評価尺度であり，値が高いほどADLが高く，値が低いほどADLが低いことを意味する．
b：TSDS；症状スコアを加算したものであり，値が高いほど症状の苦痛が大きいことを意味する．
がん患者の特徴として余命4週間前より症状が増悪し，ADLが低下することがわかる．
（Seow H, Barbera L, Sutradhar R, et al：Trajectory of performance status and symptom scores for patients with cancer during the last six months of life. J Clin Oncol 29：1151-1158, 2011 より一部改変）

痛みや全身倦怠感などのなんらかの身体症状を呈していることも多い．また，手術や化学療法といった治療段階から廃用症候群に伴う機能や能力の低下などの影響をかかえたままの患者もいる．それらの機能や能力の低下が病気による一次性のものか，臥床などによる二次性のものか見分けていくことも重要になる．この時期のリハの目標は，改善できる機能や能力を見極め，改善をはかるとともに，残存機能や能力を有効に活用し，できるかぎり長く患者が希望する療養先で生活を営めるよう支援することにある．

2）余命が週，日単位と予測される時期

がんの場合，一般的に余命2〜3週間より移動能力が低下し，ベッド上で過ごす時間が長くなる．「いままでは廊下で見かけたり，看護師詰所まで歩いてきたりしているのを見かけた患者だが，段々と見かけなくなった」といった何気ない変化が患者の病態の進行を表していることもあるため，いち早くこのような変化に気づくことが大切になる．

また，余命1か月を切ると終末期症状と呼ばれる症状も強くなる．そのため，これらの症状に対応することが求められ，リハにおいても積極的な運動療法やADL訓練など，能動的なプログラムが難しい時期になる．

この時期のリハの目標は，患者が安楽に過ごし，最後まで尊厳を大切にした生活を営めるように支援することである．リハでは，ベッド上でできるストレッチやリラクゼーションなどの受動的なプログラムを中心に提供した

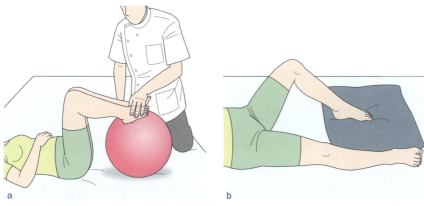

図7 全身倦怠感(易疲労状態)に対する運動療法
a：バルーン
バルーンを用いてアシストしながらより軽い負荷で膝の屈伸などの運動を行う(ただし，骨転移などでは注意が必要).
b：スライディングシート
スライディングシートを用いてベッドとの摩擦を軽減させ，膝立て，伸ばしといった運動を行う.

り，最後までトイレに移動したり，顔を拭いたりできるような活動機会や環境を提供する．看取りの体制に入り，直接的な対応が難しい状況になれば，病棟で行われるケアについて看護師と連携し，ポジショニングや環境設定を検討するなどの間接的な介入に切り替えていくのもよい．

③ 症状・病態に合わせたリハビリテーションアプローチ

1. 全身倦怠感

緩和ケアが主体となる時期を迎えたがん患者は，がん悪液質やがん関連疲労(CRF)，廃用症候群に伴う影響などから体力消耗状態にあり全身倦怠感・疲労感を呈していることが多い．全身倦怠感は化学療法中から終末期までに高頻度に認められる症状であり，末期がん患者の約75〜97％にみられるとの報告がある[5-7]．全身倦怠感は動作における疲労感や脱力感の増強，活動性の低下，集中力・記銘力の低下を招き，ADL，手段的日常生活動作(IADL)においても大きな制限因子となる．

▶CRF
cancer-related fatigue
がん関連疲労

全身倦怠感の原因は，貧血や脱水，電解質異常，血糖値異常，感染症，臓器不全，抑うつ，不眠などがあり，終末期になるとその原因の同定が困難である．終末期の全身倦怠感に対しては，症状緩和を目的に薬物療法(ステロイド投与など)が試みられるほか，リハによる運動療法やADLの援助，ケアなどを行う．

▶IADL
instrumental activities of daily living
手段的日常生活動作

1) 運動療法

PS2以下の患者では，有酸素運動や筋力増強運動，ストレッチなどの運動療法が全身倦怠感の緩和に有効なことがある．運動は低負荷から開始し，可能であれば少しずつ強度を上げていくことが推奨されている．体力消耗状態が著しい患者では，バルーンやスライディングシートなどを用いて少しアシストしながら行うのもよい(図7)．運動療法を行う際には，病的骨折を予防す

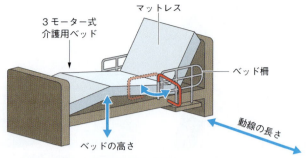

図8 体力温存をはかるための環境設定

るため,骨転移の有無を確認することを忘れてはならない.

2) ADL の援助

全身倦怠感が強い場合,動作に伴う疲労感や脱力感も強くなるため体力を温存できる動作を指導したり,ベッド周囲の環境調整を行う.

(1) 起居・移動

起居や移動は非常にエネルギーを消費しやすい動作の1つである.起居や移動は,ご飯を食べる,トイレに行くといった目的があって行われることが多く,目的を達成できるよう可能なかぎり体力温存をはかることが求められる.起居が努力性である場合は電動ヘッドアップ機能を用いたり,側臥位になり先に下肢をベッドから降ろすようにして重心移動したりするとよい.また,立ち上がりやすいようにL字型の介助バーを設置したり,ベッドの高さを高めに設定したりすることも有効である(図8).移動は「楽にできる」方法を選択し,環境に合わせて歩行補助具を用いることも有効である.

(2) 排泄

排泄は,排泄動作そのものに非常にエネルギーを費やす.そのため,体力消耗状態が著しい場合,トイレまでの移動は車椅子などを使ってすべて介助で行い,残された体力を排泄に使用できるよう支援することもある.また,便座に座った際に姿勢を保持しやすいよう,もたれかかることができる環境を整えることも有効である.安楽な排泄の手段として,ポータブルトイレや尿器,オムツ,膀胱カテーテルなどの使用も有効であるが,自尊心の低下にもつながりやすいため,患者の意向を確認しながら進める必要がある.

2.呼吸困難

呼吸困難は,痛みと同様に耐えがたい苦痛であり,末期がん患者の50%に出現するといわれている「呼吸時の不快な感覚」をいい,呼吸不全とは区別される.したがって,患者が呼吸困難を訴えた場合でも必ず呼吸不全をきたしているとは限らない.また,呼吸困難は不安などの精神症状とも関連が深く,呼吸困難が不安を増強させ,不安が呼吸困難を増悪させ,負の連鎖が生じる.

呼吸困難の原因には表4[8]に示すようなものがある.原因に応じた治療が選択されることになるが,酸素療法や薬物療法(少量のオピオイド,ステロイド,向精神薬など)も併用される.また,ポジショニングやADLの援助,環境設定,呼吸リハなども重要となる.

表4 呼吸困難の原因

	局所における原因	全身状態による原因
がんに関連した原因	・肺実質への浸潤(肺がん,肺転移) ・胸壁への浸潤(胸壁の腫瘍,中皮腫,悪性胸水) ・心囊(悪性心囊水) ・主要気道閉塞(気管・上気道での圧迫) ・血管性(上大静脈症候群,腫瘍塞栓) ・リンパ管性(がん性リンパ管症) ・気胸 ・肺炎(閉塞性肺炎,気管食道瘻による肺炎,日和見感染)	・全身衰弱に伴う呼吸筋疲労(がん悪液質症候群,腫瘍随伴症候群) ・血液(貧血,過粘稠症候群) ・横隔膜の挙上(横隔膜麻痺,大量腹水,肝腫大) ・発熱
がん治療に関連した原因	・外科治療(片肺腫瘍,肺葉切除) ・化学療法(薬剤性,心毒性) ・放射線治療(放射線肺臓炎,放射線性心膜炎)	・貧血 ・ステロイドミオパチー(筋症)

〔日本緩和医療学会緩和医療ガイドライン作成委員会(編):がん患者の呼吸器症状の緩和に関するガイドライン2016年版. p24, 金原出版, 2016より一部改変〕

1) ポジショニングとパニックコントロール

呼吸困難が強い患者では呼吸が楽に感じる姿勢を見つけることが重要になる．ベッド上の姿勢では，背臥位よりも側臥位や頭を少し上げたファーラー位のほうが横隔膜が下降し，呼吸困難が軽減されやすいことがある．また，オーバーテーブルなどを用いてベッド上でも前傾位をとれるようにしたり，肘の下にピローを敷いて上肢の重みを支えるようにしたりするのもよい．過度に柔らかいマットレスを使用したり，布団で体を覆いすぎたりすると胸郭の動きが制限され，かえって患者の苦痛を招く可能性もあるため注意が必要である．

動作中に呼吸困難が強くなった際には，あわてず楽な姿勢をとり気持ちを落ち着かせるよう指導する(パニックコントロール)．立位であれば，座位になり膝に肘をついて前傾位をとったり，アームレストにもたれかかるようにする．もし座れない場合は机や台に肘を乗せてもたれかかるようにするのもよい(図9)[9]．楽な姿勢は患者によってさまざまであるが，楽な姿勢をいくつか見つけておくと患者の安心感にもつながる．

2) ADLの援助と環境設定

動作が努力性になると，息を止めて力んだりして呼吸に負担をかけてしまう．そのため，患者がゆとりをもって生活できるよう動作や環境を工夫する．

(1) 病室やベッド周囲の環境

電動ヘッドアップを用いた起き上がりが可能なように3モーター式のベッドを設置したり，立ち上がりやすいようにベッドの高さを高めに設定したりする．また，室温をやや低めに設定し，顔に風を当てたり，音楽を流したりするのも有効な場合がある．

(2) 日常生活に伴う動作

動作は急いで行おうとせず，呼吸に合わせてゆっくり行うようにし，合間に休憩を挟みながら行う．また，肌着を衣服と重ねて2枚同時に着るようにするなど簡略化して行う工夫も有効である．図10に示すような動作は，呼吸困難を招きやすいのでできるかぎり避けるように指導する．

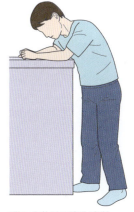

図9 立位時に楽な姿勢
〔島﨑寛将,倉都滋之,山﨑圭一,他(編):緩和ケアが主体となる時期のがんのリハビリテーション. p104, 中山書店, 2013をもとに作成〕

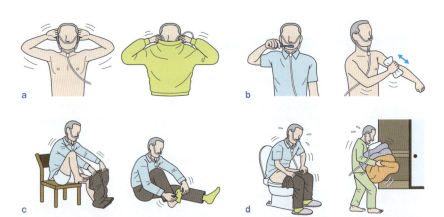

図10 呼吸困難の増悪につながりやすい動作
a：腕を肩より上げる動作
b：力を入れ続けて何度も繰り返す動作
c：腹部を圧迫する動作
d：息を止める動作

3）呼吸リハビリテーション

(1) 呼吸法の指導

呼吸は口すぼめ呼吸を指導し，ゆっくり大きな呼吸（腹式呼吸）を意識させる．呼吸法は安静時より練習し，うまくできれば呼吸に合わせて動作を行う練習をしていくとよい．

(2) 胸郭の柔軟性促通

呼吸困難が強い状態が続くと呼吸筋も疲労し，肩甲帯周囲や胸郭の柔軟性も低下してしまう．そのため，肩甲帯周囲や胸郭のリラクゼーションをはかり，柔軟性を回復させることで呼吸が楽になることもある．

3. 浮腫

緩和ケアが主体となる時期を迎えたがん患者の浮腫の原因には**表5**[9]に示すようなものがある．また原因も1つではなく，複数の浮腫を同時に呈していることも多い．治療が可能な場合は浮腫の軽減を目的に原因に対処するが，原因や全身状態によっては治療が困難な場合も多い．浮腫の増悪は自覚症状（苦痛）の増悪やボディイメージの変化に伴う精神的苦痛，ADL制限，合併症リスクの増加を招く．そのため，浮腫の改善が困難な場合でも，その苦痛軽減をはかることが重要になる．具体的な対応はリンパ浮腫に対する治療に準じるが，下記のような点には注意する必要がある．

1）スキンケア

この時期の患者の皮膚は脆弱で外傷や感染に注意が必要となる．そのため，皮膚の保護，保湿，保清を重視する．

2）リンパドレナージ

担がん状態のため，リンパ流を促通する用手的リンパドレナージ（MLD）は禁忌である．しかし，皮膚の緊満感を軽減させたり，タッチング効果を利用して部分的に実施したりすることは有効である．皮膚転移がある場合は患部よりリンパ流の近位になる部分は避け，遠位のみに限局的に行う．

▶MLD
manual lymph drainage
用手的リンパドレナージ

表5 がんの進行期・終末期にみられる浮腫の原因および要因

がん治療	・手術 ・放射線療法
がんによるリンパ流路の障害	・リンパ節転移，がん周囲の反復する炎症や感染
深部静脈の還流障害	・著明な肝転移，腹水貯留，深部静脈血栓症 ・腫瘍による静脈の圧迫など
全身的要因	・臓器不全，薬剤，低アルブミン血症 ・身体活動性の低下（臥位状態）

〔吉澤いづみ：浮腫．島崎寛将，倉都滋之，山崎圭一，他（編）：緩和ケアが主体となる時期のがんのリハビリテーション．p121, 中山書店, 2013 より〕

3）圧迫療法

リンパ浮腫治療でも用いられる多層包帯法や弾性筒状包帯などを用いる．しかし，装着の簡便さや装着に伴う苦痛の増悪に注意が必要であり，圧迫圧を緩めに設定したり，圧迫部位を遠位に部分的に実施するなど工夫し対応する．弾性筒状包帯は簡便に使用でき，グローブやミトンなどに細工もしやすいため有効に利用できる．外来などで対応する場合は患者や家族が管理できる方法を指導することが大切である．

4）運動療法

この時期に積極的な運動療法を行うことは難しいが，浮腫に伴う関節の不動や悪性リンパ浮腫に伴う疼痛などにより拘縮をきたしやすいため，愛護的なROM訓練を行う．自動運動が困難となっている場合もあり，他動的に動かすことにより「軽くなった」「楽になった」と話す患者もいる．

> **悪性リンパ浮腫** リンパ浮腫のうち，がんの進行，再発，転移により発症するもの

> ▶ROM
> range of motion
> 関節可動域

④ 在宅支援とリハビリテーション

1. 在宅支援におけるリハビリテーションの目的・役割・アプローチのポイント

近年，がん医療では外来で治療する頻度も増えてきた．また，在宅医療の推進により，ギアチェンジを迎えたあとも自宅で療養する患者が増加している．ホスピスのイメージが強い「緩和ケア病棟」も，その位置づけは看取りの場というだけでなく，在宅復帰を支援する病棟としての機能を有する．そのため，在宅復帰支援，在宅支援はリハに求められる重要な役割の1つでもある．

1）退院（在宅復帰）に向けた準備

緩和ケアが主体となる時期を迎えての在宅復帰は，さまざまなトータルペインをかかえての退院となるため，「自宅に帰りたい」という思いがあっても，患者とその家族も大きな不安，負担を感じ，なかなか決断できないことも多い．そのため，在宅復帰支援においては，まずは「何かあればいつでも帰って来ればよい」という保証が大切になる．

退院に際しては，患者や家族の意向，退院のタイミング，退院後の生活を見据えての環境設定，在宅サービスの調整，緊急時の対応，受け入れなどが

課題となる．まず患者や家族に退院の意向があることが前提であり，十分な情報を提供したうえで自己決定を支援する．意向が確認できれば，次に課題となるのは退院のタイミングである．残された時間が短いなかで，準備に時間を要しタイミングを逃すと患者や家族の意向を実現できないこともある．そのため，どのような状況で退院することを想定し，自宅ではどのような生活を送るのか，また，そのための準備期間にはどの程度要するのかをいち早く見据えて，チームと患者・家族で共有し対応しなければならない．退院のタイミングを決めるうえで，患者や家族の受け入れ，介護保険認定の有無，病態・症状管理の状況，環境および在宅サービスの調整状況が鍵となる．

(1) 患者や家族の受け入れ

退院の意向を決める前後で，患者や家族の思いも揺れ動くことが多い．「退院後に痛みが強くならないだろうか」「自宅で何かあったら面倒をみられるだろうか」と常に不安がつきまとう．大切なことは，チームで患者と家族に寄り添いながら不安な気持ちに耳を傾けて，1つひとつの対応方法をともに考え，練習したり，必要な情報を提供したりし，そのかかわりを在宅サービス側へ引き継ぐことである．そのために退院前から在宅サービス側との顔の見える連携をもつことは，患者や家族の心理的支援につながり有益である．

(2) 介護保険認定

介護保険認定は，65歳以上の要介護状態にある人と40歳以上で特定疾患により要介護状態にある人が対象となる．がんにおいては，いわゆる末期の状態（医師が一般に認められている医学的見知に基づき回復の見込みがない状態に至ったと判断したもの）に限り特定疾患に含まれている．介護保険の申請から認定までに期間を要するため，利用が見込まれる患者においては速やかな申請が勧められる．また，やむをえない場合は，要介護認定される前からサービスを利用することもできるが，一時的に全額負担を求められたり，要介護認定されなかった場合に支給が得られないため慎重に対応する必要がある．

(3) 病態・症状管理

退院するタイミングは，少なくとも患者の病態や症状管理がある程度安定していること，または安定の目処が立っていることが必要になる．症状管理については，在宅医による訪問診療・往診や訪問看護でも対応できるが，在宅でも対応しやすい投薬方法，処置方法に調整する必要がある．退院が難しい場合，外泊，外出に切り替えて少しでも自宅で過ごせるよう援助する場合もある．

(4) 環境および在宅サービスの調整

退院に向けての環境調整では，まず自宅までの移動方法，自宅に入る手段，自宅内で過ごす場所（姿勢）を決定することが重要になる．自宅までの移動には，自家用車のほかに介護タクシーも利用できる．介護タクシーは自費となるが，車椅子，ストレッチャーなどが選択できる．自宅に入る手段としては，玄関の上がり框などの段差が問題となることが多い．段差昇降の可否や介助の必要性を判断し，難しい場合には折りたたみ式スロープやタンカーなどの利用を検討する．自宅内で過ごす場所（姿勢）の確保では，患者が慣れ親しん

だ自室などで過ごせることが望ましいが，病状やADL能力などによってはリビングなどに介護用ベッドを配置することもある．いずれにしても患者が休める環境を確保することが重要であり，介護用ベッドの導入においては，今後病状が進行した場合のこともふまえてベッド・マットレスの種類を決定する．住宅改修が必要な場合は，使用する期間や家族の生活上のバリアとならないことに注意し，できるかぎり可逆的な方法を用いて対応することが望ましい．

2）在宅療養を続けるための支援

緩和ケアが主体となる時期を迎えた患者は，その病態が変化しやすく，退院後も状態の変化に合わせた対応が求められる．そのため，退院後はよりよい状態で長く在宅生活を送れるように支援することが重要になる．リハ専門職は，病態や心身機能の状態に応じて，退院時の環境設定や介助・介護方法を見直し，その変化に合わせた対応を担う．また，在宅では日々の病態や患者・家族の様子の変化を医療チームで共有し，サポートしていく体制が必要となる．入院中と大きく異なることは，その日に訪問し患者の様子を診る医療者がリハ専門職だけとなる場合もあり，専門的な介入のみならず，病態の変化や症状管理などの状況を評価し，医師や看護師に報告するような在宅医療チームの一員としての役割を果たすことが求められる点である．

(1) 患者・家族の思いや様子の変化をみる

退院してきた患者や家族と信頼関係を築くことは在宅でかかわるうえでまず最初の課題である．患者の病態によっては，介入できる期間も限られており，できれば退院前から顔を合わせておき，入院中の様子や思い，不安に思っていることなどの情報を得ておくと退院後に介入しやすい．

退院後，まず最初に訪問した際には，実際に帰ってきて生活に支障が出ていないか確認する．退院時に調整した環境に適応できていなかったり，自宅で介護者が家族になったことで，退院時に想定していた以上の介助量が家族にかかったりしている場合もあるので注意したい．また，退院後すぐに問題はなくても，日数が経つにつれて家族の疲労が顕著に現れる場合もあるため，訪問時には患者だけでなく，家族の様子にも常に注意を払う．

(2) 症状・心身機能の評価

余命が月単位から週単位に差しかかってくると患者の病態も変化しやすく，日々の状況に応じた症状管理が求められる．そのため，症状の増悪をはじめ，症状管理のために使用している薬剤の効果や眠気などの副作用についても確認する．また，脊椎転移などがあれば麻痺の進行や出現はないか，脳転移があれば意識レベルの低下はないかなど，心身機能の変化についても評価が必要になる．

(3) ADLに関する対応

病態の進行に伴い，退院時にできていたことが徐々に困難になる場合も多い．動作の状況を確認しつつ，できるかぎりADLの維持をはかり，徐々にADLが低下するなかでどのように介助・介護していくことがよいのかを家族を含めて検討する．家族を含めてその対応を調整することで，家族もその

状況を想定して準備することができ，対応しやすくなる．病態・状態の変化にうまく適応できるよう支援することも，より長く在宅生活を続けるために重要である．

2. 地域との医療連携体制・共有すべき情報
1）がん患者を支える地域包括ケア

　よりよい在宅復帰・在宅生活を支援するためには，入院医療機関と在宅医療機関(診療所や訪問看護ステーション，在宅サービス事業者)の連携が重要になる．対象患者が現れてから連携しようとしても遅く，日ごろから地域の診療所や訪問看護ステーションにどのようなスタッフがおり，どのような対応が可能なのか，また，緊急時に地域の入院医療機関が対応してくれるのかといった情報を収集し，連携体制(地域の力)を築くことが，よりよい在宅復帰支援・在宅支援の鍵となる．

　特に，がん患者の訪問リハに対応した事業所はまだまだ少ない現状がある．近年，がん医療を担う入院医療機関においては，がん患者リハビリテーション料に該当したがんのリハビリテーション研修会が開催されて普及してきているが，在宅医療機関を対象にした研修会はないのが現状である．そのため，がん患者への対応に不慣れな事業所も多く，指示を出す診療所の医師や訪問看護を担う看護師も「がんのリハビリテーション」に関する情報をもっていないことが多い．がん患者の在宅生活を支えるうえでリハ専門職が担う役割は大きい．その役割を果たすためにも，日ごろからの連携を通じて，がんのリハを在宅でも推進できるように取り組むことが期待されている．

2）共有すべき情報

　患者の退院後，在宅でかかわる期間が非常に短いことも多いため，患者や家族の生活上重要となる情報は，同意を得てできるかぎり細かく引き継いでおきたい．入院中に得られた患者の思いや不安に思っていることなどの情報に加えて，家庭内での役割，日課，大切にしていること，家族がかかえる持病なども把握しておく．また，治療歴や病状，心身機能やADL能力の情報も重要になる．治療歴や病状については，特に在宅生活に影響を与えるような有害事象を生じる治療や症状などがあれば，そのことを伝えておく必要がある．心身機能やADL能力については，退院時の状況を伝えることも大切であるが，数週間前からの経過を併せて伝えておくと在宅のスタッフも理解しやすい．

【症例】

1. プロフィール：60歳代，女性．家族構成は夫と2人暮らしで，長女が夫婦と子どもの3人で近隣に住んでいる．職業は専業主婦．介護保険は未申請
2. 診断名：進行性乳がん，多発骨転移，肺転移
3. 現病歴：X−5年に乳がんと診断され，乳房温存術，腋窩リンパ節郭清術施行．その後，術後放射線療法を施行した．X−3年に乳がん再発と診断され，化学療法を施行するが2クール後に自己判断で

中断．その後，通院はしていなかった．X年7月，腰痛と下肢に軽度の脱力を認めて内科医院を受診したところ，総合病院を紹介され，精査の結果，右乳がん再発，皮膚転移(右胸部)，肺転移，多発骨転移(L1, L2, L5, 肋骨)を認め，ステージⅣと診断された．入院後，腰椎転移に対して放射線療法(30 Gy/10回/2週)を開始．骨修飾薬による治療と鎮痛薬内服(NSAIDsとオピオイド)を開始した．入院1週間後よりリハを開始．理学療法士，作業療法士が介入することとなった．告知状況は，病態告知で再発や転移に伴う現在の状況について説明を受けており，家族はおおよその予後の見通しについても説明を受けていた．患者からは「腰の痛みは楽になってきたが足が動かないので辛い．家に帰って生活できるようになりたい」，家族からは「できれば自宅に連れて帰ってあげたい」との要望が聞かれた

4. 初期評価：

   健康状態・心身機能：下肢不全対麻痺(L1以下)を認め，Frankel分類Cであった．徳橋予後判定スコア(→147頁)7点で予後6か月以内と推定される．また，再発，皮膚転移に伴い，利き手である右上肢に悪性リンパ浮腫を呈しており，粗大運動は可能なものの巧緻動作には制限をきたしている

   活動：現在，ベッド上で寝たきり(PS4)．ADL能力は，排泄はオムツ着用，食事動作も箸・スプーンの把持が困難で介助で行っている．入浴はベッド上清拭，整容・更衣についても一部介助を要している

   参加：入院加療を強いられており，在宅復帰が困難となっている．また，主婦や祖母としての役割や近所付き合いなどの役割を担うことができていない

5. リハビリテーション計画：

   放射線療法終了後，1か月以内を目途に効果を見定めながら，可能なかぎりADLを改善し，速やかに在宅復帰できるよう準備を進めていく方針が掲げられた．そのため，リハのゴール，目標，プログラムを下記のように設定した

   ゴール：夫，娘の協力のもと妻としての役割を一部担いながら自宅で暮らすことができる

   目標：長期目標は，①トイレまたはポータブルトイレでの排泄動作の獲得(下肢運動機能の回復，移動手段に合わせて選択)，②車椅子または背もたれ付き椅子座位でのADL，および調理動作が一部できるようになる．短期目標は，①車椅子または歩行で離床，移動ができるようになる(下肢運動機能の回復過程を見定めて検討．回復段階に合わせて対応する)，②右上肢の症状緩和および操作性の改善，③下肢運動機能の改善(回復過程を評価しながら)

プログラム：右上肢悪性リンパ浮腫に対しては，弾性筒状包帯を用いた圧迫療法(症状緩和)や愛護的なROM訓練を行う．下肢対麻痺に対しては筋力増強運動を行う．ADL能力に対してはコルセット着用下での起居〜座位，移乗，移動までの基本動作訓練や応用動作訓練(排泄，食事動作/自助具の活用，家事/座位でできる調理の一部を想定)を行う．家族指導としては，車椅子レベルを想定した起居および移乗の介助方法の指導や(必要に応じて)排泄，更衣の介助方法の指導を行う

6. 経過：

　　入院後すぐに医療ソーシャルワーカーによる介入を開始し，介護保険の申請を開始．放射線療法終了に合わせて，医師よりコルセット着用下での離床訓練の許可あり，レスキューを使用し，ヘッドアップ(全身調整訓練)より開始した．

　　放射線療法終了後2週間の段階で下肢運動機能の改善は得られないものの，疼痛の軽減ははかれ，軽介助にて車椅子への移乗が可能となった．また，右上肢の浮腫は一部軽減を認め，太柄スプーンを用いて食事動作が自立した．この状況から，退院時の移動手段を車椅子レベルに想定することとし，家族に対して移乗および排泄介助方法の指導を開始した．さらに，ケアマネジャーらと相談し，退院前家屋訪問指導を実施した．退院時は介護タクシーを利用して車椅子で退院することに決定．玄関の上がり框の段差(30 cm)は，折りたたみ式スロープをレンタルし，利用することとした．また，家屋環境に合わせた介護用ベッドや車椅子，ポータブルトイレなどの福祉用具の選定，環境整備を実施した．

　　放射線療法終了後3週間目に退院前カンファレンスを開催し，放射線療法終了後1か月で自宅に退院した．退院時，調理動作は遂行できておらず，排泄については自宅トイレの使用が介助下で可能となることが期待できたが，動作獲得に至っていなかった．そのため，訪問看護ステーションに所属するリハスタッフに訪問リハでの対応継続を依頼した

7. 最終評価：

　　退院後，死亡する3週間前までは夫の介助下で自宅トイレを使用することができ，休日は娘と一緒に調理を楽しむことができた．余命3週間以降は呼吸困難感が増悪，次第にベッドから離れることが困難となり，退院より3か月後に自宅で永眠した

ポイント

60歳代の終末期の乳がん多発骨転移，肺転移の女性で，腰椎の病的骨折で腰痛とともに不全対麻痺を生じたため入院となり，放射線療法が実施された．患者・家族の「自宅で最期を過ごしたい」という要望を叶えるべく，多職種チームで自宅復帰に向けたアプローチを行い，地域のスタッフとの連携体制も構築され，スムーズに自宅退院となった．

終末期には，限られた余命の間をどのように過ごすかという療養生活の質

を一番に考え，患者・家族の希望・要望を多職種チームで受け止めて，リハ専門職として，それが達成できるように方策を考えることが重要である．

文献
1) 恒藤　暁：最新緩和医療学．pp11-24, pp74-82, pp118-129, 最新医学社, 1999
2) 淀川キリスト教病院ホスピス(編)：ターミナルケアマニュアル 第3版．最新医学社, 1997
3) 鈴木　勉, 武田文和：モルヒネの低用量投与では，なぜ副作用しかでないのか？ 鎮痛薬・オピオイドペプチド研究会(編)：オピオイド治療―課題と新潮流．エルゼビア・ジャパン, 2001
4) Seow H, Barbera L, Sutradhar R, et al：Trajectory of performance status and symptom scores for patients with cancer during the last six months of life. J Clin Oncol 29：1151-1158, 2011
5) Bruera E, MacDonald RN：Asthenia in patients with advanced cancer. J Pain Symptom Manage 3：9-14, 1988
6) 恒藤　暁：末期がん患者の現状に関する研究．ターミナルケア 6：482-490, 1996
7) Bruera E：Research into symptoms other than pain. In：Doyle D, Hanke GWC, MacDonald N(eds)：Oxford Textbook of palliative Medicine, 2nd ed. pp179-185, Oxford University press, 1998
8) 日本緩和医療学会緩和医療ガイドライン作成委員会(編)：がん患者の呼吸器症状の緩和に関するガイドライン 2016年版．p24, 金原出版, 2016
9) 島﨑寛将, 倉都滋之, 山﨑圭一, 他(編)：緩和ケアが主体となる時期のがんのリハビリテーション．p104, 121, 中山書店, 2013

第7章

心のケアと
リハビリテーション

1 がん患者の精神的負担とコミュニケーションスキル

> **Essence**
> - 留意すべきがん患者の精神的負担として，適応障害，うつ病，せん妄があげられる．
> - 心のケアを行ううえで身につけておくべきスキルとして，患者とのコミュニケーションスキルがある．特に，感情に対処するスキルは重要である．
> - リハビリテーションは患者や家族の希望を支える重要な心理的援助になる．

1 留意すべき精神的負担（適応障害，うつ病，せん妄）

1. がん患者の精神的負担を見逃さないためのポイント

近年，がん患者の心身機能を含めた病状からの回復，さらには進行期・終末期への対応として，リハビリテーション（以下リハ）が積極的に行われるようになり，その重要性が高まっている．臨床現場でも，多くのリハ専門職ががん患者のリハに従事しているが，がん患者には落胆，孤立感，疎外感などの通常の心理的な反応だけでなく，専門的な対応が必要な精神的負担がみられる．

がん患者にみられ，留意が必要とされる精神的負担の代表的なものは，適応障害，うつ病，せん妄である．これらはいずれも患者の生活の質（QOL）を低下させるだけでなく，リハを行ううえで障害となることもあるため，リハ専門職はこれら心理的問題についての知識をもち常に念頭においたうえで，適切に評価して対応することが重要である．

▶QOL
quality of life
生活の質

2. 適応障害とは

米国精神医学会（APA）の『精神疾患の診断・統計マニュアル（DSM-5）』によると，適応障害は「はっきりと確認できるストレス因に反応して，そのストレス因の始まりから3か月以内に情緒面または行動面の症状が出現」するものであり，そのストレス因に不釣り合いな程度や強度をもつ著しい苦痛，あるいは社会的，職業的，または他の重要な領域における機能の重大な障害を呈するときに用いられる診断で，正常反応との厳密な区分はなく連続的なものとされる[1]．

▶APA
American Psychiatric Association
米国精神医学会

▶DSM-5
Diagnostic and Statistical Manual of Mental Disorders, Fifth edition

適応障害はがん患者が呈する精神的負担のなかでは最も頻度が高いことがわかっている．したがって，がん患者の適応障害を評価し，適切に対応することが望まれるが，実際には正しく診断されて適切な治療を受けている例は

表1 適応障害でみられる症状

不安症状を中心とする状態：不安，恐怖感，焦燥感などと，それに伴う動悸，嘔気などの身体症状
うつ症状を中心とする状態：憂うつ，喪失感，絶望感，涙もろさなど
問題行動を中心とする状態：勤務怠慢，過剰飲酒，喧嘩，無謀な運転などの年齢や社会的役割に不相応な行動
身体症状を中心とする状態：頭痛，倦怠感，腰背部痛，感冒様症状，腹痛など

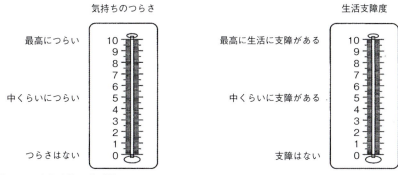

図1 つらさと支障の寒暖計
(http://www.ncc.go.jp/jp/epoc/division/psycho_oncology/kashiwa/020/030/DIT_manual.pdf より)

少ないといわれている．この原因として，診断基準の曖昧さとともに，出現する症状は多彩であるがいずれも正常反応と区別がつきにくいことがあげられる(表1)．精神医療の専門家でない医療者にとって，がんの経過のなかで軽度の抑うつや不安，身体障害や行動の変化といった症状を見過ごすのはやむをえない面もあるが，精神的負担を感じながら過ごしているがん患者が多くいることを念頭においておく必要がある．

適応障害のスクリーニング方法として，最近では「つらさと支障の寒暖計」(図1)がよく用いられている．Akizukiらによると，適応障害もしくは後述するうつ病と，精神医学的な診断がつかない症例を区別するためのカットオフ値は，つらさの点数が4点以上，かつ支障の点数が3点以上で，感度0.82，特異度0.82であったと報告されている[2]．

適応障害を有する患者への対応として，原則的にはリハを中断あるいは中止する必要はない．しかし，うつ病に準じた治療が必要となることもあるため，精神科医や臨床心理士などに相談あるいは紹介するのが望ましい．ただし適応障害の場合には，現在つらいことや不安に思っていることを表出し，医療者にその苦しみを伝えることができたと感じることで症状が軽減することがよくある．したがって，リハを行っていくなかで患者の話をよく聴き，心理的側面にも配慮しながら接することが，適応障害の治療となっていることに気づくことが重要である．

3. うつ病とは

DSM-5に基づくうつ病の診断基準を表2[1]に示すが，がん患者のうつ病診断は難しいといわれている．それは，診断基準に含まれている食欲減退，不

表2 うつ病の診断基準

> ① 抑うつ気分：気分が沈むあるいはすぐれない日が毎日のように続く
> ② 興味・喜びの著しい減退：今までできていたことがおっくうで，やる気がでない
> ③ 食欲の減退・体重減少：食欲がない，食べてもおいしくない
> ④ 不眠：寝付けない，途中で目が覚めて眠れない，朝早くに目が覚める
> ⑤ 焦燥または制止：イライラして落ち着かない，考えが前に進まない
> ⑥ 疲労感または気力の減退：いつも疲れを感じている，疲れやすい
> ⑦ 無価値感または罪責感：周囲の人に迷惑をかけているのではないかと悩む
> ⑧ 思考力や集中力の減退または決断困難：集中力が続かない，決断ができなくなる
> ⑨ 死についての反復思考：生きていても仕方がないと考える

① または ② のいずれかを含んだうえで(必須項目)，全9項目中5項目以上を満たし，それが2週間以上続いている場合にうつ病と診断される．

(American Psychiatric Association：Diagnostic and Statistical Manual of Mental Disorders, Fifth edition. American Psychiatric Publishing, Arlington, 2013〔日本精神神経学会(監修)，高橋三郎，大野　裕(監訳)：DSM-5 精神疾患の診断・統計マニュアル，医学書院，2014〕より)

眠，疲労感といった身体症状は，がんの症状あるいは治療によって引き起こされることも多いためである．したがって，がんなのだから，がんの治療を行っているのだから，という理由からこうした症状を当然のものとみなされ，がん患者のうつ病は過小評価される傾向が強い．

うつ病を簡便にスクリーニングする手段として，前述した「つらさと支障の寒暖計」をはじめ，さまざまな質問紙や評価尺度が紹介されており，がん患者のうつ病の存在を示唆する指標としての利用価値は高い．しかし，それらを施行する前段階として必要なのは，患者に存在する精神的負担について医療者が関心をもち，患者と話し合うことである．Chochinovらが，終末期がん患者197例に対して13項目からなる簡易抑うつスクリーニング尺度，および抑うつ気分のみをたずねる質問を実施したところ，「気分はいかがですか？　落ち込んでいませんか？」とたずねる質問がうつ病のスクリーニングとして最も有用であったことを報告している[3]．患者と話をする際に，「調子はどうですか？」とたずねたのち，「気分はいかがですか？」と加えることは，大きな負担をかけることなく実践できる，うつ病を見逃さないための簡便かつ有効な手段となる．

うつ病患者への対応としては，原則としてリハを中断し，うつ病の治療を優先するべきである．しかし，チームで協議した結果，患者の機能回復のためにリハを中断するのがデメリットとなる，あるいは患者とのかかわりを継続させるためにリハが必要と判断された場合には，うつ病のために意欲，集中力，思考力が低下している状態であることを認識したうえで，患者の状態を十分に観察しながらリハを継続する．

4. せん妄とは

せん妄は，がんの初期治療時や進行期〜終末期に多くみられる器質性精神疾患であり，軽度の意識混濁に精神運動興奮，錯覚や幻覚などの認知障害を伴う"意識"の障害である．意識が障害されることから多彩な精神症状が出現する．せん妄の典型例では，症状の日内変動(特に夜間に症状が増悪)，注意の集中・維持が困難であることが特徴的である．評価にあたってはこうした症状とともに，見当識，計算力などの認知機能を評価することが重要である．

表3 せん妄のタイプ別による評価

過活動型 （以下の2つ以上）	低活動型 〔以下の4つ（うち◎は1つ）以上〕
・身体的運動量の増加 ・活動コントロールの喪失 ・落ち着きのなさ ・徘徊	◎活動量の低下 ◎行動の速さの減弱 ・周囲に関する認識の減少 ・会話量の減弱 ・会話の速さの減弱 ・無関心

(Meagher D, Moran M, Raju B, et al：A new data-based motor subtype schema for delirium. J Neuropsychiatry Clin Neurosci 20：185-193, 2008 より)

がん患者におけるせん妄の有病率は全病期を通じて4〜27％程度と報告されているが，身体症状が増悪する終末期になるにつれて上昇する．

せん妄のメカニズムとして，せん妄には準備因子（高齢，脳器質疾患，認知症など）や誘発因子（ストレス，睡眠障害，環境の変化など）が存在し，直接原因（薬剤，電解質異常，代謝性障害，発熱，多臓器不全など）が引き金になって発症するといわれている．したがって，せん妄への対応としては，まず直接原因の同定とその治療が優先される．その際，治療により回復可能なのか困難なのかを見極め，ケアのゴールをどこに定めるのかが重要である．

せん妄のスクリーニングには認知機能の客観的な評価法であるMMSEが有用であるとする報告が多いが，実際の臨床の場面では，表3に示すような臨床基準を用いるほうが参考になる[4]．特に，終末期がん患者のせん妄では，活発に活動する過活動型せん妄よりも，活動量が低下する低活動型せん妄が多く，さらに低活動型せん妄はうつ病との鑑別が困難であることから，その存在を常に意識しながら症状を観察していく必要がある．

せん妄状態の患者では，うつ病と同様に原則としてリハを中断し，せん妄の治療を優先するべきである．しかしチームで協議した結果，リハでのかかわりが患者の機能面や心理面において有益と判断した場合には，たとえ終末期で回復困難なせん妄の状態であっても，"意識障害"であることを十分認識したうえでリハを継続することが望ましい場合がある．

▶MMSE
Mini-Mental State Examination

❷ がん医療におけるコミュニケーション

1．コミュニケーションとは

コミュニケーションの語源はラテン語のcommunicareで，"共有する（分かち合う）"という意味があるといわれている．すなわち医療の現場においては，医療者が患者にていねいに，わかりやすく情報を伝えたからといって円滑なコミュニケーションが成り立つわけではない．情報を受け取った患者がそれをどのように受け止めたのかを医療者が把握して，患者と情報を共有して初めて良好なコミュニケーションが成立するといえる．

その際，コミュニケーションでやりとりされる情報は言語的なものばかりではなく，声の調子や表情，身振りなど非言語的な情報もあることから，医療者はこの両方のコミュニケーションスキルを身につける必要がある．

表4 思いやりのこころを伝えるために必要なこと

コミュニケーションマナー	聴くスキル
・身だしなみを整える ・静かで快適な部屋を設定する ・座る位置に配慮する ・あいさつをする ・名前を確認する ・礼儀正しく接する ・ことわりを入れて電話に出る ・笑顔をみせる	・目や顔を見る ・相手に身体を向ける ・目線を同じ高さに保つ ・話に耳を傾ける ・適度に相づちを打つ ・相手の言葉を自分の言葉で反復する ・相手の話をさえぎらない

2. がん患者とのコミュニケーション

がん患者と良好なコミュニケーションをとることで，患者の医療に対する満足度が増し，患者による重要な情報の開示が増すとともに，患者の精神的苦痛が軽減することが報告されている．つまり，医療者が患者との間に良好なコミュニケーションを築くことは，医療の質や内容を向上させるだけではなく，患者の精神的苦痛も軽減させる，すなわち間接的な心のケアを行っていることになる．

しかし，がん患者とのコミュニケーションは難しいといわれている．その理由として，がん患者は診断や再発の告知といったつらい場面だけではなく，がんで闘病中のあらゆる状況において不安・悲しみ・寂しさ・怒り・絶望感といった不快な感情を経験しうることがあげられる．患者が経験しているこうした感情は，たとえば「もう歩けないんですか……私はどうなるんですか」といった形で表出される可能性があるため，不快な感情を表出された場合の対応を身につけておかないと，円滑なコミュニケーションをとることは難しいといえる．

3. 思いやりとEVEによるコミュニケーション

がん患者に接する際のコミュニケーションで基盤になるのは，"思いやり"である．思いやりをもたずに患者と接している医療者はいないであろうが，いくら思いやりをもっていても，患者が「冷たくされた」「不安になった」「取り残された気分になった」と感じてしまえば，良好なコミュニケーションは成り立たない．この思いやりの気持ちを伝えるために必要なことを表4にまとめた．コミュニケーションマナーと聴くスキルに大きく分けられ，基本的なことばかりではあるが，まずはこうした基本的なスキルをしっかりと身につけておくことが重要である．

思いやりのこころを伝えることができれば，基本的なコミュニケーションは問題ないと思われるが，がん患者の場合はそれだけでは対処が難しい場面も多い．それは前述したように，がん患者は不快な感情を常に経験しうるためである．したがって，がん患者と（特に不快な感情が表出された場合に）良好なコミュニケーションをとるために，思いやりに加えて感情に対処するスキルがあれば有効である．こうした，患者の感情を受け止めたり，たずねたりするスキルの1つに"EVE"がある．

EVEは，Exploring（感情とその背景を知る），Validating（自然な感情であることを

伝える），Empathizing（共感していることを伝える）の頭文字をとって命名されたものである．Exploringは，患者が経験している不快な感情やその背景を知るための質問をすることである．「リハビリテーションをやりたくないと考えておられるのですか？」「リハビリテーションをどのようにイメージされていますか？」などがそれに当たる．Validatingは，「同じように心配される方は多いです．あなただけではないですよ」など，不快な感情を経験することは弱さや異常であることを示しているのではなく，同じ経験をする人がいるような，ごく自然なことであると伝えることである．Empathizingは，患者の感情，信念，価値観などを理解して，理解したことを言語的・非言語的に伝えることであり，「痛みを気にしてリハビリテーションを躊躇されているのですね」と対応したり，アイコンタクトを保ちながらうなずくことなどにより表現される．

共感には3つの共感があるといわれている[5]．例として，がん患者が病名告知のあとに「つらい」と言ったとき，医療者がまず「つらい気持ちだろうな」と感じるのが感情的共感，「小さな息子さんがいる状況でがんに罹患したらつらいだろうな」と客観的に判断するのが認知的共感，そしてそれらの過程を経て，結果として「つらいですよね」と患者に言うのが行動的共感である．もちろん，感情的共感や認知的共感それぞれのバランスも大事であるが，医療者が行動として共感を示すことが重要であることがこれまでの研究で示されている．これらを意識し，患者とのコミュニケーションに臨むとよりよい関係を築くことが可能になる．

文献

1) American Psychiatric Association：Diagnostic and Statistical Manual of Mental Disorders, Fifth edition. American Psychiatric Publishing, Arlington, 2013〔日本精神神経学会（監修），高橋三郎，大野　裕（監訳）：DSM-5 精神疾患の診断・統計マニュアル，医学書院，2014〕
2) Akizuki N, Yamawaki S, Akechi T, et al：Development of an Impact Thermometer for use in combination with the Distress Thermometer as a brief screening tool for adjustment disorders and/or major depression in cancer patients. J Pain Symptom Manage 29：91-99, 2005
3) Chochinov HM, Wilson KG, Enns M, et al：Desire for death in the terminally ill. Am J Psychiatry 152：1185-1191, 1995
4) Meagher D, Moran M, Raju B, et al：A new data-based motor subtype schema for delirium. J Neuropsychiatry Clin Neurosci 20：185-193, 2008
5) Suchman AL, Markakis K, Beckman HB, et al：A model of empathic communication in the medical interview. JAMA 277：678-682, 1997

参考図書

- 一般社団法人リンパ浮腫療法士認定機構(編)：リンパ浮腫診断治療指針2013．メディカルトリビューン，2013
- 井上順一朗，他(編)：理学療法 MOOK 21 がんの理学療法．三輪書店，2017
- 大森孝一(編)：言語聴覚士のための 音声障害学．医歯薬出版，2015
- 大森まい子，辻 哲也，髙木辰哉(編)：骨転移の診療とリハビリテーション．医歯薬出版，2014
- 神田 亨：がんの摂食・嚥下リハビリテーション．総合リハ 40：1103-1112，2012
- 近藤晴彦(監修)，坪佐恭宏(編)：多職種チームのための周術期マニュアル3 胸部食道癌．メヂカルフレンド社，2004
- 近藤晴彦(監修)，鬼塚哲郎(編)：多職種チームのための周術期マニュアル4 頭頸部癌．メヂカルフレンド社，2006
- 佐藤佳代子(編)：リンパ浮腫の治療とケア 第2版．医学書院，2010
- 島﨑寛将，倉都滋之，山﨑圭一，他(編)：緩和ケアが主体となる時期のがんのリハビリテーション．中山書店，2013
- 辻 哲也，里宇明元，木村彰男(編)：癌のリハビリテーション．金原出版，2006
- 辻 哲也(編)：がんのリハビリテーションマニュアル―周術期から緩和ケアまで．医学書院，2011
- 中川和彦(監修)，奥田武司，中洲庸子(編)：がん治療にかかわる医療従事者必携 転移性脳腫瘍 診断・治療・管理マニュアル．メディカ出版，2014
- 丹生健一，佐々木良平，大月直樹，他(編)：頭頸部がんの化学放射線療法．カラーアトラス 目で見て学ぶ！ 多職種チームで実践する．日本看護協会出版会，2015
- 日本がんリハビリテーション研究会(編)：がんのリハビリテーションベストプラクティス．金原出版，2015
- 日本摂食嚥下リハビリテーション学会医療検討委員会：訓練法のまとめ．日摂食嚥下リハ会誌 18：55-89，2014
- 日本摂食嚥下リハビリテーション学会医療検討委員会：間歇的口腔食道経管栄養法の標準的手順．日摂食嚥下リハ会誌 19：234-238，2015
- 日本頭頸部癌学会(編)：頭頸部癌診療ガイドライン2013年版．金原出版，2013
- 日本リハビリテーション医学会 がんのリハビリテーションガイドライン策定委員会(編)：がんのリハビリテーションガイドライン．金原出版，2013
- 日本リンパ浮腫研究会(編)：リンパ浮腫診療ガイドライン2014年版．金原出版，2014
- 廣瀬 肇(監修)，大前由紀雄，西山耕一郎，生井友紀子：実践 嚥下内視鏡検査(VE)―動画でみる嚥下診療マニュアル．インテルナ出版，2011
- 藤島一郎(編)：よくわかる嚥下障害 改訂第3版．永井書店，2012

- 溝尻源太郎,熊倉勇美(編):口腔・中咽頭がんのリハビリテーション—構音障害,摂食・嚥下障害.医歯薬出版,2000
- 「リンパ浮腫診療実践ガイド」編集委員会(編):リンパ浮腫診療実践ガイド.医学書院,2011
- Stubblefield MD, O'Dell MW(eds):Cancer Rehabilitation:Principles and Practice. Demos Medical Publishing, USA, 2009

Check Sheet

各章で学習した内容を復習するための穴埋め問題です．
どれだけ内容を理解できたか腕試しをしてみましょう．

第1章　がんのリハビリテーション概論（→1頁）

Q1 （　　　　　）は，遺伝子の異常によって生体内の制御に反して細胞が自律的に増殖し，局所で浸潤したり，主要臓器に転移したり，悪液質を引き起こしたりすることで，生命を奪う能力をもつ．

Q2 がんは，細胞の起源により，（　　　　　），（　　　　　），（　　　　　）に大別される．がんの種類や，それぞれのがんの組織型によって治療方法や予後が大きく異なる．

Q3 がんに対しては，局所治療としての手術と放射線療法，全身治療としての化学療法と緩和治療を組み合わせた（　　　　　）が行われる．

Q4 がんの罹患数は，高齢化が進むとともに増加し続けており，それに伴いがんによる死亡も増加し続けている．一方で，診断技術や治療の進歩により（　　　　　）は60％を超え，この10年で10％程度改善している．

Q5 がん患者では，がんの進行・治療の過程で，さまざまな機能障害が生じ，それらによって起居動作や歩行，日常生活動作(ADL)に制限を生じ（　　　　　）の低下をきたしてしまう．がんリハビリテーションの目的は，これらの問題に対して，症状の緩和や二次的障害の予防をし，機能や生活能力の維持・改善を目的としてリハビリテーション治療を行うことである．

Q6 がん対策基本法・基本計画では，がんリハビリテーションは重点課題となっており，人材育成のための取り組みが実施されている．診療報酬では（　　　　　）の算定が可能である．

Q7 がんリハビリテーションは，（　　　　　），（　　　　　），（　　　　　）および（　　　　　）の4つの段階に分けられ，余命の限られたがん患者の機能の維持，緩和だけではなく，予防や機能回復も重要な役割である．

第2章　周術期リハビリテーション（→35頁）

Q8 開胸開腹術におけるリハビリテーションの目標は，術後呼吸器合併症予防と（　　　　　）による早期ADL再獲得である．

Q9 術後の肺活量の低下，喀痰増加や分泌物貯留，肺でのガス交換機能の低下によって，（　　　　　）を呈しやすくなり，肺炎や無気肺を合併しやすくなる．また早期離床がはかれないといわゆる（　　　　　）をきたしてしまう．

解答

Q1 悪性腫瘍（がん）／**Q2** 癌，肉腫，血液がん／**Q3** 集学的治療／**Q4** 5年相対生存率／**Q5** 生活の質(QOL)／**Q6** がん患者リハビリテーション料／**Q7** 予防的，回復的，維持的，緩和的／**Q8** 早期離床／**Q9** 荷重側肺障害，廃用症候群

Q10 術後呼吸器合併症予防のためのアプローチは主に深呼吸，呼吸介助，咳嗽であり，具体的な内容は（　　　），（　　　），（　　　），（　　　）などである．術後早期離床のポイントは離床意欲を失わないように，また疼痛を出現させないように離床させることである．円滑に離床が進めば有酸素運動も併せて行っていく．

Q11 リハビリテーションの中止基準は血圧や心拍数といった（　　　）や意識レベルの変化などであり，リハビリテーション実施中はこれらの変化に注意する．

Q12 乳がんは，術後には主に（　　　）の可動域制限をはじめ，退院後にも日常生活における活動制限および参加制約が生じる疾患である．

Q13 乳がん術後早期に術前と同等の関節可動域(ROM)を獲得し基本的なADLが自立したとしても，術創部の瘢痕化や放射線療法の後遺症，（　　　），リンパ浮腫などの影響により，数か月経過後にROMが悪化し，生活にも支障をきたす場合があることに注意する．

Q14 乳がん術後に浮腫のリスクが少しでもある場合は，（　　　）の予防や悪化防止を目的とした生活指導を行う必要がある．

Q15 脳腫瘍においては腫瘍の局在により多彩な症状が出現するため，（　　　）を判断してリハビリテーションを進める必要がある．

Q16 腫瘍の悪性度により（　　　）が限られてくる場合もあるので，予後不良の場合には患者のQOLを尊重したリハビリテーション目標を立案することが重要である．

Q17 脳腫瘍では術後に放射線療法や化学療法が併用される場合があり，（　　　）の出現に注意しながらリハビリテーションを進める．

Q18 （　　　）は，頭頸部がんの腫瘍切除時に同時に行われる場合や，他臓器からの頸部リンパ節転移後に切除術を施行する場合などがある．

Q19 頸部リンパ節郭清術時には，（　　　）を温存する場合，（　　　）を切除する場合，（　　　）切除後再建術を施行する場合がある．また，いずれの場合も，一時的・あるいは永続的に（　　　）が生じることが多い．

Q20 僧帽筋麻痺を生じると，（　　　）が乱れ，肩関節外転・屈曲などの可動域制限が生じ，ADL・手段的日常生活動作(IADL)に影響を及ぼす．

Q21 原発性骨軟部腫瘍は，（　　　）の発生部位や病態，治療によりその障害像は大きく異なり，患者ごとにリハビリテーションの介入方法も異なる．

Q22 原発性骨軟部腫瘍に対する治療は，手術による切除と再建を主体とし，術前後の化学療法や放射線療法などの補助療法も含めた（　　　）が行われる．

解答

Q10 腹式呼吸，胸郭拡張運動，排痰指導，インセンティブスパイロメトリー／**Q11** バイタルサイン／**Q12** 肩関節／**Q13** 腋窩ウェブ症候群(Axillary web syndrome；AWS)／**Q14** リンパ浮腫／**Q15** 機能予後／**Q16** 生命予後／**Q17** 副作用／**Q18** 頸部リンパ節郭清術／**Q19** 副神経，副神経，副神経，僧帽筋麻痺／**Q20** 肩甲上腕リズム／**Q21** 腫瘍／**Q22** 集学的治療

第3章　化学療法・放射線療法（→103頁）

Q23 （　　　）・（　　　）は，手術と並んでがん治療の柱となる．治療前，中，後の患者にリハビリテーション目標を設定し，行う際には，まず現在のがんの病状・病期や治療の目的を確認することが重要である．

Q24 化学療法・放射線療法による副作用のなかで，リハビリテーション施行時に注意が必要となるものとして，（　　　）や（　　　）などがある．

Q25 がん患者は，（　　　）を生じるリスクが高いので，症状や血液データなどの変化に注意する．また，（　　　）や（　　　）がある場合には，自覚症状を確認することと呼吸循環への影響の程度をみることが重要である．

Q26 造血幹細胞移植は，造血幹細胞の採取元，ドナー，移植細胞，前処置治療により種類が分かれており，治療経過や有害事象が異なるが，移植前後のリハビリテーションでは，（　　　）の予防と身体機能，精神心理機能の改善が目的とされる．

Q27 造血幹細胞移植前後のリハビリテーションにおいては，移植前処置治療による副作用，移植後の（　　　）に加え，無菌室入室による活動範囲の制限など各時期に応じた身体機能および精神機能の評価と身体症状の把握が重要となる．

Q28 造血幹細胞移植前後のリハビリテーションの実施においては，血液データと身体症状の確認が重要であり，低強度～中強度の運動が安全かつ有効であるとされている．重大な有害事象は（　　　）である．

Q29 骨はがんの好発部位であり，（　　　）・（　　　）・（　　　）などの荷重部に転移が多くみられる．

Q30 骨転移により疼痛，脊髄圧迫，病的骨折，高カルシウム血症を生じることがある．これらは（　　　）と呼ばれる．

Q31 骨転移は単純X線，CT，MRI，骨シンチグラフィ，PETなどにより診断し，（　　　）の危険性が評価される．

Q32 骨転移の治療としては手術，放射線，薬剤，装具などがあげられる．（　　　）や（　　　）のリスクに応じて治療方針が決定される．

解答

Q23 化学療法，放射線療法／**Q24** 骨髄抑制(血球減少)，心合併症／**Q25** 静脈血栓，胸水，腹水／**Q26** 廃用症候群／**Q27** GVHD(移植片対宿主病)／**Q28** 骨髄抑制／**Q29** 脊椎，大腿骨，骨盤／**Q30** 骨関連事象(SRE)／**Q31** SRE／**Q32** 生命予後，SRE

第4章 摂食嚥下障害，コミュニケーション障害（→155頁）

Q33 頭頸部がんは，顔面から頸部にできるがんで，（　　　），（　　　）などがある．

Q34 頭頸部がんの手術では，筋肉や神経の切除，切除範囲が広範囲に及ぶ場合には欠損部を補うために再建術を伴い，その結果（　　　），（　　　）などの機能障害を呈する．（化学）放射線療法では，治療中から治療後まで（　　　）や（　　　），（　　　），（　　　），（　　　）などを呈することがある．

Q35 食道がん術後では，喉頭挙上障害，反回神経麻痺による（　　　），吻合部狭窄などにより（　　　），（　　　）を呈することがある．

Q36 脳腫瘍術後は，腫瘍部位により呈する症状は異なるが，認知期から咽頭期と複合的に障害を生じる．また摂食嚥下障害のみならず，（　　　），（　　　），（　　　）などを合併する．

Q37 摂食嚥下障害に対するリハビリテーションにおいては，疾患別による摂食嚥下障害の病態を理解し，かかわる必要がある．スクリーニング検査や（　　　），（　　　）を用いながら，適切に問題点を把握し，訓練内容を検討する．

Q38 頭頸部がん術後のコミュニケーション障害は，喉頭摘出後の（　　　）や口腔咽頭がん摘出後の（　　　）が多い．

Q39 喉頭摘出後の音声コミュニケーションの手段には，（　　　），（　　　），（　　　），（　　　）がある．喉頭摘出後のコミュニケーション手段を選択する場合には，患者の希望，術式，患者の認知機能・性格，周辺環境を考慮する必要がある．

Q40 口腔咽頭には，構音に重要な器官が集まっているため，術後に組織欠損が生じると（　　　）が障害されやすい．その病態は，舌のボリューム減少や運動機能低下による（　　　）の歪み，口蓋の欠損による（　　　）などがある．

Q41 口腔咽頭がん術後の器質的構音障害では，残存機能の向上を目指すとともに，必要により（　　　）の適応を検討する．

Q42 がん患者の高次脳機能障害は主に（　　　）そのものやその治療の影響で生じる．

Q43 脳腫瘍の治療には（　　　），（　　　），（　　　）があり，それぞれを組み合わせるか単独で行われる．

Q44 脳腫瘍のほかにも（　　　）や，造血幹細胞移植後の（　　　）により高次脳機能障害を生じることがある．

解答

Q33 喉頭がん，口腔咽頭がん／**Q34** 嚥下障害，構音障害，疼痛，粘膜炎，口腔乾燥症，嚥下障害，嗄声／**Q35** 声門閉鎖障害，嚥下障害，嗄声／**Q36** 意識障害，構音障害，高次脳機能障害／**Q37** 嚥下造影検査(VF)，嚥下内視鏡検査(VE)／**Q38** 発声障害，器質的構音障害／**Q39** 笛式人工喉頭，電気式人工喉頭，食道発声，シャント発声／**Q40** 構音，構音，開鼻声／**Q41** 補綴装置／**Q42** 脳腫瘍／**Q43** 手術，放射線療法，化学療法／**Q44** 周術期せん妄，日和見感染

第5章 リンパ浮腫（→191頁）

Q45 リハビリテーション専門職が患肢の状態に適した治療を行い，（　　　　　）を患者本人に指導することで，症状の改善や維持が可能となる．

Q46 リンパ浮腫の治療は（　　　　　）と呼ばれる保存的治療が中心となる．

Q47 浮腫の悪化を防ぐためには，日常生活の指導や皮膚からの感染を防ぐ（　　　　　）が重要である．

Q48 患肢に貯留したリンパ液や組織間液を正常なリンパ管系に誘導する目的で，患肢および体幹部分に（　　　　　）を行う．

Q49 患肢の状態に適した（　　　　　）や（　　　　　）で十分に患肢を圧迫する．

第6章 緩和ケアが主体となる時期（→213頁）

Q50 緩和ケアとは，患者とその家族の（　　　　　）を予防し，緩和することで（　　　　　）の改善をはかるアプローチをいい，その対象は終末期に限ったものではない．

Q51 進行したがん患者は，複数の心身症状を同時に呈し，さまざまな（　　　　　）を有するために，その対応には多職種の（　　　　　）が重要となる．

Q52 療養場所を問わず，適切なリハビリテーションを継続的に提供できるような（　　　　　）が求められている．

第7章 心のケアとリハビリテーション（→233頁）

Q53 留意すべきがん患者の精神的負担として，（　　　　　），（　　　　　），（　　　　　）があげられる．

Q54 心のケアを行ううえで身につけておくべきスキルとして，患者との（　　　　　）がある．特に，感情に対処するスキルは重要である．

解答

Q45 セルフケア／**Q46** 複合的治療／**Q47** スキンケア／**Q48** 用手的リンパドレナージ／**Q49** 弾性着衣，弾性包帯／**Q50** トータルペイン，QOL／**Q51** トータルペイン，チーム医療／**Q52** 地域連携体制／**Q53** 適応障害，うつ病，せん妄／**Q54** コミュニケーションスキル

索引

和文

あ

悪液質　6, 29
悪性骨腫瘍　91
悪性腫瘍　2
悪性軟部腫瘍　91
悪性リンパ腫　3, 125
アジュバント療法　83
圧迫療法　203, 206, 225
アポトーシス機構　4
アントラサイクリン系薬　114

い・う

胃管再建　170
意識障害　236
維持的リハビリテーション　22
移植前処置関連毒性(RRT)　127
移植片対宿主病(GVHD)　127
イマチニブ　11
イレッサ®　11
インセンティブスパイロメトリー(IS)　44
咽頭全摘出術　176
うつ病　32, 235
運動療法の中止基準　49

え・お

栄養サポートチーム　172
エルゴメータ　118
遠隔転移　5
嚥下運動　158
嚥下障害　74, 79
　――の原因　158
嚥下造影検査(VF)　168
嚥下内視鏡検査(VE)　168
オピオイド鎮痛薬　216
思いやり　238

か

カーフレイズ　47
開胸開腹術　36
介護保険　77, 226
咳嗽　44
改訂水飲みテスト(MWST)　166
回復的リハビリテーション　22
下咽頭全摘出術　176
化学療法　8, 104
　――, 悪性骨軟部腫瘍に対する　94
　――, 造血器腫瘍に対する　126
化学療法中・後のリハビリテーション　29
顎義歯　183
覚醒下手術　188
ガス交換機能の低下, 肺の　40
画像誘導放射線療法(IGRT)　8
家族ケア　219
活動量計　120
カニューレ　163
顆粒球コロニー刺激因子(G-CSF)　32
カルボーネン法　119
がん　2
　―― の疫学　12
　―― のリハビリテーション　19
　―― のリハビリテーション分類, Dietzの　104
癌　3
簡易的リンパドレナージ(SLD)　205
がん遺伝子　4
がん幹細胞　5
がん患者リハビリテーション料　21
がん関連疲労(がんに伴う倦怠感, CRF)　24, 107, 221
換気血流比　41
間歇的口腔食道経管栄養法(OE法)　169
がんサバイバー　17
患肢温存手術, 悪性骨軟部腫瘍に対する　93
カンジダ症　167
感情的共感　239
がん情報サービス　12
がん性胸膜炎　34, 115
がん性疼痛　216
間接訓練　168
がん対策基本法　20
がん抑制遺伝子　4
緩和ケア　214
　――, 摂食嚥下障害を生じた患者への　171
緩和ケア主体の時期のリハビリテーション　29
緩和手術　7
緩和照射　8
緩和的化学療法, 悪性骨軟部腫瘍に対する　94
緩和的放射線療法, 悪性骨軟部腫瘍に対する　95
緩和的リハビリテーション　22

き

ギアチェンジ　214
気管切開術　163
気道内分泌物　40
機能的残気量　38
機能的自立度評価法(FIM)　26
キャンサーボード　33
嗅覚リハビリテーション　176
急性白血病　124
急性副作用　110
吸入酸素濃度　50
共感　239
胸管　195
胸腔鏡下食道切除術　161
胸腔鏡手術　36
胸水　34
強度変調放射線療法(IMRT)　8
筋力増強運動　47, 98, 116

く

口すぼめ呼吸　224
グリーフワーク　219
グリベック®　11

け

経口摂取，終末期患者への 166
頸部屈曲位嚥下 172
頸部リンパ節郭清術 78
血液がん(造血器腫瘍) 3
血球の減少 111, 114
血行性転移 5
血小板の減少 112
血栓後症候群(PTS) 33
血栓性微小血管障害(TMA) 127
ゲフィチニブ 11
ケモブレイン 187
肩甲上腕リズム 80
倦怠感，がんに伴う 24
原発性悪性骨軟部腫瘍 91
原発性骨軟部腫瘍 91
原発性脳腫瘍 164
原発性リンパ浮腫 198
原発巣 5

こ

構音 174
構音障害 80
　——，口腔咽頭がん術後の 180
膠芽腫 69
口渇 172
高カルシウム血症 137
抗がん剤 10, 104
　——，心毒性を有する 114
口腔咽頭がん 156
口腔ケア 43
口腔真菌感染症 166
口腔内汚染 166
抗サイトカイン療法 6
高次脳機能障害 74, 185
好中球の減少 112
喉頭がん 156
喉頭挙上術 160, 163
喉頭侵入 160
喉頭全摘出術 175
行動的共感 239
広範切除術，悪性骨軟部腫瘍に
　対する 93

硬膜外腫瘍 92
硬膜内髄外腫瘍 92
誤嚥 160
呼吸介助 43
呼吸器合併症 37, 43
呼吸困難 222
呼吸リハビリテーション 224
告知 27
黒毛舌 167
固形がん 3
骨関連事象 33, 137
骨修飾薬 149
骨シンチグラフィ 141
骨髄移植 125
骨髄抑制 32, 95, 111
骨転移 32, 135
　——に対するリハビリテー
　ション 151
骨肉腫 3, 91
骨破壊 136
個別化医療 12
コミュニケーション 237
コミュニケーション障害 174
根治手術 7
根治照射 8
根治的頸部郭清術(RND) 78
根治的放射線療法，悪性骨軟部
　腫瘍に対する 95

さ

再建手術 156
臍帯血移植 125
最大心拍数 119
在宅支援 225
細胞間隙 193
サポーティブケア 214

し

自家造血幹細胞移植(自家移植)
　　　　　　　　　　　125
四肢麻痺 69
視診，リンパ浮腫の 201
持続痛 217

脂肪肉腫 3, 91
シャント発声 179
集学的治療 93
集合リンパ管 195
周術期リハビリテーション
　——，乳がんの 58
　——，脳腫瘍の 72
周術期リハビリテーションプロ
　グラム 28
修正 Borg Scale 48
終末期のリハビリテーション 29
就労，がん患者の 114
ジュエット型体幹装具 148
手術 7
　——，悪性骨軟部腫瘍に対する
　　　　　　　　　　　93
　——，骨転移に対する 146
手段的日常生活動作(IADL) 127
術後肺合併症リスクスコア 41
腫瘍壊死因子(TNF) 29
腫瘍細胞 2
上衣腫 92
漿液腫 55
上肢エルゴメータ 97
静脈 194
静脈うっ血 196, 203
静脈血栓塞栓症(VTE) 115
静脈血栓発生リスク評価スコア
　　　　　　　　　　　115
静脈瘤 194
触診，リンパ浮腫の 201
食道がん 161
　——に対する訓練 169
食道発声 179
食物テスト(FT) 166
徐放性製剤 217
深吸気量 37
神経膠腫 185
神経鞘腫 92
神経脱落症状，脳腫瘍の 69
人工乳房再建術 66
深呼吸 43
浸潤 5
腎性貧血 113
新声門 179

す

深部静脈血栓症（DVT） 115, 195
　――，下肢の 33
深部リンパ管 195

す

髄内腫瘍 92
髄膜腫 70, 92
スキンケア 205, 224
スクワット 47, 117
ステージ分類（病期分類） 7
ステロイド 6, 11
ストレッチ 116
スライディングシート 221

せ

生活指導 84, 151
星細胞腫 92
声帯麻痺 162
生命予後
　――，脳腫瘍の 69
　――の予測 145
脊髄圧迫 137
脊髄腫瘍 91
脊椎転移 141
舌がん 156, 159
　――に対する訓練 168
赤血球減少 113
摂食嚥下障害 158
舌接触補助床（PAP） 165, 183
切迫骨折 143
説明と同意 27
切離断術，悪性骨軟部腫瘍に対する 94
セミ・ファーラー位 170
全身化学療法，悪性骨軟部腫瘍に対する 94
全身倦怠感 221
全人的苦痛（トータルペイン） 215
選択的頸部郭清術（SND） 78
センチネルリンパ節生検 54
せん妄 32, 185, 236

そ

早期離床 45
造血幹細胞移植（HSCT） 124
造血器腫瘍（血液がん） 3
巣症状 69
僧帽筋 80
僧帽筋麻痺 79
続発性リンパ浮腫 56, 198
速放性製剤 217
組織間液 193

た

ダーメンコルセット 148
体液区分線（リンパ分水嶺） 195
体液貯留 115
体組成計 202
多職種連携 127
多層包帯法 208, 225
他動運動 116
多発性骨髄腫 3, 125
タモキシフェン 11
単語明瞭度検査 181
単純X線，骨転移の評価 139
弾性着衣 207
弾性筒状包帯 225
弾性包帯 208
丹毒 209
ダンピング症候群 161

ち・つ

地域包括ケア 228
チームアプローチ 219
知覚障害 80
着色水テスト 166
中止基準 31
中心性脱臼，股関節の 138
超音波検査 202
長管骨転移 143
直接訓練 168
筒状包帯 208
つらさと支障の寒暖計 24, 235

て

定位放射線療法 8
適応障害 32, 234
デノスマブ 11, 149
テロメア 4
転移 5
転移性腫瘍 92
転移性脳腫瘍 70, 164
電気喉頭 178
電気式人工喉頭 178

と

頭蓋内圧亢進症状 69
頭頸部がん 78, 156
同種造血幹細胞移植（同種移植） 125
疼痛，骨転移による 147, 149
疼痛管理 27
トータルペイン（全人的苦痛） 215
突出痛 217
トラスツズマブ 10
ドレーン 54
トレッドミル 118

な

内分泌療法 11
軟口蓋挙上装置（PLP） 183
軟骨肉腫 3, 91

に

肉腫 3, 91
乳がん 53
乳がん検診 67
乳房温存術 54
乳房再建術 54
乳房切除術 54
認知症 186
認知障害 69
認知的共感 239

ね・の

眠気 217
年齢調整罹患率 16
脳腫瘍 69, 164, 185
脳浮腫 187

は

ハーセプチン® 10
ハーフスクワット 47
肺活量の低下 37
肺気量分画 38
肺血栓塞栓症 33, 115
廃用症候群 40, 95, 128
白癬症 205
播種 6
発がん 3
白血病 3
発声 174
発声障害 80
発熱性好中球減少症(FN) 112
発話明瞭度検査 181
パニックコントロール 223
ハフィング 44
バルーン 221
バルブ型鼻咽腔部補綴装置 183
反回神経麻痺 161
半側空間無視 74
晩発性副作用 110
反復唾液嚥下テスト(RSST) 166

ひ

非オピオイド鎮痛薬 216
皮下リンパ管 195
膝崩れ現象 99
非ステロイド性抗炎症薬
　(NSAIDs) 6
ビスホスホネート製剤 149
ヒト白血球抗原(HLA) 125
ヒトパピローマウイルス(HPV)
　　　　　　　　　　　156
ヒトヘルペスウイルス6型
　(HHV-6)脳炎 186

皮膚潰瘍 211
皮膚逆流(DB) 199
皮弁 157
皮弁間張力 55
病期分類(ステージ分類) 7
標準注意検査(CAT) 188
病的骨折 95, 137
日和見感染 186
ピンクリボン 53
貧血 113

ふ

ファーラー位 223
ファンクショナルブレース 148
フィラデルフィアカラー 148
笛式人工喉頭 177
不活動の悪循環 29
復学・復職 74
腹腔鏡下食道切除術 161
腹腔鏡手術 36
複合的治療, リンパ浮腫に対する
　　　　　　　　　　　203
副作用(有害反応) 106
　―― の発生時期 110
腹式呼吸 224
腹水 34
浮腫 196, 224
分子標的薬 10
分子標的療法, 造血器腫瘍に対
　する 126

へ

平滑筋肉腫 3
平均血圧 50
片麻痺 69

ほ

ボイスプロテーゼ 179
蜂窩織炎 203, 205, 210
防護環境(無菌室) 131
放射線療法 7, 104

放射線療法
　――, 悪性骨軟部腫瘍に対する
　　　　　　　　　　　95
　――, 骨転移に対する 146
　――, 造血器腫瘍に対する 126
　――, 頭頸部がんに対する
　　　　　　　　　164, 170
　―― の副作用 72
放射線療法中・後のリハビリ
　テーション 29
ホームプログラム指導 85
補助的放射線療法, 悪性骨軟部
　腫瘍に対する 95
歩数計 120
保存的頸部郭清術(MRND) 78
ホルモン療法 11

ま・み

末梢血幹細胞移植(PBSCT)
　　　　　　　　　　7, 125
水飲みテスト 166
未分化多形肉腫 3, 91

む

無気肺 43
無菌室(防護環境) 131
むくみ 192

め

メタ分析 57
免疫チェックポイント阻害薬 11
免疫療法 11

も

毛嚢炎 205
モジュラー型体幹装具 148
問診, リンパ浮腫の 200

ゆ

ユーイング肉腫 3, 91

有害事象(AE) 110, 164
　──, 頭頸部がん治療中における 171
　──, 放射線療法に伴う 164
有害事象共通用語規準(CTCAE) v4.0 96
有害反応(副作用) 106, 109
有茎皮弁 156
有酸素運動 47, 118
遊離空腸再建移植 176
遊離皮弁 156

| よ |

溶血性貧血 113
用手的リンパドレナージ(MLD) 203, 205
予防的リハビリテーション 22

| ら・り |

ランマーク® 11
離床の中止基準 49
リスク管理 31, 130
　──, 進行がん患者の 115
リツキサン® 10
リツキシマブ 10
リハビリテーション処方 27
粒子線治療 8
良性腫瘍 2
輪状咽頭筋切断(切除)術 160, 163
リンパ液 193
リンパ管 195
リンパ管炎 209
リンパ行性転移 5
リンパ小胞 210
リンパ節郭清術 78
リンパドレナージ 224
リンパ浮腫 56, 80, 192, 196
　──の病期分類と重症度評価 197
リンパ浮腫指導管理料 193
リンパ浮腫複合的治療料 193
リンパ分水嶺(体液区分線) 195
リンパ漏 210

| れ・ろ |

レーヴン色彩マトリックス検査(RCPM) 188
レスキュー・ドーズ 217
ロボット手術 7

欧文

| 数字 |

3段階除痛ラダー 216
5年生存率 17
5年相対生存率 17
25音節明瞭度検査 181
100音節明瞭度検査 181

| A |

α線治療薬 8
adverse event(AE) 110, 164
adverse reaction 109
aspiration 160
awake surgery 188
Axillary web syndrome(AWS) 55

| B |

β遮断薬 48
Barthel Index 26
Blue Dye Test 166
bone modifying agent(BMA) 149
Borg Scale 48, 119
Brief Fatigue Inventory(BFI) 24

| C |

cachexia 6, 29
cancer 2
Cancer Fatigue Scale(CFS) 24
Cancer Functional Assessment Set(cFAS) 25
cancer-related fatigue(CRF) 24, 107, 221
carcinoma 3
CAREER 21
chemobrain 187
Clinical Assessment for Attention(CAT) 188
clinical TNM(cTNM) 7
Common Terminology Criteria for Adverse Events(CTCAE) 12, 96, 110
complete response(CR) 12
CT, 骨転移の評価 140

| D |

deep vein thrombosis(DVT) 33, 115
dermal backflow(DB) 199
dissemination 6
Distress and Impact Thermometer(DIT) 24

| E |

ECOG Performance Status Scale(PS) 9, 24
edema 192
EORTC QLQ-C30 27
ERASプロトコル 102
EVE 238
Ewing肉腫 3, 91

| F |

febrile neutropenia(FN) 112
FITT 118
fluorodeoxyglucose-positron emission tomography(FDG-PET) 142
Food Test(FT) 166
Functional Assessment of Cancer Therapy(FACT) 27
Functional Independence Measure(FIM) 26

G

Gellish の式 119
giving way 99
graft-versus-host disease (GVHD) 127
granulocyte colony stimulating factor (G-CSF) 32

H

hematopoietic stem cell transplantation (HSCT) 124
HHV-6 脳炎 186
Hospital Anxiety and Depression Scale (HADS) 24
huffing 44
human leucocyte antigen (HLA) 125
human papilloma virus (HPV) 156

I

ICU-ASD 42
ICU-AW 42
image guided radiation therapy (IGRT) 8
incentive spirometry (IS) 44
instrumental activities of daily living (IADL) 127
intensity modulated radiation therapy (IMRT) 8
intermittent oro-esophageal tube feeding (OE 法) 169
International Physical Activity Questionnaire (IPAQ) 日本版 120
invasion 5

K

Karnofsky Performance Scale (KPS) 24
Khorana Score 115

M

manual lymph drainage (MLD) 203, 205
metastasis 5
Mini-Mental State Examination (MMSE) 237
modified radical neck dissection (MRND) 78
Modified Water Swallowing Test (MWST) 166
MOS 36-Item Short-Form Health Survey (SF-36) 26
MRI, 骨転移の評価 141
MSTS score 98

N・O

non-steroidal anti-inflammatory drugs (NSAIDs) 6
Numerical Rating Scale (NRS) 24
nutrition support team (NST) 172
OE 法 169

P

palatal augmentation prosthesis (PAP) 165, 183
palatal lift prosthesis (PLP) 183
Palliative Performance Scale (PPS) 24
partial response (PR) 12
pathological TNM (pTNM) 7
pedicle sign 139
penetration 160
Performance Status (PS) 24
peripheral blood stem cell transplantation (PBSCT) 7
Pharyngocise 172
Physical Activity Scale for Elderly (PASE) 日本版 120
positive end-expiratory pressure (PEEP) 50
positron emission tomography (PET) 142
post thrombotic syndrome (PTS) 33
Profile of Mood States (POMS) 24
progressive disease (PD) 12
proteolysis-inducing factor (PIF) 29
pulmonary thromboembolism (PTE) 33, 115

R

radical neck dissection (RND) 78
Raven's Colored Progressive Matrices (RCPM) 188
receptor activator of nuclear factor-kappa B ligand (RANKL) 149
RECIST 基準 11
regimen-related toxicity (RRT) 127
Repetitive Saliva Swallowing Test (RSST) 166
Richmond Agitation-Sedation Scale (RASS) 51

S

sarcoma 3
scapulo-humeral rhythm 80
selective neck dissection (SND) 78
Semi-fowler 位 170
seroma 55
simple lymph drainage (SLD) 205
skeletal related events (SRE) 33, 137
speech bulb prosthesis (SBP) 183
Spinal Instability Neoplastic Score (SINS) 144

stable disease(SD) 12
Starlingの仮説 196
Symptom Assessment Scale
　(SAS) 24

T

thrombotic microangiopathy
　(TMA) 127
TNM分類 7
tumor necrosis factor(TNF) 29

V

venous thromboembolism(VTE)
　115
videoendoscopy(VE) 168
videofluorography(VF) 168